贝勒医学院

消化科疑难病例讨论

From Baylor College of Medicine

第一集

杨桂元　主译

中国协和医科大学出版社

图书在版编目（CIP）数据

消化科疑难病例讨论. 第 1 集 / 杨桂元译. —北京：中国协和医科大学出版社，2016. 1
ISBN 978-7-5679-0405-7

Ⅰ. ①消… Ⅱ. ①杨… Ⅲ. ①消化系统疾病-疑难病-病案-分析 Ⅳ. R570. 4

中国版本图书馆 CIP 数据核字（2015）第 176267 号

消化科疑难病例讨论（第一集）

主　　译：杨桂元
责任编辑：韩　鹏
助理编辑：孙阳鹏

出版发行：中国协和医科大学出版社
（北京东单三条九号　邮编 100730　电话 65260378）
网　　址：www. pumcp. com
经　　销：新华书店总店北京发行所
印　　刷：北京佳艺恒彩印刷有限公司

开　　本：787×1092　1/16 开
印　　张：24. 75
字　　数：530 千字
版　　次：2016 年 1 月第 1 版　2016 年 1 月第 1 次印刷
印　　数：1—3000
定　　价：128. 00 元

ISBN 978-7-5679-0405-7

特邀审稿专家（以姓氏笔画排序）

苗　毅（南京医科大学第一附属医院　胰腺中心　教授）

范志宁（南京医科大学第一附属医院　消化内镜中心　教授）

季国忠（南京医科大学第二附属医院　消化医学中心　教授）

钱祝银（南京医科大学第二附属医院　胰腺中心·腹部外科　教授）

译　者（以姓氏笔画排序）

王志永（内蒙古自治区赤峰市医院　内镜科）

孙永刚（解放军第 535 医院　消化科）

刘其龙（广东省广州市增城区人民医院　普通外科）

朱黎婷（世界科学技术杂志社　编辑部）

汤小伟（南方医科大学南方医院　消化内科）

单　纯（东南大学附属中大医院　感染病科）

杨桂元（南京医科大学第二附属医院　胰腺中心·腹部外科）

彭　泉（解放军第 105 医院　普通外科）

译者助理：张铁凡

译者前言

这本书的缘起，是由于译者在丁香园读到了由中国协和医科大学出版社出版的《贝勒医学院神经科疑难病例讨论》第一集、第二集，由此追踪到贝勒医学院的网站（http://www.bcm.edu/medicine/gi/和 http://www.bcm.edu/gastro/DDC/），并发现消化道与肝病专科也有类似的网络资料，遂留心定期访问并学习之。纵观这些资料，门类齐全，翔实充分，涵盖了消化科疾病的方方面面，讨论部分引经据典，提供了多种看待问题的角度，让久在专科工作的人眼前一亮，耳目一新。

译者以为发现了一个知识宝藏，从中获益良多。苦于原文为英文，无法让广大的国内读者分享。于是就萌生了仿而效之，将其翻译集结，交由出版社出版的想法。循旧例，与贝勒医学院方面联系后，对方欣然同意我们免费取用其网络资料。再与出版社沟通，亦获允诺。该计划遂得以上马，并最终以现在的面目呈现在读者诸君面前。计划实施中遭遇多种困难，所幸均得以克服，殊感不易且喜。书中部分检验计量单位与国内有所不同，为尊重原著，未作置换，必要时附注换算系数，特此说明。

在这里，我们需要感谢贝勒医学院的 Richard W Goodgame 教授和 Hashem B El-Serag 教授，他们同意无偿地由我们将这些资料翻译、结集出版，是他们的热情慷慨、无私奉献和知识共享的精神让我们有幸接触到这些医学知识和信息。需要感谢苗毅教授、范志宁教授、季国忠教授、钱祝银教授提携后进、奖掖同侪的高风亮节，百忙中为本书的部分稿件做了审校通读工作，把握了译稿的翻译质量和学术水准。需要感谢所有的译者，放弃报酬，牺牲休息时间，为本书付出了辛勤的汗水。

如今，这部书终于面世，我们的工作告一段落。译文如有错舛不足、不当之处，敬希各位前辈同仁谅解并不吝指正。

杨桂元

2015 年 10 月

声　明

按照国际惯例刊登。

本书所包含的信息旨在为临床医师和其他健康服务专业人员提供参考。

本书所包含的资料来源于美国德克萨斯州休斯敦贝勒医学院消化道和肝脏疾病专科的病例讨论。译者和出版者不对其所涉及内容的准确性、完整性和时效性做任何明确或暗示性的保证。文中陈述的内容并不代表原文作者单位、译者和出版者的观点。

鉴于医学知识和技术的不断发展和更新，医学实践中面临的个体差异，医学信息传播途径和速度的不同。本文所载的信息并不保证能反应既往或当下的医学实际。文中所记载的药物、治疗方案等不能替代专业人士的意见，不能被读者当做标准或指南，直接套用或引申使用。有类似问题或困扰者应主动寻求当地专业医疗卫生机构或人士的帮助。否则，由此产生的不良后果由读者自负，原文作者、作者单位、译者和出版者概不承担责任和义务。

目　录

病例 1 韦格纳肉芽肿合并消化道出血 1 例

病 史

特征及主诉： 40 岁男性，黑便。

现病史： 患者无特殊既往史，平素体健，两个月前出现单侧听力下降，鼻出血，关节痛和皮疹，住进外院治疗。影像学检查显示肺部病变和肺门淋巴结。CT 引导下肺部病灶穿刺活检提示正常肺实质。耳鼻喉科检查证实感音神经性和传音性之混合性听力损害。予以抗生素治疗以及激素（泼尼松）梯度治疗后出院。在初级保健医生处随访数周，出现血肌酐升高达 1.7，关节痛进展，皮疹加重。收入 Hermann 医院进一步治疗。

患者入院后肾功能迅速衰退，需要透析治疗。C-ANCA 测试强阳性。皮疹部位皮肤活检示白细胞分裂性血管炎，肾活检示新月体性肾小球肾炎。鼻咽部纤维镜检示黏膜溃疡及鼻中隔穿孔。开始使用大剂量皮质激素、血液净化以及静脉环磷酰胺治疗可能存在的韦格纳肉芽肿。

在入院 6 天并开始治疗韦格纳肉芽肿 3 天后，患者诉出现全身乏力、低血压和心动过速。后解出大量柏油样便。因持续的黑便和低血压而转入 MICU 治疗。联用两种升压药物维持血压并输了 4 个单位红细胞。血红蛋白从前一天的 8.9（入院后的稳定值）降至 5.7。置入鼻胃管，吸出了少量咖啡样液体，250 ml 水灌洗后变清。

否认之前有黑便和便血史。否认呼吸困难、胃灼热或反流症状。排便规律无改变。无腹泻或便秘。无吞咽困难、吞咽疼痛、腹痛或呕血。诉过去几天内有间歇性恶心，同时体重在 2 个月内下降了约 11 kg。还诉有食欲缺乏和早饱。无使用 NSAID 史，曾接受 3 周的皮质激素治疗。本次入院后才开始使用质子泵抑制剂。既往无消化性溃疡病史，未做过内镜检查。

既往史： 无。

药物史： 无。

家庭用药： 入院前（PTA）使用泼尼松 3 周，10 天前使用莫西沙星 2 周。

住院用药： 静脉用环磷酰胺，静脉用甲泼尼龙，血液净化，持续静脉输注 PPI，去甲肾上腺素和血管升压素滴注。

个人和社会史： 做保安工作，未婚无子，与女友同居，每年吸烟 20 包，每周饮酒 1~2 次，不使用违禁药物。近期无外地旅游史，生于墨西哥，在美国生活 15 年，不养宠物。未文身或输血。

家族史： 父母双方均有糖尿病。

体格检查

生命体征：BP：92/45 mmHg（使用升压药物），HR：118 次/分，RR：17 次/分，T：37.7℃。体重约 84kg，身高约 180.3cm。一般情况：发育良好，营养良好，苍白，病容。皮肤：一些指甲有碎片样出血，上身和腿部弥漫性红斑和紫癜。四肢：双下肢凹陷性水肿 1+。头眼耳鼻喉：结膜苍白，无口腔溃疡。肺：正常。心：心动过速。腹部：软，无压痛，无脏器肿大，无包块，肠鸣音可闻及。直肠：软深黑色便，愈创木脂试验+，未见包块或病损，肌张力正常。神经系统：双手握持减退，右耳听力受损。

辅助检查

表 1-1 入院当天完成的实验室检查

血细胞分析	
Hb（g/dl）	8.9
Hct（%）	25.6
WBC（$\times 10^9$/L）	11
Bands	1%
Pmn	87%
Lymph	7%
Mono	3%
Eos	2%
Plt（$\times 10^9$/L）	376
MCV	81
肾功能	
Na（mEq/L）	136
K（mEq/L）	5.2
Cl（mEq/L）	105
HCO_2（mEq/L）	22
Glu（mg/dl）	92
Urea（mg/dl）	93

续　表

Creat（mg/dl）	7. 5
Ca（mg/dl）	7. 1
Phos（mg/dl）	8. 1
病毒和免疫	
肝炎病毒	阴性
HIV Ab	阴性
CMV IgG	233
CMV IgM	0. 218
C-ANCA	阳性（1：160）
P-ANCA	阴性
ANA	阴性
抗过氧化物酶抗体	阴性
冷球蛋白	阴性
凝血	
PT（sec）	14. 1
PTT（sec）	34. 9
ESR（mm/1h）	131

表 1-2　入院第 6 天完成的实验室检查

血细胞分析	
Hb（g/dl）	5. 8
Hct（%）	16. 7
WBC（$\times10^9$/L）	26. 7
Bands	7%
Pmn	88%
Lymph	4%
肝功能	
TProt（g/dl）	4. 0
Alb（g/dl）	2. 0
TBili（mg/dl）	0. 8
DBili（mg/dl）	0. 2

续 表

AlkP（U/L）	55
ALT（U/L）	16
AST（U/L）	13
凝血	
PT（sec）	14.5
PTT（sec）	27.8

问题

进行下一步前，回答下述问题：

1. 鉴别诊断和你的最初诊断是什么？
2. 如何进一步评估该病例？
3. 完善相关资料时，继续思考主要诊断是什么？

内镜学检查

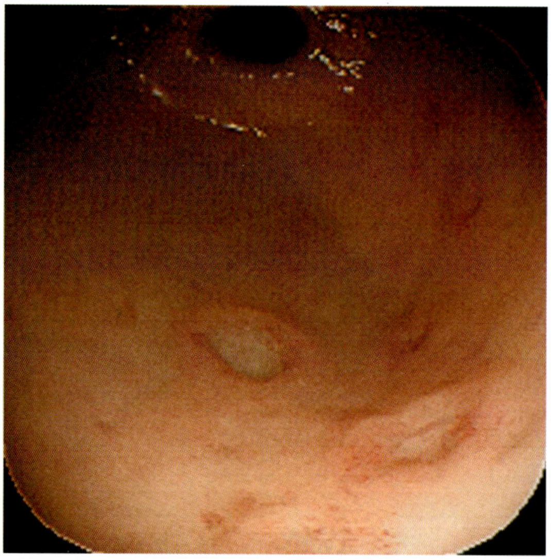

图 1-1 胃窦（之一）

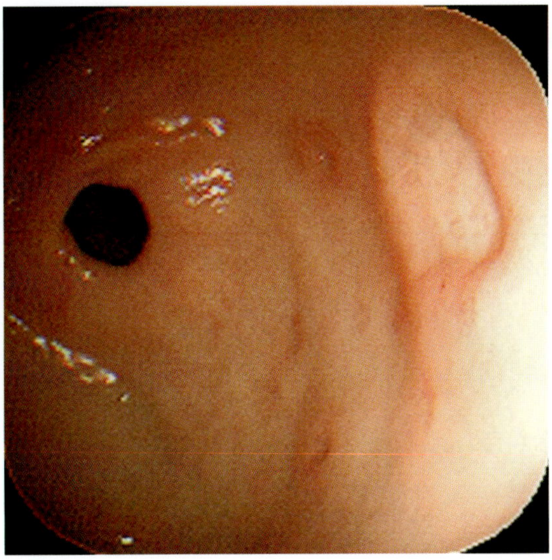

图 1-2 胃窦（之二）

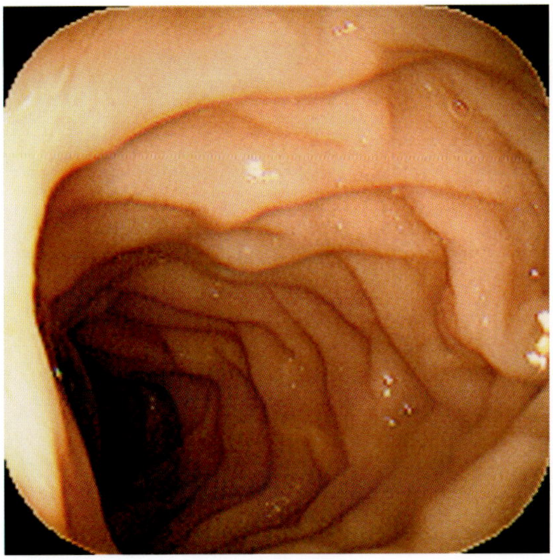

图 1-3 十二指肠

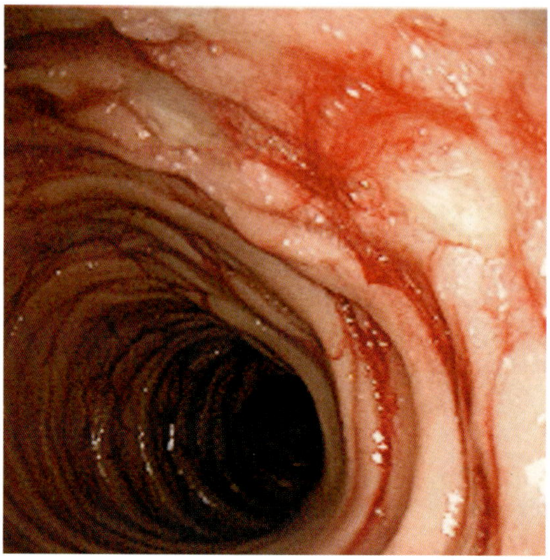

图 1-4　近端空肠（之一）

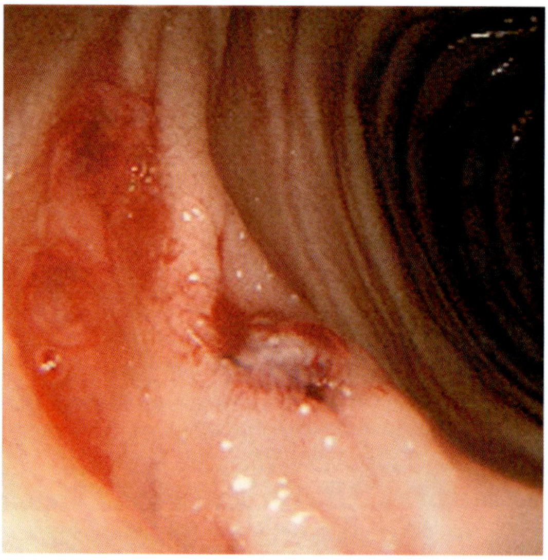

图 1-5　近端空肠（之二）

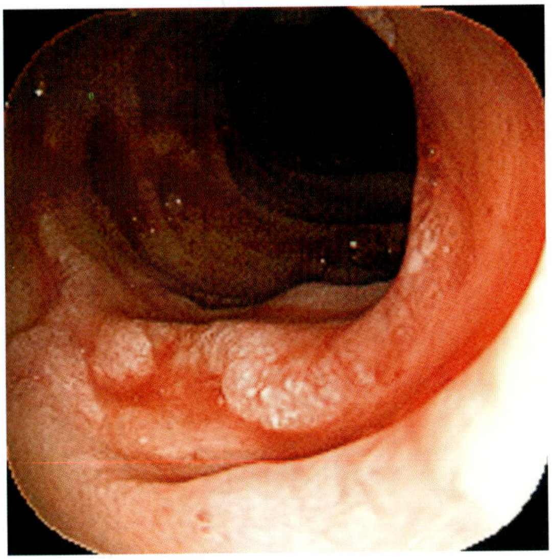

图 1-6　近端空肠（之三）

病理学检查

胃窦溃疡活检：良性胃窦黏膜合并反应性胃病改变。无感染、溃疡、血管炎、增生不良或恶变证据。

诊断和讨论

最终诊断：小肠韦格纳肉芽肿继发消化道出血。

1. 什么是韦格纳肉芽肿（Wegener's granulomatosis，WG）？

背景：WG 是一种少见的多系统病变，以上下呼吸道和肾脏坏死性肉芽肿性炎以及累及中小血管的坏死性血管炎为特征。1931 年，Klinger 首次将 WG 归结为结节性多动脉炎的变种。1936 年，韦格纳描述该疾病为“特殊的鼻源性肉芽肿，特别累及动脉系统及肾脏”。

病理生理学：WG 病因至今不明。有证据表明 WG 是一种自身免疫性过程，涉及抗中性粒细胞胞质抗体（c-ANCA），该抗体作用于病程中出现的中性粒细胞蛋白酶 3（PR-3）。中性粒细胞和内皮细胞在病变早期既是炎症的靶目标又是促进因子。c-ANCA 可能与导致中性粒细胞激活的事件有关，而且选择性的作用于内皮细胞。内皮细胞损伤和中性粒细胞的激活产生炎症介质，导致单核细胞和 T 细胞趋集，加重内皮损害。

发病率：在美国，WG 是一种罕见病，发病率不详。国际上，英国的发病率估计为 8.5 例每百万人每年。

死亡率/发病率：绝大多数的死因是肾脏疾病。未经治疗的患者 1 年生存率约为 18%。

大多数发病率与现行治疗相关。

人口统计学特征：WG 最常见于白人；很少发生于黑人。黑色人种可能是 ANCA 阳性血管炎病治疗耐药的一个预测因子。男女比例报告为 1：1~2：1。可发生于任何年龄，最多见于 35~55 岁。

临床表现：任何器官系统都可发生坏死性肉芽肿。上呼吸道（尤其是鼻和鼻窦）最为常见（图 1-7）。

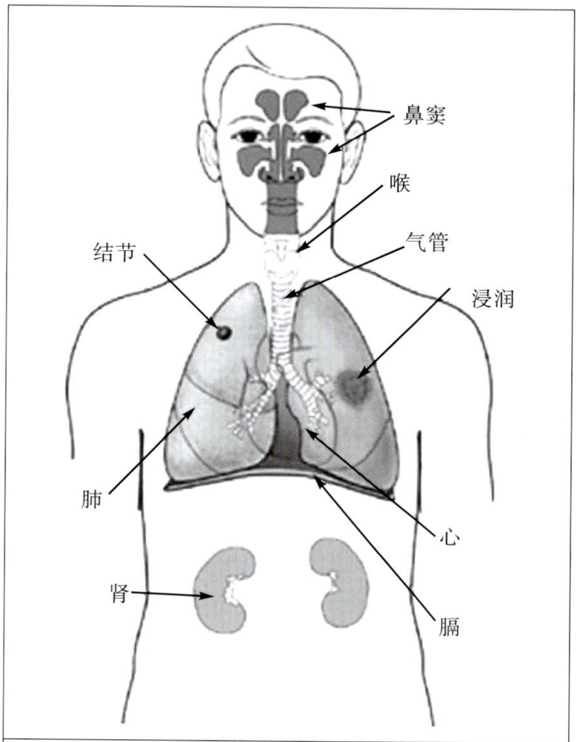

图 1-7　发病部位

典型表现包括上呼吸道症状，如慢性鼻窦炎或流鼻涕。Hoffman 等 1983 年报道 185 例研究结果示，四大最常见受累部位为：上呼吸道（鼻、喉、鼻窦）92%；肺 85%；肾 77%；眼 52%。

少见的受累部位包括：皮肤、中枢神经系统、心、乳腺、消化道、脾脏和泌尿生殖道。大多数涉及这些少见部位的报告都是病例报告和小型研究。

患者可能会诉慢性非特异性全身性症状如发热、乏力、疲劳、关节痛和体重减轻。

实验室检查：抗中性粒细胞胞质自身抗体，PR3 特异性 c-ANCA 对 WG 最有特异性。80%~95%的活动性病例能发现。其滴度可用于监测疾病活动程度。多达 25%的活动性 WG 病例有核周自身抗体（p-ANCA）的表达，特异性作用于髓过氧化酶（MPO）。

治疗：严重病例可以选用环磷酰胺和皮质激素进行免疫抑制治疗。也可以进行经常性的血浆置换帮助清除循环中的免疫复合物和自身抗体。

硫唑嘌呤、甲氨蝶呤（MTX）以及来氟米特作为佐剂或替代物使用可以减少 CYC 或皮质激素的总剂量。少数病例报告复方新诺明和碘化钾有效。英利昔单抗可以按 3~5mg/kg 的剂量在诱导后每 4 周一次输注作为 WG 的辅助治疗。而有意思的是，证据显示了一种剂量-反应现象，即较高的剂量可以导致较多的缓解消退。

治疗耐药的预测因子包括女性、黑色人种以及严重肾脏疾病表现。缓解后复发的预测因子包括抗 PR3 抗体阳性、上呼吸道损害和肺损害。

2. WG 如何影响消化道以及消化道受累的发病率为多少?

如前所述，系统性血管炎病（包括 WG）消化道受累的情况在医学文献中尚未有详细阐述。资料仅限于小规模病例研究，尸检报告和临床病例报告。

报道的 WG 累及消化道的发病率不一：

Fauci 和 Wolff（1973）报告 18 例 WG 的研究。其中仅有 1 例有消化道受累，而且是在尸检时发现的。Lie（1997）对 216 例 WG 患者的组织标本进行了研究，发现 14 例（6.5%）有消化道受累。另一项研究发现 59 例 WG 患者中有 23 例（39%）在尸检时有消化道受累证据。

Camilleri 等（1983）进行了一项观察性研究，对象是 1974~1981 年间收入他们中心的 65 例系统性血管炎患者（表 1-3）。

表 1-3 系统性血管炎累及消化道病例的人体测量资料

系统性血管炎类型	数量（总）	肠道表现病例数（%）	年龄区间	平均年龄	男：女
PAN	8	4（50）	42~60	50	3：1
MP	17	8（53）	16~71	49	8：1
WG	36	4（11）	30~64	43	0：4
CSS	4	1（25）	30	-	0：1

这一组系统性血管炎病病例中有消化道受累的与单纯 WG 相比情况如下：腹痛 85%：75%，腹泻 50%：50%，消化道出血 44%：25%，肝功能检测异常 50%：75%。

系统性血管炎初诊时就有消化道表现的有 9 例患者，其中 5 例死亡（4 例肠道穿孔、1 例急性胰腺炎）。

需要重视的是，仅在有系统性血管炎其他非消化道表现存在的情况下才出现消化道症状（表 1-4）。

表 1-4　系统性血管炎和胃肠道疾病患者其他脏器受累情况

病例	年龄	其他受累器官														诊断后 GI 发作特征
		K	Sk	M	PNS	CNS	Jt	L	ENT	Spl	E	Int	Li	Pa	GB	
结节性多动脉炎																
DD	49	+	+	+	+	+						+		+		2 年
LM	51	+	+					+				+	+			终末
RK	42	+	+	+	+			+	+		+	+	+		+	入院时
PP	62	+					+					+				2 个月
镜下多动脉炎																
JM	47		+		+		+					+	+			终末
AS	58	+	+									+				入院时
HM	71	+	+				+		+			+				入院时
MZ	66	+	+		+				+			+	+			入院时
DH	37	+					+				+	+				2 年
ASt	16	+	+				+	+		+		+	+			终末
HL	49	+	+									+	+			1 个月
RC	62	+	+	+	+	+	+		+			+				14 个月
RA	38	+	+			+	+	+				+	+			入院时和终末
Churg-Strauss 综合征																
IC	30	+	+		+			+	+	+		+				入院时
韦格纳肉芽肿																
JM	38	+	+	+	+	+		+	+		+	+				入院时
JP	30	+	+	+	+	+	+	+	+		+	+	+			入院时和 8 个月
JC	65	+	+					+	+	+	+	+	+			入院时和终末
PR	44	+	+				+	+	+		+	+	+			1 个月

缩写：K 肾；Sk 皮肤；M 肌肉；PNS 周围神经系统；CNS 中枢神经系统；Jt 关节；L 肺；ENT 耳鼻喉；Spl 脾；E 眼；Int 肠；Li 肝；Pa 胰；GB 胆囊。

影像学检查发现：肠梗阻 4 例，炎症或穿孔 3 例，肠道穿孔 2 例，小肠钡剂传输迟缓 1 例。

组织学仅在 Camilleri 的研究中有 1 例有组织学诊断确认血管炎，该例行部分空肠切除术，或取全层肠壁标本，病检发现有中小动脉炎。本组其他的消化道活检标本显示，非特异性急性或慢性炎症浸润，常伴有黏膜溃疡。

Pagnoux 等（2005）对法国巴黎 1981～2002 年系统性（小、中血管）血管炎累及消化道的 62 例病例进行了图表分析。患者的系统性血管炎病症状表现为：38 例结节性多动脉炎；11 例 Churg-Strauss 综合征；6 例韦格纳肉芽肿；4 例镜下多血管炎；3 例风湿性关节炎伴血管炎。消化道症状包括：腹痛 97%，恶心呕吐 34%，腹泻 27%，便血或黑便 16%，呕血 6%。

内镜检查时全消化道均可见黏膜溃疡：食管 11%，胃和十二指肠 27%，结直肠 10%。

仅有 3 例标本发现有血管炎组织学证据，都是结直肠标本。本组显著的消化道并发症有：肠道穿孔 15%，肠道缺血/梗死 16%，肠道梗阻 6%，急性阑尾炎 10%，胆囊炎 8%，急性胰腺炎 5%（某些患者有多种情况同时存在）。

手术治疗的患者总体存活率较低。

消化道受累需要手术治疗的 10 个月和 5 年存活率分别为 71%和 56%，不需手术的数值分别为 94%和 82%。

3. 除了 WG，还有其他什么情况可能导致该病例的小肠溃疡和出血？

WG 的消化道症状临床上很少能与溃疡性结肠炎、克罗恩病、肠道缺血（其他原因所致的）或诸如 CMV 感染导致的结肠炎相区别。

血管收缩剂使用时间过长导致的缺血性损伤能引发肠道溃疡、炎症和出血，但是，患者在内镜检查前有数小时的低血压，因此不大可能是由损伤引起的。

炎症性肠病尚未报告有发生于 WG 患者的病例，也基本不可能由炎症性肠病导致出现该病例的内镜学表现。曾有病例报告有 1 例类似 IBD 症状的年轻患者经直肠和口咽活检后证实为 WG。

Sokol 等（1984）报告了 1 个 16 岁的病例，表现为发热、腹泻、体重减轻、腹痛、口腔溃疡和关节痛。这些表现强烈提示炎症性肠病。直肠、皮肤和口咽活检却证实是 WG 导致的血管病变。

机会感染如巨细胞病毒（CMV）感染在进行免疫抑制治疗系统性血管炎病如 WG 的时候也可以作为并发症发生。

Sackier 等（1991）报告了 1 例，诊断 WG 不久后发生小肠出血。在采用环磷酰胺、皮质激素和血浆置换治疗后出现黑便和低血容量性休克。血管造影显示回肠末端出血，剖腹探查后切除部分回肠。组织学检查显示动脉血管内皮细胞核内和胞质内包涵体，后经 EM 证实为 CMV。

本例患者，CMV 血液学和胃溃疡部活检检查都是阴性，诊断 CMV 感染不太可能。

Chow 等 2003 年在《胃肠病学和肝病学杂志》（Journal of Gastroenterology and Hepatology）上发表过 1 例与本例类似的病例报告。46 岁男性新诊断 WG 后因急性肾衰竭收住院。开始口服环磷酰胺并静脉用甲泼尼龙治疗。1 周后出现黑便，血红蛋白从 10.2 降到

5.2。EGD 显示小肠黏膜斑片状溃疡。剖腹探查发现弥漫性小肠炎症。3 周后出现黑便，血管造影正常。出现低血压，第二次行开腹手术，打开肠管及内镜检查发现 60 cm 长的肠管病变，空肠近段溃疡，结节伴有出血。组织学检查与小血管炎和黏膜溃疡，黏膜下炎症和纤维化一致。最终术后恢复良好，没有再出血。

4. 如何治疗 WG 引起的消化道症状？

系统性血管炎积极治疗措施有静脉用环磷酰胺、皮质激素和血浆净化。

WG 患者有消化道出血或其他消化道症状的，应进行影像学和内镜学检查，包括小肠检查在内，以明确受累程度。活跃和无法控制的出血经血管造影和外科手术可以得到最佳诊断和控制。由于消化道并发症显著的高死亡率，建议应早期外科会诊。

随访

本例患者在内镜检查后，血红蛋白维持稳定，撤除血管活性药物，48 小时后转出了 MICU。完成了一个疗程的血浆净化，并继续静脉使用环磷酰胺和泼尼松治疗。同时继续使用血液透析治疗。一周后黑便复发，输注两个单位红细胞。标记红细胞扫描没有找到出血灶。后续 10 天未再发消化道出血，病情稳定后出院。将继续门诊进行血液透析治疗，每月静脉使用环磷酰胺和皮质激素。

经验教训

关于本例患者的主要经验教训有：

1. WG 是一种全身性血管炎症，可以表现为危及生命的消化道症状。

2. 有消化道症状或潜在全身性血管炎症的患者可能需要对全消化道进行彻底的内镜检查，因为 WG 可以累及全消化道。

3. WG 或其他全身性血管炎病累及消化道时组织学诊断通常较为困难，确诊有赖于手术标本切片检查或基于临床信息得出。

4. 对于潜在的血管炎可以选择采用静脉环磷酰胺、皮质激素以及血浆置换进行积极治疗，除非因出血无法控制、肠道穿孔或缺血需要手术治疗。

（杨桂元　张轶凡　译　季国忠　范志宁　校）

参考文献

1. Wilson RT, Patrick JD, Jefferson OU, et al. Endoscopic appearance of Wegener's granulomatosis involving the colon. Gastrointestinal endoscopy, 1987, 33 (5): 388-389.

2. Sackier JM, Kelly SB, Clarke D, et al. Small bowel haemorrhage due to cytomegalovirus vasculitis. Gut, 1991, 32: 1419-1420.

3. Steele C, Bohra S, Broe P, et al. Acute upper gastrointestinal haemorrhage and colitis: an unusual presentation of Wegener's granulomatosis. Eur J Gastroenterol Hepatol, 2001, 13 (8): 993-995.

4. Fauci AS, Wolff SM. Wegener's granulomatosis studies in 18 patients and a review of the literature. Medicine, 1973, 52: 535-561.

5. Chow FY, Hooke D, Kerr PG, et al. Severe intestinal involvement in Wegener's granulomatosis. Journal of

Gastroenterology and Hepatology，2003，18：748-751.

6. Yamauchi F，Tanabe R，Nakashima R，et al. Wegener's granulomatosis with relapsed bleeding of gastric ulcers：a case report. Tokai J Exp Clin Med，1995，20（4~6）：233-240.

7. Sokol RJ，Farrell MK，McAdams AJ. An unusual presentation of Wegener's granulomatosis mimicking inflammatory bowel disease. Gastroenterology，1984，97：426-432.

8. Klippel JH，Crofford LJ. Primer on the Rheumatic Diseases，edition 12，2001.

病例 2 艾滋病患者口咽吞咽困难1例

病 史

特征及主诉：21岁男性，吞咽痛伴吞咽困难2周。

现病史：半年前，患者因鹅口疮引起的吞咽疼痛接受治疗。最近因咳痰伴发热入院。右下肺叶有浸润，痰经过革兰染色发现革兰阴性杆菌。接受了覆盖社区获得性肺炎和卡氏肺孢子菌肺炎的抗生素治疗，症状有改善。3周后，患者再因持续发热，严重的吞咽疼痛，进固体食物时吞咽困难持续两周入院。还诉咳痰5天，不伴咯血或呼吸困难。餐后恶心，进食十几分钟后有非血性呕吐。

既往史：2002年诊断感染艾滋病毒，2000年行扁桃体切除术，诊断有焦虑症。

药物史：门诊用药物：阿奇霉素每周1次，阿托伐醌，氨苯砜，丁螺环酮，苯海拉明/美乐事/黏性利多卡因，Truvada（恩曲他滨和替诺福韦复合制剂），Reyataz（锐艾妥，硫酸阿扎那韦），Norvir（诺韦，利托那韦）。

个人与社会史：同性恋。每天吸1包香烟。周末喝1~2杯啤酒。偶尔使用苯丙胺。否认静脉注射毒品。每年前往墨西哥几次，最近1次在3个月前。

家族史：没有严重的疾病相关的家族史。

体格检查

生命体征：BP：93/50mmHg，HR：101次/分，RR：16次/分，T：38.5℃。体重：53.57kg，身高：167.64cm，BMI：19。一般状况：消瘦，警觉和定向正常，无急性应激。发声轻度嘶哑。皮肤：无皮疹或皮肤病变。淋巴结：颈前及颌下淋巴结肿大。四肢：正常。头眼耳鼻喉：无口咽部病变，无鹅口疮。颈部：柔软。肺：无干、湿啰音，无喘鸣音。心：心动过速。腹部：软，无压痛，无器官增大，无肿块。直肠：正常。神经系统：正常。

辅助检查

表 2-1　实验室检查

血细胞分析	
Hb（g/dl）	8.8
Hct（%）	25.8
MCV	91
WBC（$\times10^9$/L）	3.3
Pmn	49
Lymph	34
Mono	9
Eos	7
Plt（$\times10^9$/L）	169
肝功能	
TProt（g/dl）	6.8
Alb（g/dl）	3.1
TBili（mg/dl）	0.8
DBili（mg/dl）	0.3
AlkP（U/L）	39
ALT（U/L）	50
AST（U/L）	52
肾功能	
Na（mEq/L）	142
K（mEq/L）	3.9
Cl（mEq/L）	107
HCO_2（mEq/L）	26
Glu（mg/dl）	98
Urea（mg/dl）	8
Creat（mg/dl）	1.1

续 表

Ca（mg/dl）	8.2
Phos（mg/dl）	3.6
凝血	
PT（sec）	11.6
PTT（sec）	32.7
其他	
Ferritin（mic. g/L）	1027
BAL PCP stain	阴性
AFB sputum	阴性
Crypto Ag	阴性
CMV，IgG	阳性
EBV，IgG	1：160
EBV，IgM	阴性
HBsAg	阴性
HBsAb	阴性
HCV Ab	阴性

表 2-2　病毒指标

病毒指标	04/05	06/06	08/06
HIV Ab	阳性	阳性	阳性
CD 4	26	10	22
HIV VL	247 128	286 843	186 156

问题

进行下一步之前，思考以下问题：

1. 鉴别诊断和你的初步诊断是什么？
2. 如何进一步评估该病例？

内镜学检查

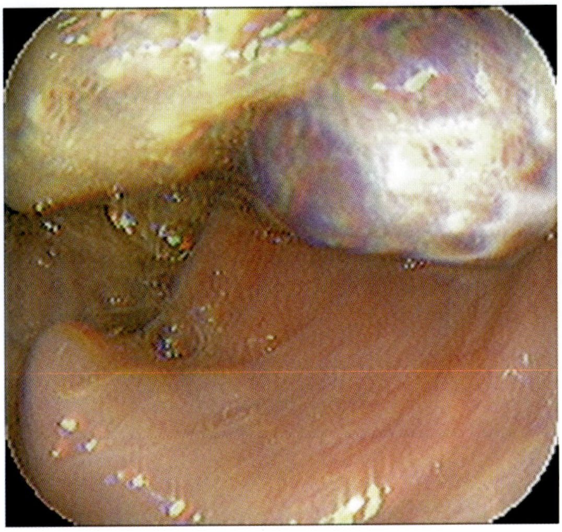

图 2-1　舌底部

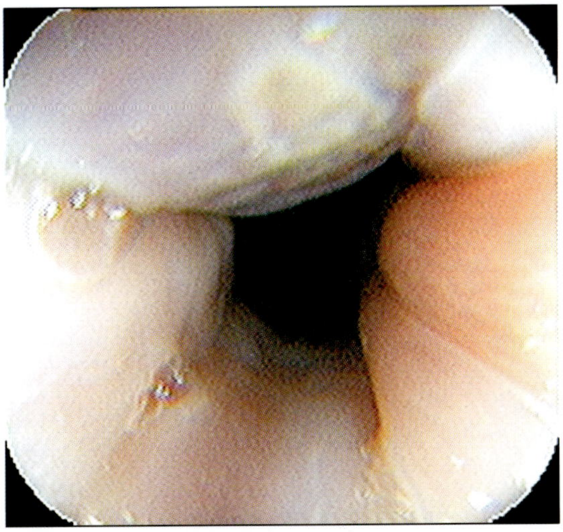

图 2-2　食管（之一）

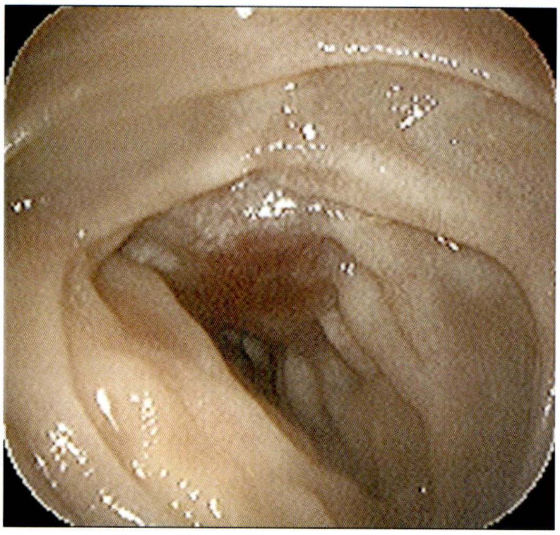

图 2-3 食管（之二）

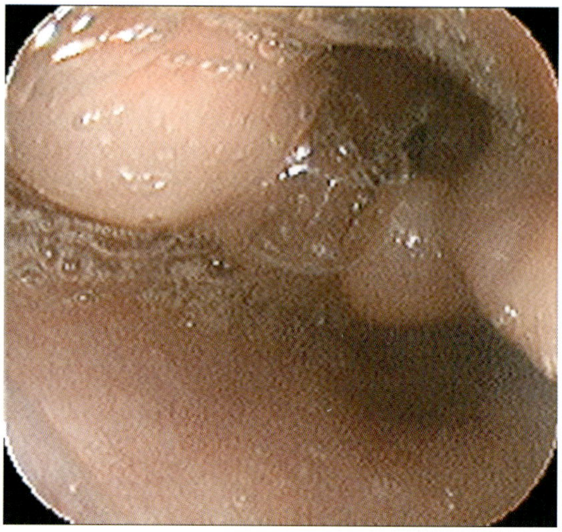

图 2-4 十二指肠

病理学检查

食管-炎症水肿，血管扩张，含铁血黄素（hemosiderin）和浆细胞。PAS 阴性，免疫组化阴性。

十二指肠-异位血管伴红细胞血管外渗漏。

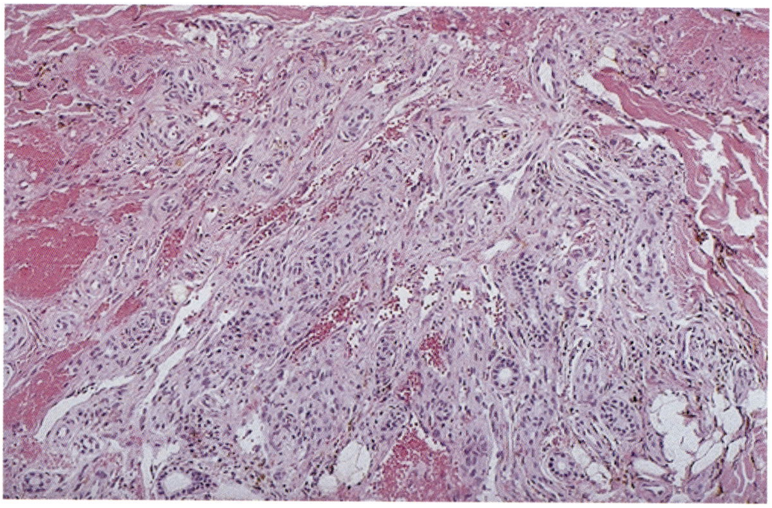

图 2-5 舌病灶-梭状细胞增生，伴大量含铁血黄素。免疫组化 CD34、Ⅷ因子、CD31、S100 阳性。HHV-8 染色阳性

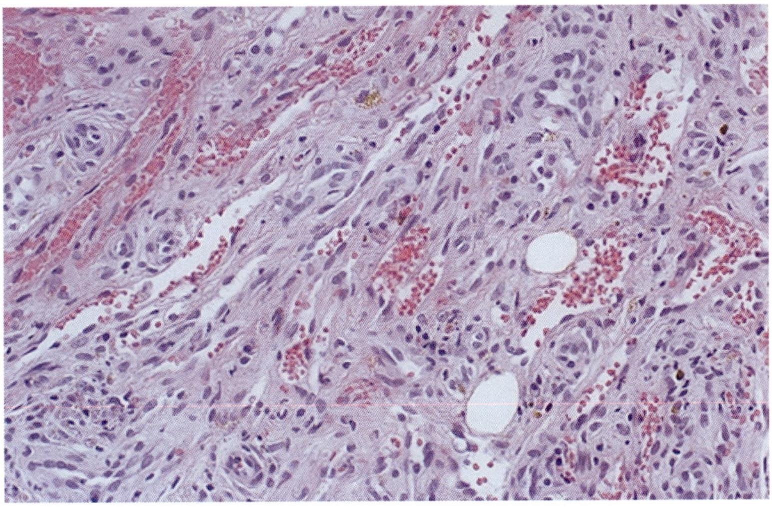

图 2-6　舌病灶-梭状细胞增生，伴大量含铁血黄素。免疫组化 CD34、Ⅷ因子、CD31、S100 阳性。HHV-8 染色阳性（高倍镜）

诊断和讨论

最终诊断：晚期艾滋病相关的卡波西肉瘤。

流行病学

卡波西肉瘤（Kaposis sarcoma，KS）有 4 个独立的流行病学形式。经典性 KS 是一种无痛性上皮增生性疾病，好发于地中海和犹太裔血统的老年男性；地方性/非洲 KS 特别多见于撒哈拉以南非洲，而且与免疫缺陷无关；医源性 KS 发生于实体器官移植和必要的免疫抑制剂治疗后；艾滋病相关性 KS 是 KS 最具侵袭力的形式，1981 年在美国首次报道。KS 是能提示艾滋病的三种恶性肿瘤之一。虽然由于高效抗反转录病毒治疗（highly active antiretroviral treatment，HAART）的出现，KS 发病率出现显著下降，但它仍然是最常见的 HIV 相关性恶性肿瘤（图 2-7）。

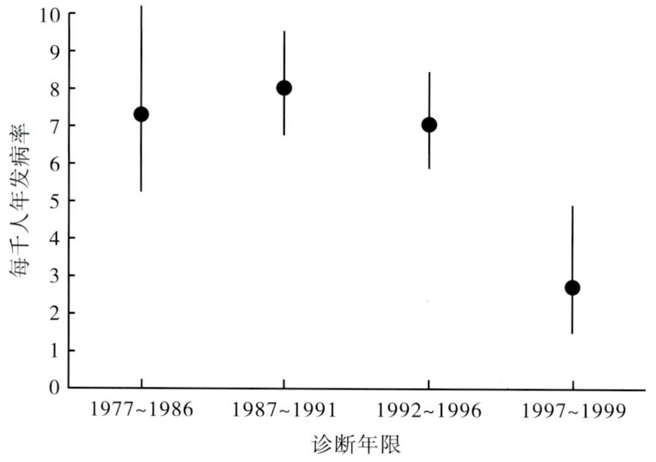

图 2-7 发病率

人类疱疹病毒 8（HHV-8）是所有形式的 KS，以及另外两种更为少见的淋巴增生性疾病（多中心 Castleman 病和原发性渗出性淋巴瘤）的致病病原体。HHV-8 能经大多数身体分泌物传播。研究表明，HHV-8 是在口腔黏膜或唾液中最常见，为 30%～32%，而肛拭子和生殖器拭子只有 1%～4%。在 HIV 阳性且同性交配的男子，30%～70%检测 HHV-8 为阳性。在 HIV 阴性的男性，15%～20%检测 HHV-8 为阳性。总人口感染率为 1%～3%。

病理生理学和恶化

HHV-8 可以感染多种细胞，包括 B 细胞、内皮细胞、巨噬细胞和上皮细胞等多种细胞类型。内皮细胞转型是发生 KS 的必经步骤。HHV-8 复制和 KS 的发生和发展受多种因素影响。包括白介素-6、抑瘤素 M、肿瘤坏死因子-α 和血小板衍生生长因子在内的多种炎症因子诱导正常内皮细胞获得典型的 KS 梭形细胞特征。HIV-1 转录反式作用因子（Tat）蛋白诱导梭形细胞生长。HHV-8 病毒血症和 KS 进展已被描述存在于高 HIV 病毒载量、慢性或急性感染、慢性炎症状态和类固醇使用人群中。这可以解释为高细胞因子与 Tat 蛋白活性与此相关。Krigel 注意到，在 4 例接受 β 干扰素和白介素-2 治疗的 KS 患者中有 3 例出现 KS 快速进展合并全身症状。这被认为是，干扰素-γ 的水平增加导致疾病的进展。KS 进展在免疫重建时可能表现明显（图 2-8）。

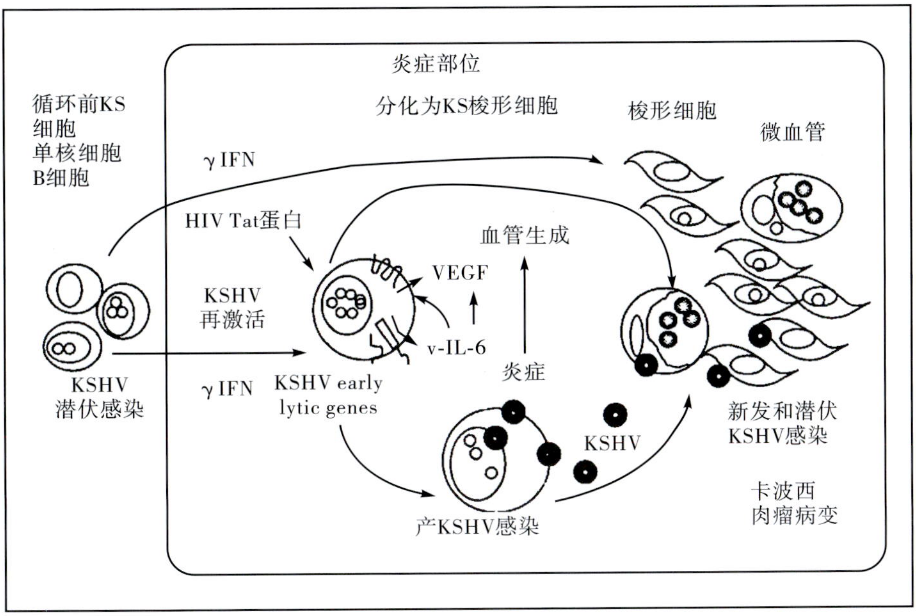

图 2-8　发病机制

临床表现和内镜检查结果：KS 的临床表现有经典的皮肤病灶（图 2-9）。

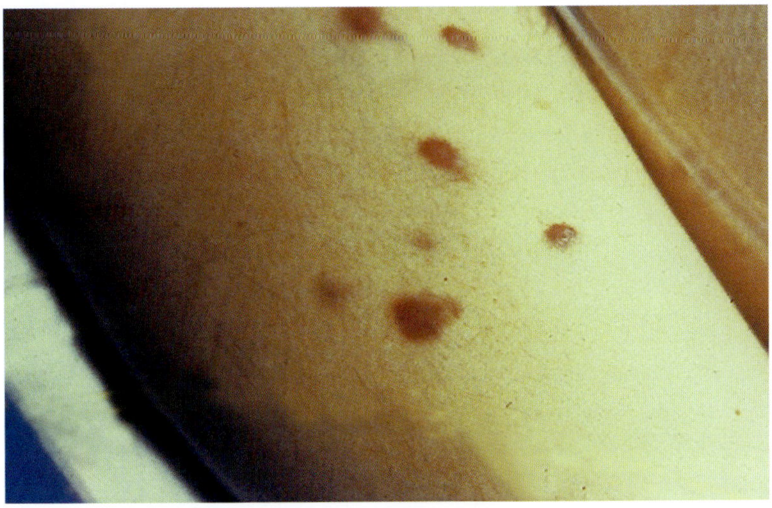

图 2-9　皮肤病变

但是，艾滋病相关性 KS 可能表现为从单个孤立的斑丘疹到全身性症状不等。口腔 KS 是 22%的 KS 病例的首发表现，45%的患者并存皮肤或内脏受累。尸检研究发现，80%的 KS

患者有胃肠道受累。消化道受累通常是无症状的。在晚期疾病或激进性 KS 病例，胃肠道症状包括腹痛、腹泻、便血、恶心、呕吐、畏食或体重减轻。少数有食管破裂、肠套叠、蛋白丢失性肠病报告。

内镜下，KS 病灶表现为孤立或融合的出血结节，斑点病变或息肉。87%的患者有多个病灶。KS 受累通常位于黏膜下。Friedman 报告，有典型病灶的 KS 患者 77%的病变内镜活检为阴性。考虑到如此高的假阴性率和出血的可能性，在既往诊断的 KS 患者，对胃肠道和肺的特征性病灶无需进行活检以便分期。

治疗

KS 治疗的目标是缓解症状以及预防疾病。目前所有的治疗方法都是非根治性的。HAART 被推荐用于所有艾滋病相关性 KS 患者，48%的患者会对单独 HAART 有反应。HAART 能延长在其他治疗方法失败之前的治疗时间。蛋白酶抑制剂具有抗血管生成特性，可进一步抑制 KS 进展。

化疗通常在下列情况下值得考虑：广泛皮肤受累（通常超过 25 处病变），广泛皮肤 KS 病灶且对局部治疗无效，广泛水肿，或症状性或广泛的内脏受累。

目前一线化疗使用脂质体蒽环类抗生素（多柔比星脂质体和柔红霉素脂质体）。脂质体配方能提供更长的血浆半衰期，提高肿瘤内浓度，并减少对非靶器官的毒性。多柔比星脂质体与常规多柔比星，博来霉素和长春新碱组合相比，反应率分别为 46%和 25%。常规多柔比星治疗后肿瘤进展的患者中 32%对多柔比星脂质体诱导有有效反应。脂质体蒽环类抗生素治疗失败的中位时间为 115~160 天。

紫杉醇对晚期艾滋病相关性 KS 有 59%的反应率。由于该药物与 HAART 之间存在相互作用，故被列为第二线治疗。其他治疗方法包括对有症状的病变进行局部放射治疗，手术切除，光动力疗法，冷冻疗法，皮肤 KS 病变应用阿维 A 酸凝胶和病灶内应用长春碱。

预后

最近，有用于预测死亡率的预后指数被制订出来。这原本是为了用于明确最近的研究中的 ACTG 分类法不能准确地评估生存率。从 10 起始，范围为 0~15，积分根据下述因素修改：罹患界定艾滋病的 KS（-3 分），CD4 计数增加［每立方毫米每满 100 个细胞（-1 分）］，年龄>50 岁（2 分），同时患有另一种艾滋病相关疾病（3 分）。存活率记录如表示（存活率）（表 2-3）（分期分类）。

表 2-3 存活预测概率

	6个月	1年	2年	5年
0	0.998（0.995~1.000）	0.939（0.988~0.999）	0.990（0.981~0.999）	0.984（0.971~0.998）
5	0.987（0.979~0.996）	0.967（0.949~0.985）	0.946（0.920~0.972）	0.918（0.882~0.956）
10	0.933（0.900~0.969）	0.834（0.782~0.891）	0.741（0.676~0.811）	0.631（0.557~0.715）
15	0.692（0.536~0.892）	0.378（0.216~0.660）	0.199（0.082~0.486）	0.084（0.022~0.322）

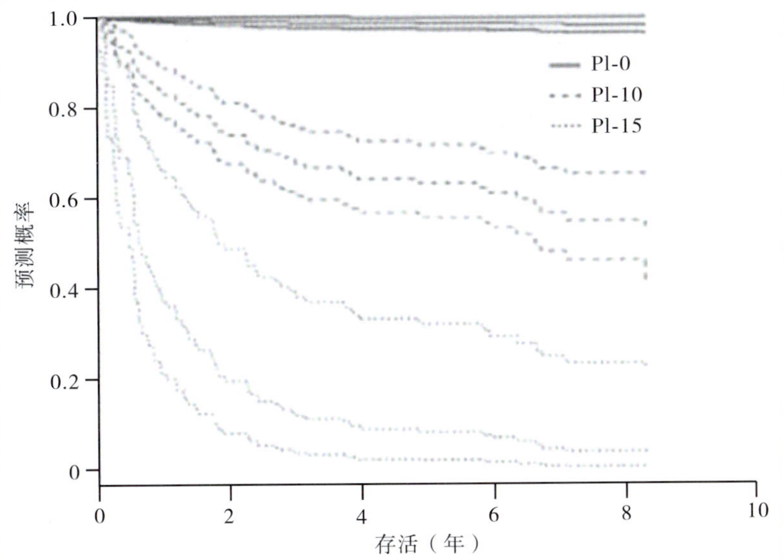

图 2-10 存活预测概率

表 2-4 AIDS 相关性 KS 的分期

	预后较好（符合所有下述条件）	预后较差（符合任一下述条件）
肿瘤，T	T_0：局限于皮肤和（或）淋巴结和（或）微小口腔病变（非结节样 KS 局限于腭）	T_1：肿瘤相关水肿或溃疡 弥漫性口腔 KS 胃肠道 KS 其他非淋巴结脏器 KS
免疫系统，I	I_0：CD4 计数>200/μl	I_1：CD4 计数<200/μl
全身疾病，S	S_0：无机会性感染病史或鹅口疮 无 B 类症状 Karnofsky 评分>70	S_1：有机会性感染病史和/或鹅口疮 有 B 类症状 Karnofsky 评分<70 其他 HIV 相关性疾病（如神经疾病，淋巴瘤）

注：B 类症状包括不明原因发热、盗汗，不自觉体重下降<10%，或腹泻持续超过两周；
改编自：Krown SE，Metroka C，Wernz JC，et al. J Clin Oncol，1989，7：1201.

随访

患者被确诊为口腔和内脏卡波西肉瘤，分期提示为预后不佳风险组。他的 KS 相关症状迅速进展的原因被认为与其晚期艾滋病以及最近的急性感染有关。他的预后评分为 10 分，一年存活的可能性为 83.4%。混杂因素包括他的 HIV 耐药类型和既往可能因依从性较差导致的对 HAART 无应答。下一步将被纳入为门诊化疗病患，并对 HAART 方案进行重新评估。

（杨桂元 张轶凡 译 范志宁 校）

病例 3 普通变异型免疫缺陷症患者的内镜表现

病 史

特征及主诉： 29 岁男性，反复感染 5 年，入院排查普通变异型免疫缺陷症，评估该病可能的胃肠道表现。

现病史： 在 2001 年以前，患者一直健康状况良好，后因出现逐渐加重的疲劳、虚弱和劳累后气短而至保健医生处就诊。外院进行了全方位的检查，淋巴结活检提示结节病，开始类固醇治疗。

其后，患者反复多次发生肺炎而住院（最常发生于右肺中叶，偶尔累及双侧肺叶），几乎每次都需要插管，发展到败血症，合并反复发作鼻窦炎，后在 2001 年及 2004 年两次手术治疗。2005 年，病重住院后，导致患者的心脏功能严重受损，结节性心肌病和病毒性心肌炎是当时考虑的主要病因；MRI 扫描排除了结节病相关性疾病，心功能最终恢复，射血分数正常，室壁运动恢复。

住院期间微生物培养有肺炎链球菌、化脓性链球菌、流感嗜血杆菌、凝固酶阴性葡萄球菌和耐甲氧西林金黄色葡萄球菌。最近一次于 2006 年 6 月因肺炎住院治疗，之后患者转至休斯敦荣民医学中心，对其可能存在的免疫缺陷做进一步评估和检查。

患者否认在生病期间有胃肠不适，没有恶心、呕吐、腹痛、不适、早饱、饱胀，没有体重减轻、腹泻、便秘或粪便性状及量的改变。他的主诉是严重的双上、下肢关节痛，限制了其活动和肢体功能。

既往史： 1998 年行阑尾切除术；2001 年经淋巴结活检诊断为结节病；2001 年 4 月行内镜鼻窦手术，全双侧前/后筛窦切除术，蝶窦切开术，窦开窗术，黏膜下鼻甲切除和鼻中隔成形术；2004 年 7 月行额窦探查术，去除支架，蝶窦切开术；2004 年发生带状疱疹；儿童期无严重疾病或反复感染史。

药物史： 阿米替林，沙丁胺醇定量喷雾吸入剂，氢酚氢可酮/对乙酰氨基酚，布洛芬，氯雷他定，美洛昔康，米索前列醇，多种维生素，奥美拉唑，钙加维生素 D，泼尼松（20mg 每天早晨），双水杨酯。

个人与社会史： 患者独居于路易斯安那州拉法叶，2001 年前在部队服役，直至病退，否认使用烟草、酒精、违禁药物或静脉毒品，服兵役期间及青年时期无明显毒物接触史。

家族史： 无反复感染，风湿性疾病或恶性肿瘤家族史。

体格检查

生命体征： BP：122/76mmHg，HR：95 次/分，RR：16 次/分，T：36.8℃。体重：92.53kg，身高：162.56cm，BMI：35。一般状况：肥胖，无中毒表现，因关节疼痛轻度应激表现，无呼吸窘迫。皮肤：无皮疹、皮损或慢性疾病导致的蜘蛛痣。四肢：无水肿。头眼耳鼻喉：无黄疸，黏膜湿润，无口腔病变、溃疡，鹅口疮或红斑，无淋巴结肿大。肺：所有肺野听诊清音，无湿啰音、干啰音或哮鸣音。心：无杂音、奔马律或摩擦音。腹部：肥胖，软，无压痛，肝浊音界 9cm，脾未扪及，无肿块或腹水，肠鸣音全腹闻及。直肠：张力正常，棕色粪便，隐血（-），无便血、黑便。神经系统：脑神经，感觉，运动，力量和小脑功能大致正常，无局灶病变定位表现。肌肉骨骼：双侧掌指关节，远端指间关节和近端指间关节肿胀，滑膜增厚；髋，肘，肩，腕和膝关节主动/被动活动范围减小；无红斑、发热或压疮。

辅助检查

表 3-1 完成的实验室检查

血细胞分析	
Hb（g/dl）	12.9
Hct（%）	39.2
WBC（$\times10^9$/L）	4.4
Neutro（%）	74.7
Lymph（%）	16.4
Mono（%）	6.8
Eos（%）	1.7
Plt（$\times10^9$/L）	283
肾功能	
Na（mEq/L）	136
K（mEq/L）	3.7
Cl（mEq/L）	102
HCO_2（mEq/L）	26
Glu（mg/dl）	103
Urea（mg/dl）	12
Creat（mg/dl）	0.9
Ca（mg/dl）	9.0
免疫指标	

续 表

IgA [82~453]	<33
IgE [0~152]	<2
IgG [751~1560]	<7
IgM [46~304]	<4
%CD4 Helper T [38~58]	33.8
HIV 1，2 Ab	阴性
HCV Ab	阴性
其他	
CRP (mg/dl)	10.5
Iron (mic. g/dl)	19
TIBC (mic. g/dl)	243
Calculated %Sat	7.8
Ferritin (ng/ml)	89.8

问题

进行下一步之前，思考以下问题：

1. 鉴别诊断和你的初步诊断分别是什么？
2. 如何进一步评估该病例？
3. 在获得更多资料的同时，时刻关注主要诊断是什么。

内镜学检查

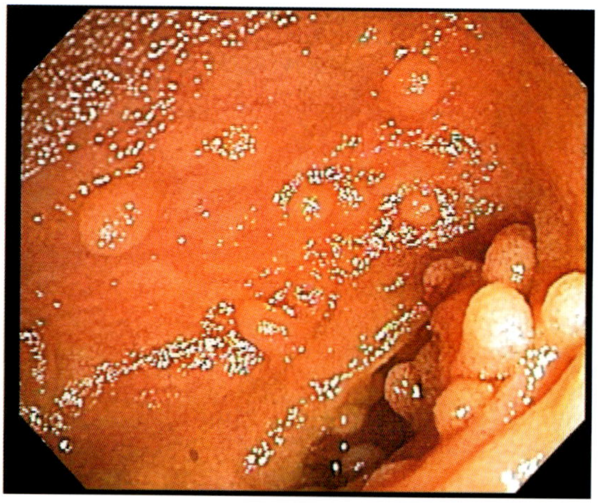

图 3-1 末端回肠可见结节状淋巴组织（之一）

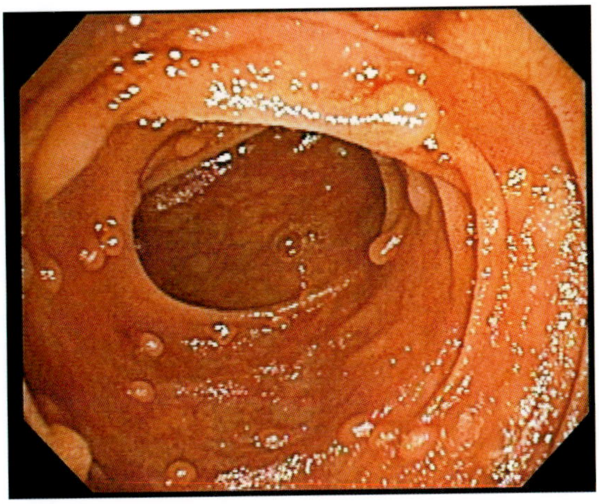

图 3-2　末端回肠可见结节状淋巴组织（之二）

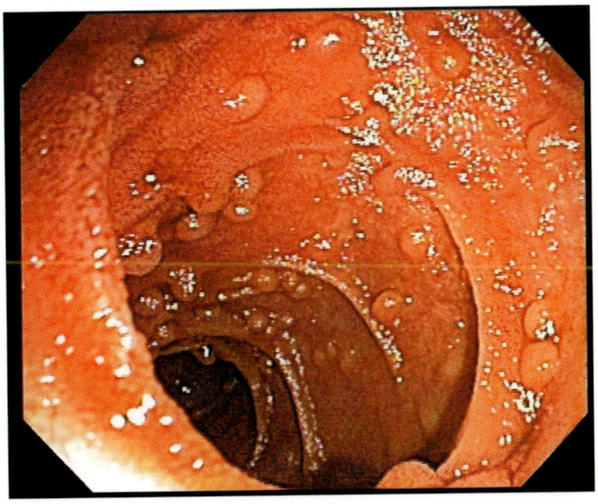

图 3-3　末端回肠可见结节状淋巴组织（之三）

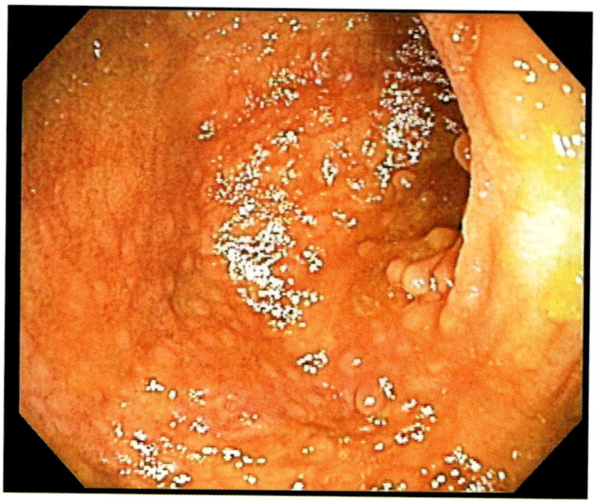

图 3-4　末端回肠可见结节状淋巴组织（之四）

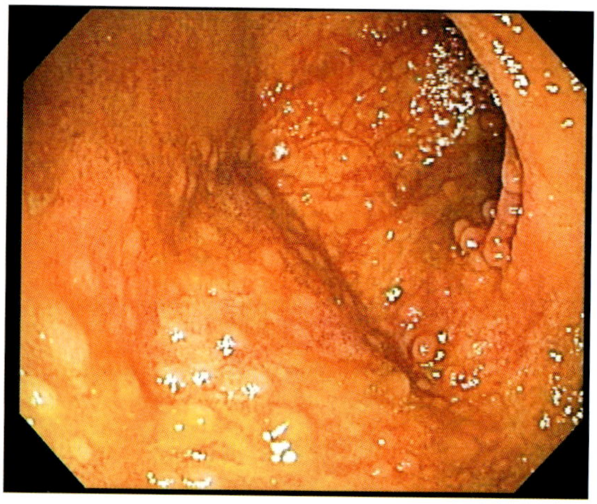

图 3-5　末端回肠可见结节状淋巴组织（之五）

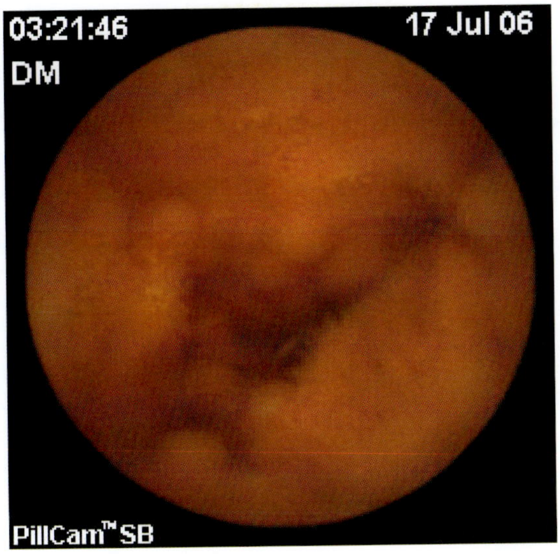

图 3-6　胶囊内镜下小肠表现（之一）

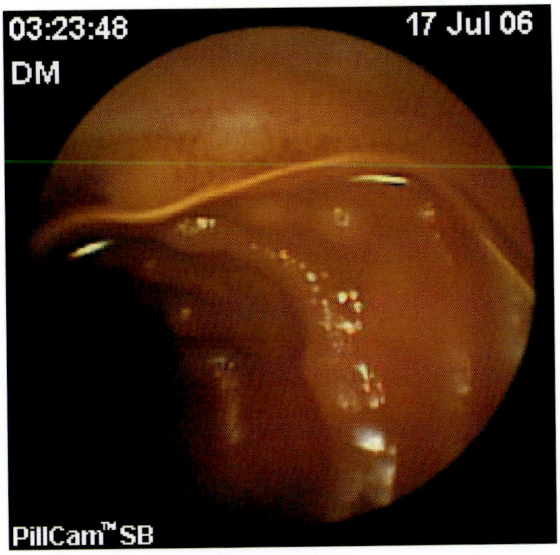

图 3-7　胶囊内镜下小肠表现（之二）

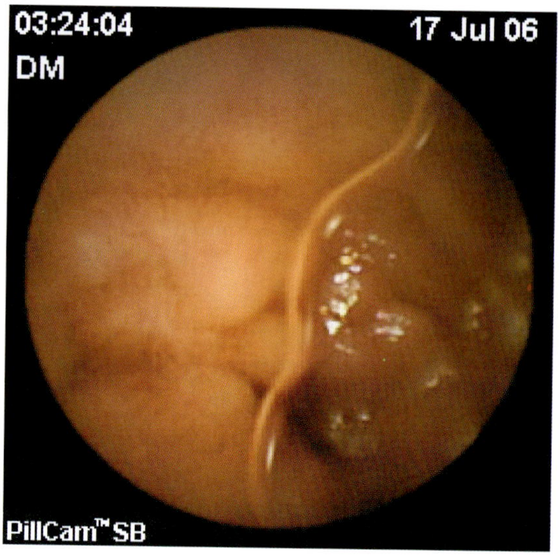

图 3-8 胶囊内镜下小肠表现（之三）

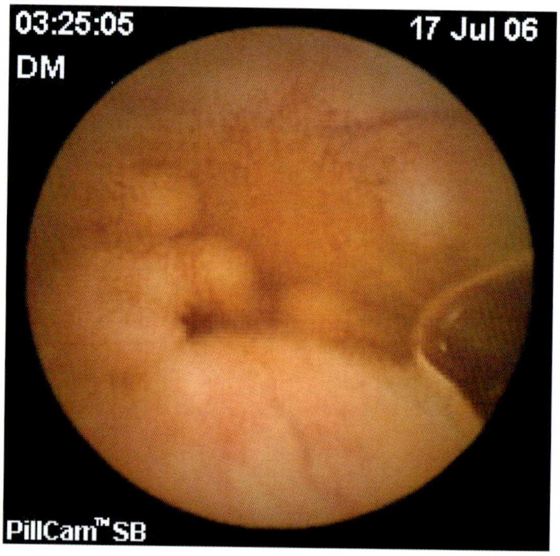

图 3-9 胶囊内镜下小肠表现（之四）

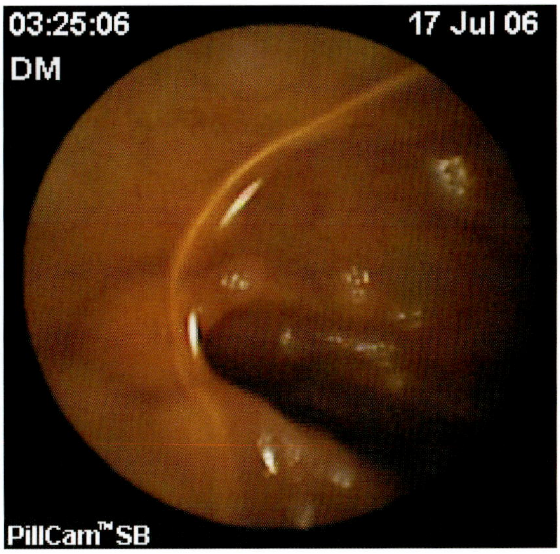

图 3-10　胶囊内镜下小肠表现（之五）

病理检查

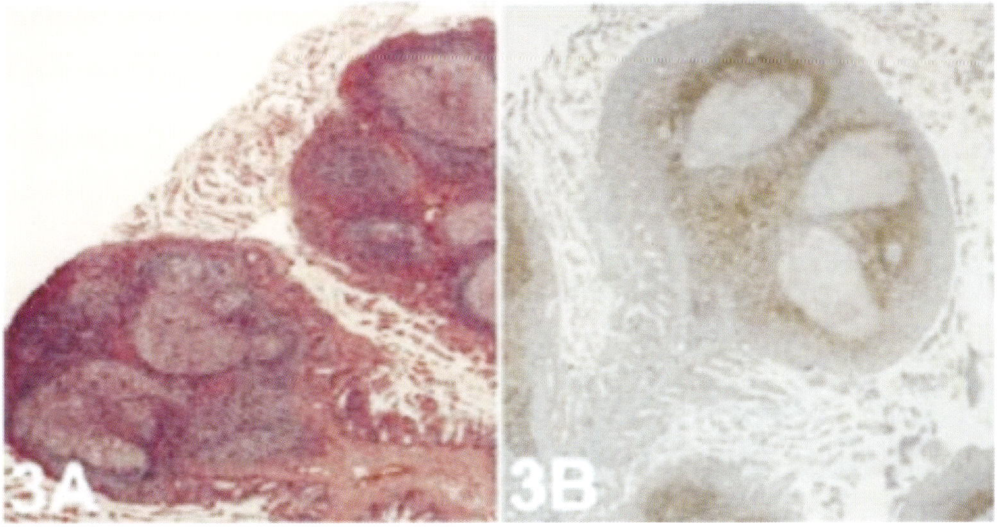

图 3-11　典型表现

诊断和讨论

最终诊断：普通变异型免疫缺陷症结节性淋巴组织增生。

普通变异型免疫缺陷症（common variable immune deficiency，CVID）指的是一组多源性疾病群，以有缺陷的抗体形成和低丙球蛋白血症为特征，通常为 IgG 和 IgA，然而 IgM 也常有涉及。CVID 是有欧洲血统的人群中最常见的原发性免疫缺陷疾病，男女均可受累。已有多种遗传模式（常染色体隐性遗传、常染色体显性遗传和 X 染色体遗传）报道，但散发病例最常见。最常于二十或三十岁左右发病，使之成为临床最常见的可初发于成年人的原发性免疫缺陷疾病。

CVID 的临床表现包括抗体缺乏，表现为严重的反复发作性鼻窦与肺的化脓性感染，许多病例发展为败血症。CVID 的胃肠道表现范围广泛，包括对肠道致病菌的显著易感性、炎症性肠病、慢性腹泻、萎缩性胃炎和慢性贾第虫病。其中最值得注意的表现之一是结节性淋巴组织增生和其恶变风险。CVID 已被广泛认定为与各种肿瘤的发生有关（表 3-2）。

表 3-2　一组巴西 CVID 患者发生新生物疾病的 Cohort 研究

	总数（n=71）	%
非霍奇金淋巴瘤	1	1.5
T 细胞淋巴瘤	2	3
胃腺癌	1	1.5
基底细胞癌	1	1.5
黑色素瘤	1	1.5
肾上腺肿瘤	1	1.5
总数	7	10

CVID 目前的治疗方法是，每 3~4 周静脉注射免疫球蛋白，持续终身，这已被证明可以减少感染、关节症状以及减轻自身免疫性疾病的严重程度和（或）降低发病率。遗憾的是，胃肠道表现在静脉注射免疫球蛋白后几乎没有改善。

20%~30%的 CVID 成年患者发现有结节性淋巴组织增生，可以弥漫发生于整个小肠、结肠，或两者都有累及。镜检发现，在固有层有多克隆滤泡反应性增生。绒毛结构，除外因结节扭曲处，一般是正常的，虽然也有腹泻样改变的报道，细菌过度生长则是常见的。受累黏膜的免疫荧光研究通常显示固有层内含免疫球蛋白的浆细胞几乎完全缺失，尽管循环 B 淋巴细胞的数量正常。贾第虫感染常见，往往被认为是由免疫缺陷状态所致。

低丙球蛋白血症和结节性淋巴组织增生之间的相关性最早由梅奥的 Hermans 等人于 1966 年描述。他们描述了 8 例同患某综合征的病例，伽马球蛋白从轻度减低到几乎完全缺失不等，异常地易于罹患感染、腹泻（常有脂肪泻），粪便检出贾第虫，小肠有结节性淋巴组织增生。这一系列研究结果后来被冠名为 Hermans 综合征，多次在后续的研究提及。考虑到结节性淋巴组织增生和低丙球蛋白血症之间的关联，Hermans 认为，免疫缺陷患者的这种增生可能是为了代偿肠道淋巴组织功能的不足。

考虑到贾第虫感染和结节性淋巴组织增生的密切相关性，即便是在体液免疫缺陷的情况下，另一种可能是，增生反应是对延长的抗原刺激的反应，结果发展为慢性或反复肠道感染。在一项系列研究中，32 例结节性淋巴组织增生患者中有 25 例（78%）发现有贾第虫感染，提示贾第虫病和结节性淋巴组织增生存在因果关系。

在许多研究中，结节性淋巴组织增生被认为是小肠原发性恶性淋巴瘤的可能危险因素（表 3-3）。

表 3-3　小肠淋巴瘤易感伴发疾病（注：Thomas 和 Wood 报道）

慢性腹泻（包括特发性脂肪泻和疱疹样皮炎）
克罗恩病
自身免疫性疾病
风湿性关节炎
舍格伦综合征（Sjögren's syndrome）
系统性红斑狼疮
慢性免疫缺陷综合征
X 连锁无伽马球蛋白血症
共济失调毛细血管扩张症
严重联合免疫缺陷
Wiskott-aldrich 综合征
伴免疫抑制和 AIDS 的需要器官移植的疾病
结节性淋巴组织增生

现有一些证据表明，恶性淋巴瘤起源于增生性淋巴组织，对结节性淋巴组织增生是一种良性病变的观点提出挑战。首先，CVID 患者中，小肠淋巴瘤的发生只与结节性淋巴组织增生有关。其次，在大多数情况下，增生性与新生物性淋巴组织之间有形态学上渐进性的过渡，邻近的一些淋巴小结显示出介于良性滤泡与淋巴瘤之间的中间型特征。再次，淋巴瘤附近的良性淋巴小结中已观察到有单克隆组织学表型，而远处的淋巴小结则为多克隆表型。研究表明，进展到恶性肿瘤可能花费 2 个月至 3 年不等，这类患者该多久筛检一次尚未形成真正的共识，虽然定期监测显然是必要的（图 3-12）。实际上，Hermans 最初描述的患者中，3 例最终发展成了胃肠道癌症。

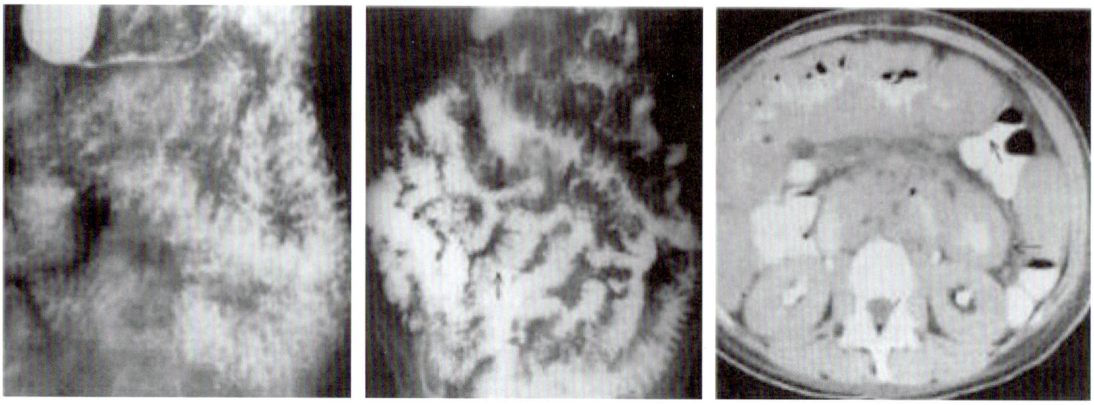

A B C

图 3-12 3 年内从良性空肠结节性淋巴组织增生发展为空肠非霍奇金淋巴瘤的过程

A：钡灌肠显示小肠全程多发一致的充盈缺损，这是结节性淋巴组织增生的典型表现；B：3 年后钡灌肠显示小肠大结节样黏膜缺损，近端空肠扭曲，远端小肠见结节状淋巴滤泡；C：与 B 图同期的 CT 扫描显示显著黏膜增厚，腹前壁及腹后壁肾脏前方空肠腔外分页状轮廓，腹膜后及肠系膜淋巴结明显增大。

随访

本例患者伽马球蛋白几乎检测不出，有风湿性/关节症状、肉芽肿性疾病，并且虽然几乎没有胃肠道表现，但发现小肠显著受累，有待定期监测。开始使用静脉注射免疫球蛋白后，他的 IgG 水平显著提高，我们计划 6~9 个月用胶囊内镜重新检查评估小肠情况。自他到此住院治疗的 2 个月中，没有发生严重感染，关节疼痛也有所改善。

经验教训

有关该例患者的主要经验教训是：

1. CVID，虽然罕见，但可有许多胃肠道表现。

2. CVID 患者胃肠道内更容易发生结节性淋巴组织增生。

3. 结节性淋巴组织增生往往可以进展为恶性肿瘤，需要定期监测，目前正在研究制订关于这类患者多久应该筛查一次的共识。

（杨桂元 张轶凡 译 范志宁 校）

参 考 文 献

1. Hermans P, Huizenga K. Dysgammaglobulinemia associated with nodular lymphoid hyperplasia of the small intestine. Am J Medicine, 1966, 40 (1) : 78-89.

2. De Smet A, Tubergen D. Nodular lymphoid hyperplasia of the colon associated with dysgammaglobulinemia. Am J Roentgenol, 1976, 127 : 515-517.

3. Sneller M, Strober W. New Insights Into Common Variable Immunodeficiency. Annals of Internal Medicine, 1993, 18 (9): 720-730.
4. Chiramontec and Glick SN. Nodular lymphoid hyperplasia of the small bowel complicated by jejunal lymphoma in a patient with common variable immune deficiency syndrome. Am J Roentgenol, 1994, 163 (5): 1118-1119.
5. Washington K, Stenzel TT. Gastrointestinal pathology in patients with CVID and X-linked agammaglobulinemia. Am J Surg Pathol, 1996, 20 (10): 1240-1252.
6. Wang TC, Zukerberg LR. Case 8-1997: A 65-year-old man with recurrent abdominal pain for five years. N Eng J Med, 1997, 336: 786-793.
7. Kokron CM, Errante PR, Barros MT, et al. Clinical and laboratory aspects of common variable immunodeficiency. An. Acad. Bras. Cienc, 2004, 76 (4): 707-726.
8. Mukhopadhay S, Harbol T. Polypoid nodular lymphoid hyperplasia of the terminal ileum. Arch Pathol Lab Med, 2004, 128: 1186-1187.

病例 4 令人迷惑的肝脏

病 史

特征及主诉： 50 岁男性，黄疸。

现病史： 50 岁男性，表现为 2 个月的进行性疲劳伴恶心。入院前 3 周，发现巩膜及全身黄染，尿色加深。曾呕吐数次，呕吐物非血性，不含胆汁，餐后发作。否认发热、瘙痒或腹痛，病程期间体重下降约 5.9kg，患者认为是进食减少所致。否认静脉用药、肝炎或之前黄疸史。否认旅游及不洁饮食史。否认与类似症状病患接触史。

患者在入我院 3 天前在院外医疗机构就诊，开了阿莫西林口服但目的不明患者仅服用了 2 天，因症状没有改善遂再到我院就诊。

既往史： 无。

药物史： 无。

个人和社会史： 无过量饮酒或吸烟，无旅游史。有间断非静脉使用可卡因史，入院前 1 天曾有使用。

家族史： 无相关的严重家族遗传病史，尤其是自身免疫性疾病或肝脏疾病。

体格检查

生命体征： BP：163/103mmHg，HR：86 次/分，RR：18 次/分，T：37℃。体重：72.57kg，身高：175.26cm。一般状况：正常。皮肤：全身黄疸，无蜘蛛痣，无肝掌。四肢：正常。头眼耳鼻喉：巩膜黄染。肺：正常。心：正常。腹部：软，无压痛，无脏器肿大，无包块，无腹水。直肠：正常。神经系统：正常，无扑翼样震颤。

辅助检查

表 4-1 实验室检查

血细胞分析	
Hb（g/dl）	12.8

续　表

Hct（%）	38.7
WBC（$\times 10^9$/L）	13.9
Pmn	79
Lymph	15
Mono	4
Eos	2
Plt（$\times 10^9$/L）	312
肾功能	
Na（mEq/L）	138
K（mEq/L）	4.4
Cl（mEq/L）	100
HCO_2（mEq/L）	28
Glu（mg/dl）	95
Urea（mg/dl）	7
Creat（mg/dl）	1.1
Ca（mg/dl）	9.7
GGT	949
凝血	
PT（sec）	14.1
PTT（sec）	32.2
病毒指标	
HAV IgG	阴性
HBsAg	阴性
HCV Ab	阴性

表 4-2　肝功能监测

肝功能监测	第 1 次	第 2 次	第 3 次	第 4 次	第 5 次
TProt（g/dl）	7				
Alb（g/dl）	3	2.5	2.8	2.9	3
TBili（mg/dl）	9.9	9.1	10.2	10.8	11.1
DBili（mg/dl）	7				
AlkP（U/L）	1198	1108	1403	1615	1433
ALT（U/L）	185	170	226	218	236
AST（U/L）	151	165	231	207	221

表 4-3　免疫指标监测

免疫指标	第 1 次	第 2 次
ANA	1 ∶ 640	1 ∶ 640
AMA	1 ∶ 20	1 ∶ 40
ASMA	阴性	
IgM	522	
IgG	1970	
Anti LKM	阴性	

问题

进行下一步前，思考下述问题：

1. 鉴别诊断和你的最初诊断是什么？
2. 如何进一步评估该患者？
3. 该患者如何处理？

内镜学检查

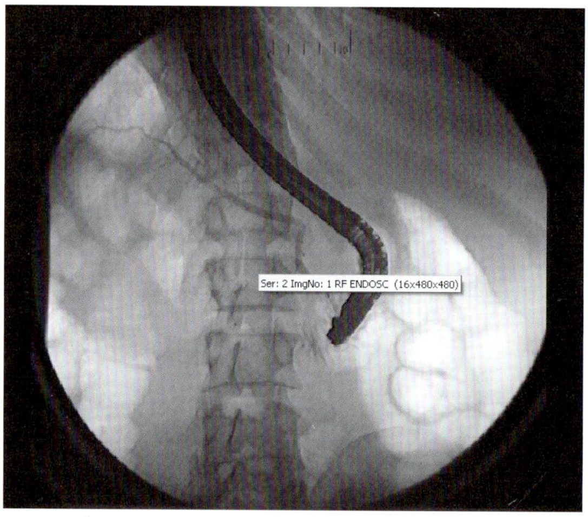

图 4-1　ERCP，无导管扩张，狭窄或梗阻（之一）

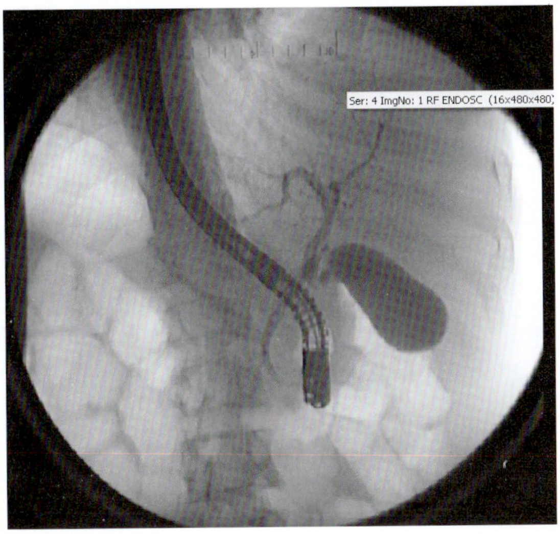

图 4-2 ERCP，无导管扩张，狭窄或梗阻（之二）

影像学检查

右上腹超声正常，无胆管扩张。
腹部/盆腔 CT 正常。

病理学检查

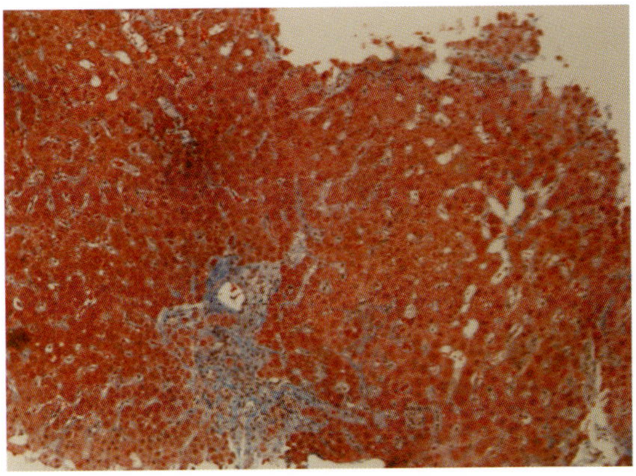

图 4-3 肝穿刺样本量足够检查

门脉系统轻度扩张（如三色染色图所示），轻中度淋巴浆细胞浸润，伴有界面性肝炎（1~2 级）。少见嗜酸粒细胞。胆管可见，无急性炎症或肉芽肿性炎。局部小叶活动可见。

普鲁士蓝染色证实肝细胞内未见铁沉积。无毛玻璃样变、Mallory 小体、病毒损害、增生不良或恶性疾患。上述特征与慢性肝炎相符合，单纯基于组织学检查无法确定病因，建议结合临床及血液指标（与病毒性、药物源性、非特异性反应性肝炎鉴别）。另外，可见有肝细胞簇羽毛样变性，伴随有炎症，与肝外胆管阻塞性情况一致。本例活检标本未见明显胆汁淤积。

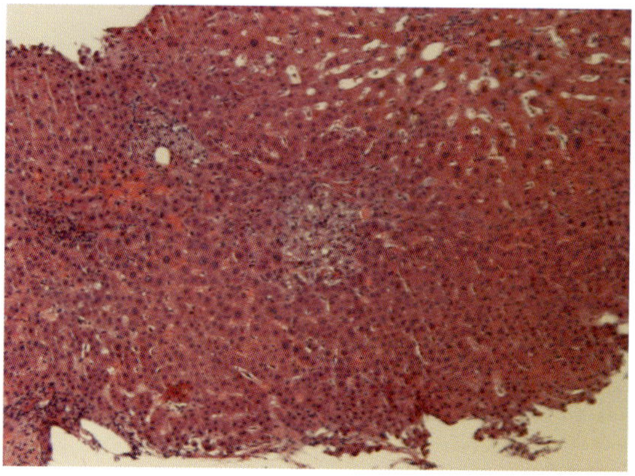

图 4-4 病理切片 2-同上

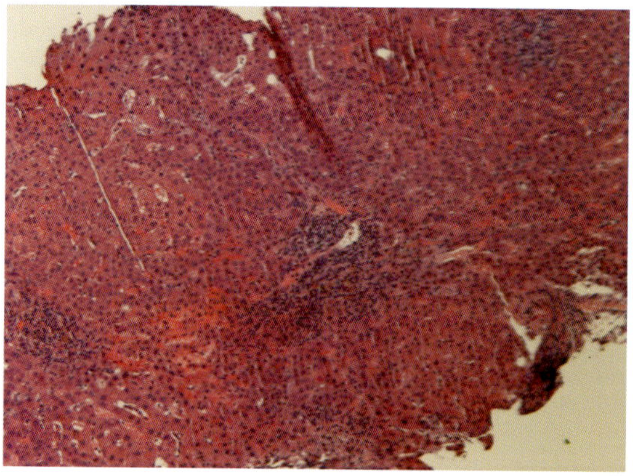

图 4-5 病理切片 3-同上

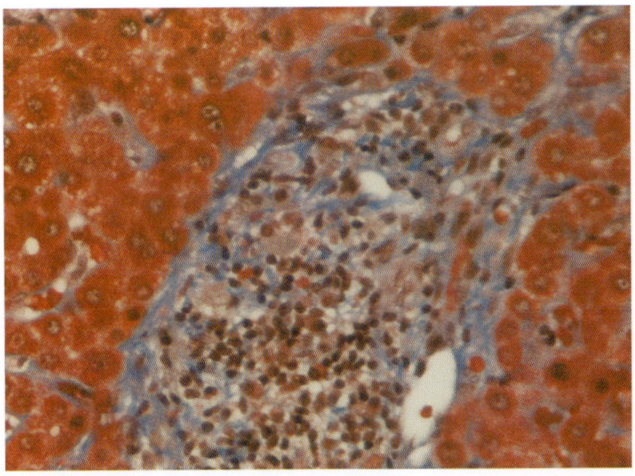

图 4-6　病理切片 4-同上

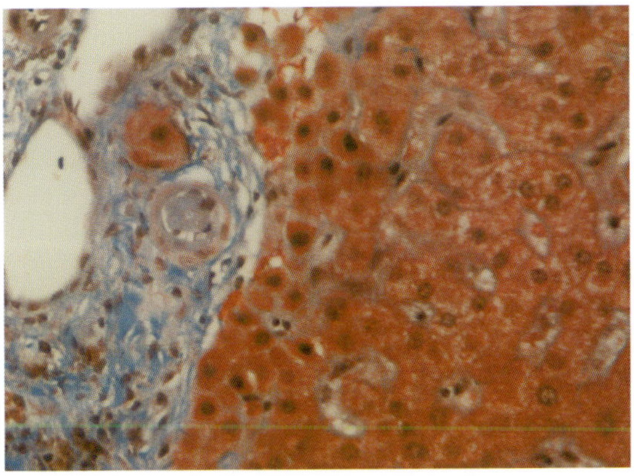

图 4-7　病理切片 5-同上

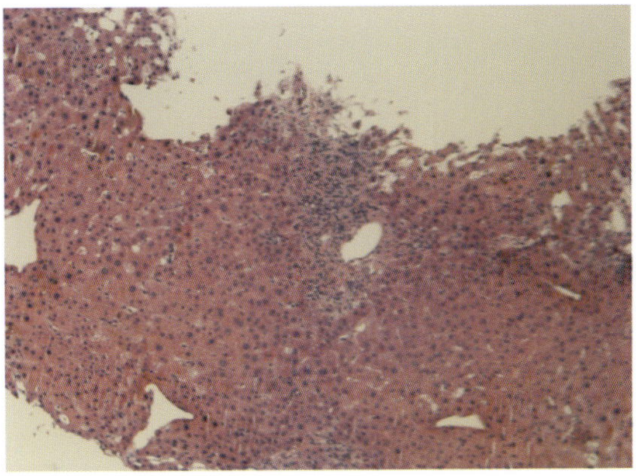

图 4-8　病理切片 6-同上

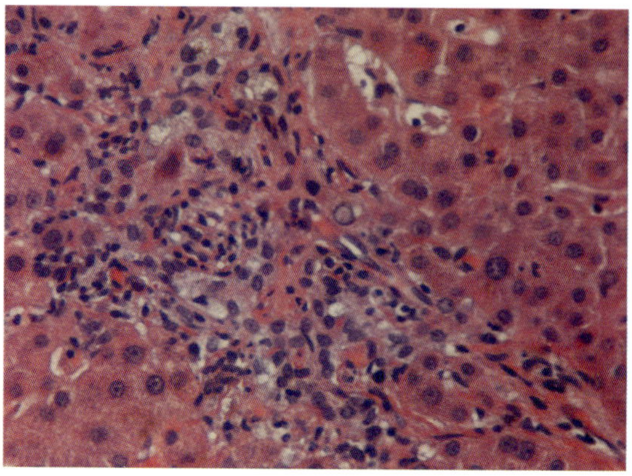

图 4-9 病理切片 7-同上

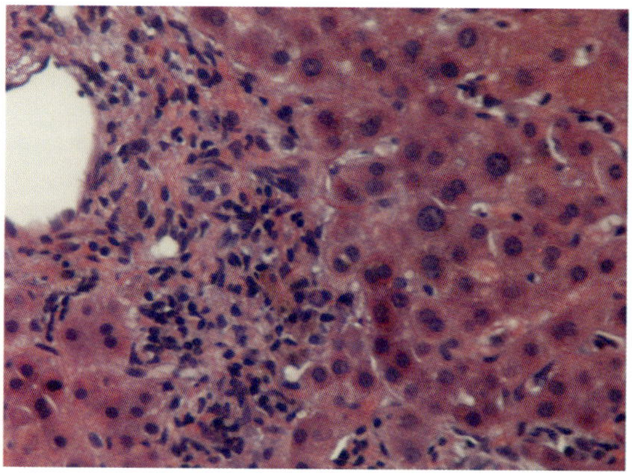

图 4-10 病理切片 8-同上

诊断和讨论

最终诊断：重叠综合征—原发性胆汁性肝硬化合并自身免疫性肝炎。

1. 什么是 PBC-AIH 重叠综合征?

原发性胆汁性肝硬化（primary biliary cirrhosis，PBC）和自身免疫性肝炎（autoimmune hepatitis，AIH）是肝脏最常见的两种自身免疫性疾病。PBC 是一种肝内胆管的缓慢进展的自身免疫性疾病，最终进展为肝硬化。但是，其具体病因不明。许多患者在诊断时并没有症状，但这类患者通常会出现黄疸、瘙痒和胆汁淤积。最确切的血液指标是发现有抗线粒体抗体（AMA）。

AIH 可以表现为急性或波动性自身免疫紊乱，尤易累及年轻女性，没有早期治疗时迅速进展为肝衰或肝硬化。患者常表现为没有症状的转氨酶升高，或黄疸合并急性肝衰竭，转氨酶高达上千。自身抗体，如抗核抗体（ANA），抗平滑肌抗体，可溶性肝脏抗原抗体（SLA），肝肾微粒体抗体（LKM），或 asialo-糖蛋白受体抗体（ASGPR）常见但并不总是出现。高伽马球蛋白血症在未经治疗的患者常见，并常伴有免疫球蛋白 G（IgG）升高。

同一患者同时存在 PBC 和 AIH 症状的综合征目前有许多名称，如重叠综合征、自身免疫性胆管病变和肝型 PBC。但是，关于精确定义，疾病的性质仍有争议。目前仍不清楚这究竟是 PBC 和 AIH 的中间型病变，还是一种肝型 PBC，一种胆管型 AIH，或两种独立疾病的同时存在。最近的资料表明这是两种疾病的共同表现而非一种独立疾病，因此需要针对两种疾病做出治疗。认识到 PBC-AIH 重叠综合征的可能对于准备进行肝移植的患者预后评估也可能会有重大的影响。Mayo 原发性胆汁性肝硬化自然病史模型被用于 PBC 患者的预后评估以及判断是否需要行肝脏移植（表 4-4）。

表 4-4 PBC 模型

原始版 Mayo PBC 模型

风险评分 = 0.04（年龄）+0.87Log_e（胆红素）−2.53Log_e（清蛋白）+2.38Log_e（凝血酶原时间）+0.86（水肿评分）

水肿评分：0 = 不使用利尿剂的情况下，没有水肿，1 = 使用利尿剂的情况下仍有水肿，0.5 = 其他。

	年							
	0	1	2	3	4	5	6	7
S_0（t）	1	0.97	0.94	0.88	0.83	0.77	0.72	0.65

注：风险评分使用上述公式算出。可以用于估计患者随访 7 年的存活率。t 时间点的存活概率 = $S_0(t)^{e(R-5.07)}$，S_0（t）为 t 时间点的存活常数。

缩略版 Mayo 风险评分

	评分			
	0	1	2	3
年龄（岁）	<38	38~62	≥63	-
胆红素（mg/dl）*	<1	1~1.7	1.7~6.4	>6.4
清蛋白（g/dl）	>4.1	2.8~4.1	<2.8	-
凝血酶原时间（s）	-	正常	延长	-
水肿†	无	有		-

注：每个变量的评分总和与原始风险评分接近。

*胆红素为 1.7mg/dl 时评 2 分。

†水肿若通过使用利尿剂而控制时仍视为有。

Liver Transplantation. Vol 6, No 4 (July), 2000: pp 489-494

研究表明 7.8 分是患者接受移植的推荐最小分值。使用这个评分，该患者评为 6 分，我们认为，在没有认识到其疾病中有 AIH 存在的情况下，这将会高估其风险（图 4-11）。

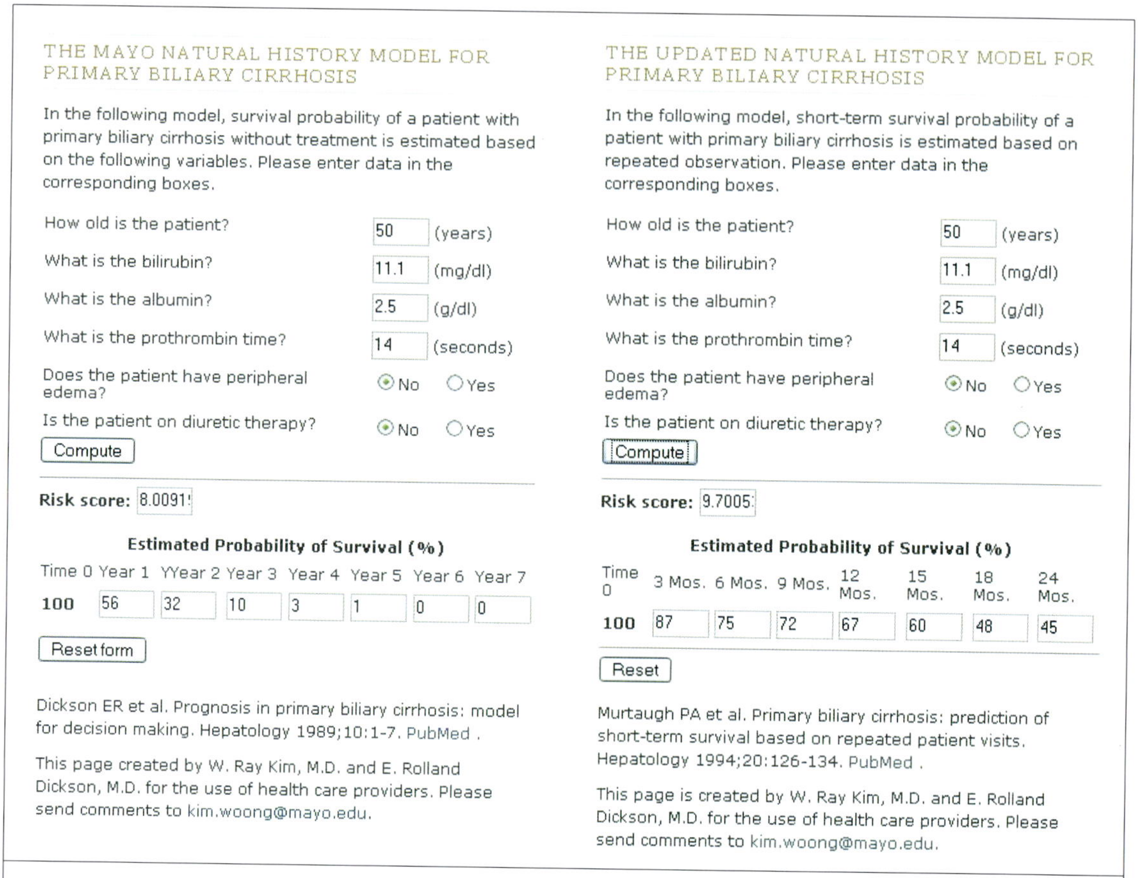

图 4-11 计算界面截图

2. 重叠综合征患者是什么样的表现?

重叠综合征起初可以表现为 PBC，AIH 或两种并存。PBC（60%），以及较少情况下的 AIH，常出现于无症状的患者，在常规检查或因其他原因偶然检查发现肝功能检测异常后进一步检查而明确。在有症状的患者中，疲劳是最常见的主诉（21%～85%），其次是瘙痒（19%～55%）。报告显示初诊 PBC 后发展为重叠综合征的发病率为 2%～10%。Gheorghe 及同事报道的前瞻性，单中心，观察性研究表明初诊 AIH 后发展为重叠综合征的发病率约为 13%。Poupon 等报告在其单位约 7.8%的重叠综合征病例在诊断时同时存在 PBC 和 AIH 的症状。

由于初诊 PBC 的患者可能序贯发展出 AIH，如果没有注意观察对熊去氧胆酸（UDCA）的反应是否减轻或失去反应，则发生进行性肝脏病变继续发展以及肝硬化的风险增高。初诊 PBC 的时间到诊断 PBC-AIH 重叠综合征的时间间隔报告为 6 个月至 13 年不等，PBC 患者随诊时应保持警觉。

3. 诊断 PBC-AIH 重叠综合征需要哪些实验室检查?

关于重叠综合征的诊断一直存在争论。通常被定义为 PBC 和 AIH 并存。

采用高敏特异性自身抗体，抗线粒体抗体（AMA）诊断 PBC 已经被广为认可。AMA 最常见作用于丙酮酸脱氢酶复合体的 E2 成分（PDC-E2）（90%~95%），但针对线粒体其他成分的亚型抗体也已被发现（BCOADC-E2、OGDC-E2，E1a，E3BP）。其他实验室指标异常包括胆汁淤积伴碱性磷酸酶（AP）升高，三到四倍正常上限以及 γ-谷氨酰基转移酶（GGT）升高。转氨酶通常也升高，但仅为轻度。转氨酶升高超过五倍正常值提示 PBC-AIH 重叠综合征。另外，免疫球蛋白 M（IgM）也常升高。

AIH 诊断更为模糊。Alverez 等于 1999 年在国际自身免疫性肝炎协作组（IAHG）提出了一项评分系统（表 4-5）。

表 4-5 Alvarez 等的修订版 AIH 诊断评分系统

参数	特征	评分
女性		+2
ALP/AST（或 ALT）比值	<1.5	+2
	1.5~3.0	0
	>3.0	-2
血清球蛋白或 IgG 高于正常	>2.0	+3
	1.5~2.0	+2
	1.0~1.5	+1
	<1.0	0
ANA、SMA 或 LKM-1	>1∶80	+3
	1∶80	+2
	1∶40	+1
	<1∶40	0
AMA 阳性		-4
肝炎病毒指标	阳性	-3
	阴性	+3
药物史	阳性	-4
	阴性	+1
平均酒精摄取	<25g/d	+2
	>60g/d	-2
肝脏组织学	临界肝炎	+3
	显著淋巴浆细胞浸润	+1
	肝细胞重塑	+1
	以上均无	-5
	胆管改变	-3

续 表

参 数	特征	评分
其他自身免疫性疾病		+2
可选附加参数	其他自身抗体阳性	+2
	HLA、DR3 或 DR4	+1
对治疗反应	完全	+2
	复发	+3
积分解读		
治疗前	确定 AIH	>15
	可疑 AIH	10~15
治疗后	确定 AIH	>17
	可疑 AIH	12~17

该评分系统提供了一个 AIH “可能”的“确定性”诊断标准。但由于 AMA 的存在会显著降低 AIH 可能的评分结果，因此用于诊断 PBC-AIH 重叠综合征会有些问题。

4. PBC-AIH 重叠综合征有哪些组织学异常发现?

PBC-AIH 重叠综合征行肝脏活检的组织学发现通常为 PBC 和 AIH 各自表现的同时并存。

PBC 的显著组织学变化是小管增生不良—超过 50% 的门脉管道系统缺乏小叶间胆管。肝活检的其他显著组织学特征有胆管淋巴细胞浸润，大多数为细小的小叶间胆管，最终进展为导管增生和淋巴细胞散在坏死。PBC 采用 Ludwig 分级系统分为 Ⅰ~Ⅳ级。

AIH 的显著组织学变化是界面性肝炎（非该疾病特有的）。浆细胞浸润也有提示意义。其他组织学特征包括门脉管周界面性肝炎伴显著淋巴浆细胞浸润，但这些表现可能难以与慢性病毒性肝炎相鉴别。

5. 如何治疗 PBC-AIH 重叠综合征?

联用 UDCA 和类固醇，可能的情况下加用硫唑嘌呤被推荐用于治疗 PBC-AIH 重叠综合征。虽然没有对照试验显示该治疗的益处，但可能是因为未能入选足够病例数所致。这一推荐性治疗是基于若干病例研究给出的。Lohse 等报告了 20 例 PBC-AIH 重叠综合征，其中 16 例采取了免疫抑制联合 UDCA 治疗，所有病例肝功能均得到改善。

在所有 16 例接受 UDCA 和免疫抑制治疗的病例中，转氨酶均降至正常上限值两倍以下，其中 14 例转氨酶指标正常。所有 20 例中有 15 例 AP 降至正常上限值的 1.5 倍以下。

Chazouilleres 等报告了 130 例 PBC 患者中 12 例出现重叠综合征。5 例最初给予 UDCA 治疗，6 例最初给予泼尼松（0.5 mg/kg·d）处理，另 1 例患者最初诊断为 PBC 然后诊断为 PBC-AIH 重叠综合征。5 例中有 3 例最初接受 UDCA 治疗者肝功能指标持续异常，而最初接受类固醇治疗的所有 6 例患者肝功能指标均持续异常（表 4-6）。

表 4-6　单用 UDCA（n=5）或单用皮质激素（n=6）治疗的生化指标反应

		前	后	P 值
AP（U/L）	UDCA	280（130~440）	170（90~300）	<0.05
	皮质激素	250（140~560）	140（95~170）	<0.05
GGT（U/L）	UDCA	201（105~363）	82（30~231）	<0.05
	皮质激素	200（89~726）	132（66~825）	不显著
ALT（U/L）	UDCA	95（87~462）	140（32~241）	不显著
	皮质激素	208（91~350）	52（31~147）	<0.02
IgG（g/L）	UDCA	28.0（21.0~33.6）	13.0（12.8~31.0）	不显著
	皮质激素	35.0（25.2~42.0）	16.8（13.4~27.0）	<0.02
IgM（g/L）	UDCA	7.5（5.5~17.4）	3.8（2.1~17.4）	不显著
	皮质激素	3.0（2.1~19.9）	2.1（2.0~3.9）	不显著

注：数据以中位数（范围）形式给出。

所有这 9 例肝功能指标升高的患者均接受了类固醇联合 UDCA 治疗后，肝功能指标均恢复到正常，胆汁淤积症状也得到了缓解（表 4-7）。

表 4-7　联合治疗（联用 UDCA 和免疫抑制治疗）的生化指标反应（n=9）

	前	后	P
AP（U/L）	140（95~300）	95（88~150）	<0.05
GGT（U/L）	132（66~825）	32（29~340）	<0.02
ALT（U/L）	52（31~241）	31（28~70）	<0.05
IgG（g/L）	18.2（13.4~27.0）	16.8（12.6~23.8）	不显著
IgM（g/L）	2.5（2.0~17.4）	2.1（1.8~6.3）	不显著

注：数据以中位数（范围）形式给出。

这 9 例患者中有 5 例还接受了硫唑嘌呤。在这 9 例接受联合治疗者中有 2 例进行了肝脏活检，显示出稳定的纤维化程度减弱，没有肝硬化。可以停止使用类固醇，而其他病例继续使用（随访期限 5~61 个月）。

同一个研究小组最近发表了 17 例 PBC-AIH 重叠综合征病例的长期随访结果（中位时间 7.5 年），表明 UDCA 与免疫抑制（类固醇/硫唑嘌呤）联用效果优于单用 UDCA（图 4-12）。

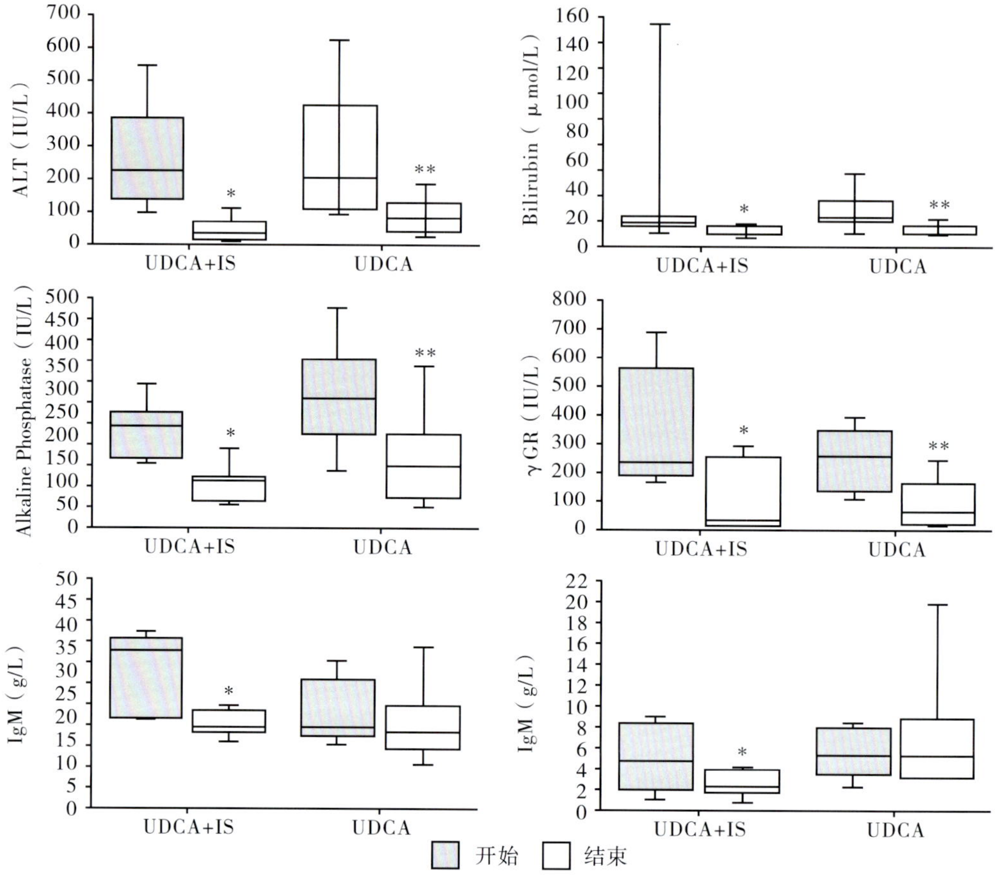

图示：单用UDCA组（UDCA）和联合治疗组（UDCA+IS）病例的生化改变。资料以方块图描述10，25，50（—，中位数），75和90分位数。*：P<0.05，**：P<0.02（与初始值比较）。

图 4-12 UDCA 与免疫抑制（类固醇/硫唑嘌呤）联用效果

随访

根据其活检结果，本例病例最初采用泼尼松治疗，AMA 和免疫球蛋白检查结果出来后即开始 UDCA 治疗。AP 和胆红素得到改善，但没有恢复到正常（AP 由 1600 降至 460，胆红素从 12 降至 5），治疗 7 个月，AST 和 ALT 指标都没有明显改变。在加利福尼亚大学戴维斯分校 Eric Gershwin 博士的实验室的帮助下，我们对患者的 AMA 进行了分型，证实为 PDC-E2 型，是 PBC 中最常见的 AMA。在监禁期间曾失访，间断服用类固醇治疗。现在重新接受随访时，AST 和 ALT 正常，ANA 阴性，IgG 正常。但 AMA 仍然阳性，IgM 仍然升高，AP 也仍然升高（300~500U/L）（图 4-13、图 4-14）。

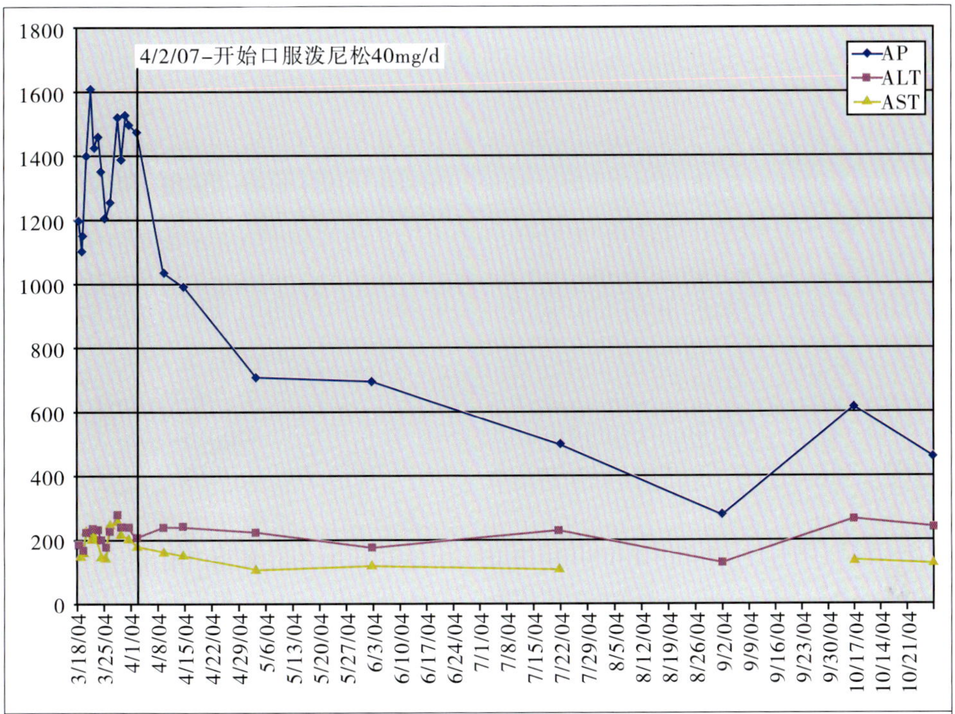

图 4-13　肝酶指标

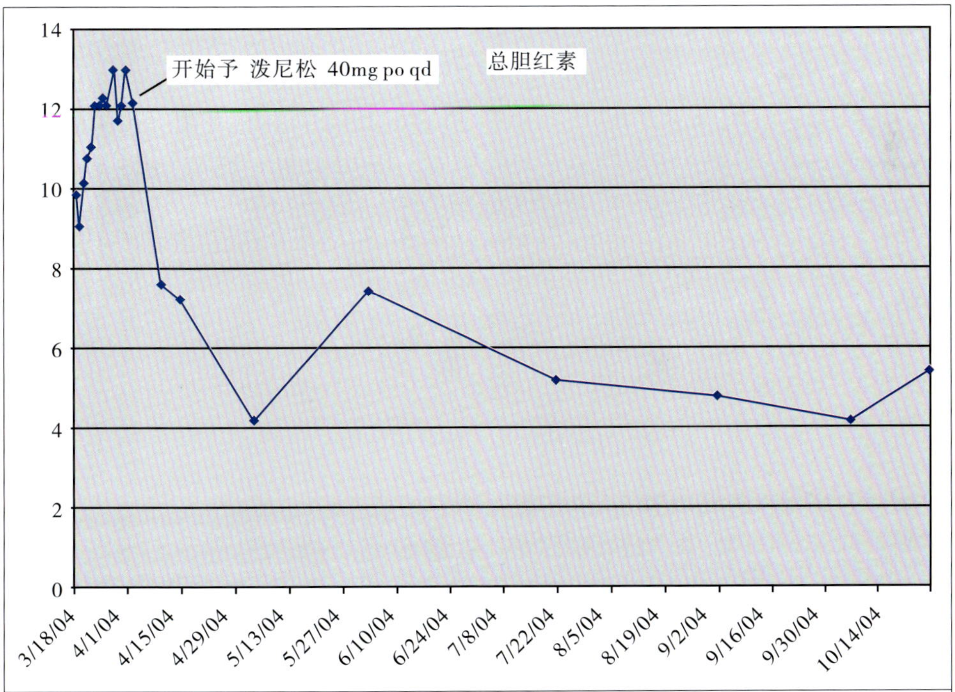

图 4-14　胆红素指标

经验教训

关于本病例，值得吸取的经验教训有：

1. 原发性胆汁性肝硬化和自身免疫性肝炎是最常见的两种自身免疫性肝病。
2. 重叠综合征可能是对熊去氧胆酸耐药的原发性胆汁性肝硬化的罪魁祸首。
3. 重叠综合征的初始治疗为联用 UDCA 和类固醇药物。

（杨桂元　张铁凡　译　范志宁　校）

参 考 文 献

1. Chazouillères O, Wendum D, Serfaty L, et al. Primary biliary cirrhosis-autoimmune hepatitis overlap syndrome: clinical features and response to therapy. Hepatology, 1998, 28 (2): 296-301.
2. Feldman M, Friedman L, Brandt L. Sleisenger & Fordtran's Gastrointestinal and Liver Disease. 8th Edition.
3. Lohse AW, zum Büschenfelde KH, Franz B, et al. Characterization of the overlap syndrome of primary biliary cirrhosis (PBC) and autoimmune hepatitis: evidence for it being a hepatitic form of PBC in genetically susceptible individuals. Hepatology, 1999, 29 (4): 1078-84.
4. Poupon R, Chazouillères O, Corpechot C, et al. Development of autoimmune hepatitis in patients with typical primary biliary cirrhosis. Hepatology, 2006, 44 (1): 85-90.
5. Suzuki Y, Arase Y, Ikeda K, et al. Clinical and pathological characteristics of the autoimmune hepatitis and primary biliary cirrhosis overlap syndrome. J Gastroenterol Hepatol, 2004, 19 (6): 699-706.
6. Gheorghe L, Iacob S, Gheorghe C, et al. Frequency and predictive factors for overlap syndrome between autoimmune hepatitis and primary cholestatic liver disease. Eur J Gastroenterol Hepatol, 2004, 16 (6): 585-592.
7. Alvarez F, Berg PA, Bianchi FB, et al. International Autoimmune Hepatitis Group Report: review of criteria for diagnosis of autoimmune hepatitis. J Hepatol, 1999, 31 (5): 929-938.
8. Chazouillères O, Wendum D, Serfaty L, et al. Long term outcome and response to therapy of primary biliary cirrhosis-autoimmune hepatitis overlap syndrome. J Hepatol, 2006, 44 (2): 400-406.
9. Kim WR, Wiesner RH, Poterucha JJ, et al. Adaptation of the Mayo primary biliary cirrhosis natural history model for application in liver transplant candidates. Liver Transpl, 2000, 6 (4): 489-494.
10. Ricci P, Therneau TM, Malinchoc M, et al. A prognostic model for the outcome of liver transplantation in patients with cholestatic liver disease. Hepatology, 1997, 25 (3): 672-677.

病例 5 Ⅲ型糖原贮积症

病 史

特征和主诉： 21 岁男性，黄疸。

现病史： 患者在婴儿期即诊断患有Ⅲ型糖原贮积症。直到 8 岁以前一直采用高蛋白质饮食，辅以淀粉补充。8 岁之后，开始正常饮食。没有发生任何并发症，能够锻炼并工作。没有接受密切随访。入院前 2 周，患者出现双下肢水肿及进行性加重的腹胀。去看初级保健医生后，医生给他开了呋塞米。患者的症状没有得到改善。入院前 3 天，患者出现黄疸和中腹部疼痛。疼痛尖锐，在做某些运动如弯曲或坐位时疼痛加重。患者同时还伴有低热。开始看到牙龈和嘴唇有少量渗血，遂至急诊室就诊。检查发现有大肠杆菌感染，肝、肾功能指标升高。入院 2 天后，患者出现呕血。EGD 发现Ⅰ级食管静脉曲张但近期没有出血。诊断腹腔穿刺发现腹水，与门脉高压症吻合，而并非细菌性腹膜炎。于是被转送到 TMH 医院接受进一步诊治。

既往史： Ⅲ型糖原贮积症。

药物史： 布美他尼，乳果糖，泮托拉唑，维生素 B_{12}，哌拉西林/三唑巴坦，氟康唑，普萘洛尔。

个人和社会史： 患者仅在社交场合饮酒。否认使用烟草、静脉注射毒品、鼻腔吸入可卡因、身体穿孔、有多个性伴侣及针刺史。患者在一家鞋店做职员，同时也是休斯顿艺术学院的学生。

家族史： 一个哥哥和一个妹妹都患有糖原贮积症。祖母因胰腺癌去世。外祖母患有糖尿病和脑卒中。

体格检查

生命体征： BP：123/64mmHg，HR：80 次/分，RR：17 次/分，T：36.4℃。一般状况：消瘦，无急性应激。皮肤：黄疸。四肢：凹陷性水肿（+）。头眼耳鼻喉：巩膜黄染，无颈静脉怒张。肺：听诊清音。心：心率、心律均正常，心尖部叹气样、2/6 级收缩中期杂音。腹部：软，无压痛，无肝大，有脾大，移动性浊音阳性。直肠：正常。神经系统：正常。

辅助检查

表 5-1 转院时已完成的实验室检查

血细胞分析	
Hb（g/dl）	9.9
Hct（%）	30
WBC（$\times 10^9$/L）	3.5
Pmn	65%
Lymph	17%
Mono	11%
Eos	5%
Plt（$\times 10^9$/L）	42
肝肾功能	
Na（mEq/L）	145
K（mEq/L）	3.1
Cl（mEq/L）	96
HCO_2（mEq/L）	33
Glu（mg/dl）	116
Urea（mg/dl）	32
Creat（mg/dl）	2.3
Ca（mg/dl）	8.8
Phos（mg/dl）	1.3
Mg（mg/dl）	1.6
UA（mg/dl）	阴性
U Tox	阴性
TProt（g/dl）	6.5
Alb（g/dl）	4.2
TBili（mg/dl）	8.3
DBili（mg/dl）	5.1
AlkP（U/L）	86
ALT（U/L）	54
AST（U/L）	119
Amy（U/L）	296
Lipase（U/L）	373
CK	950

续 表

凝血	
PT（sec）	26
PTT（sec）	38
INR	2. 3
铁相关	
Iron（mic. g/dl）	44
TIBC（mic. g/dl）	230
%Sat	19%
Ferritin（mic. g/L）	398
病毒学	
HAV IgM	阴性
HAV IgG	反应性
HBsAg	阴性
HBsAb	阳性
HBcAb	阴性
HCV Ab	阴性
HIV Ab	阴性
免疫	
ANA	阴性
AMA	阴性
ASMA	阴性
Lupus Anti-coag	阴性
Anti-cardiolipin	阴性
Anti-Smith	阴性
Anti-phospholipid	阴性
Factor V Leiden	阴性
G20210A	阴性
其他	
Alpha-1 AT	123
Ceruloplasmin	12
IgG	1490
Protein S	31
Protein C	8. 3
Anti-thrombinⅢ	27. 3
Homocysteine	17. 5
AFP	12. 5
TSH	1. 6

内镜学检查

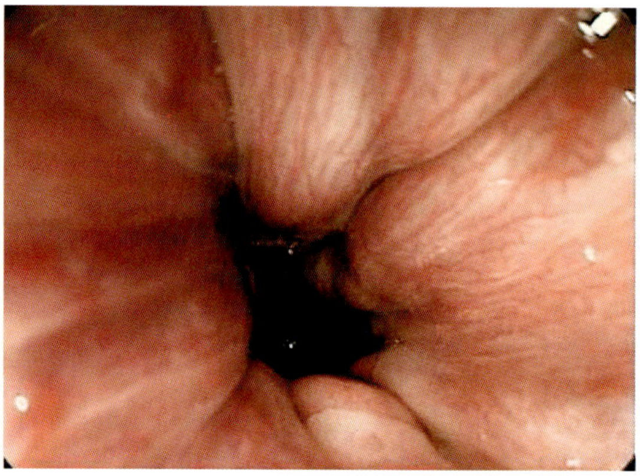

图 5-1 胃镜显示小的食管静脉曲张，但没有近期出血痕迹

影像学检查

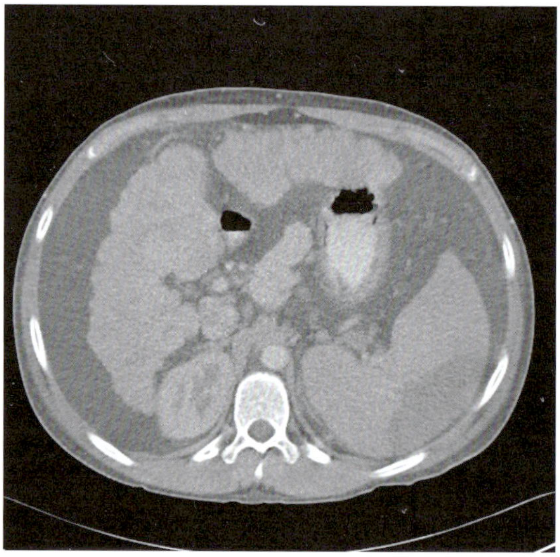

图 5-2 CT

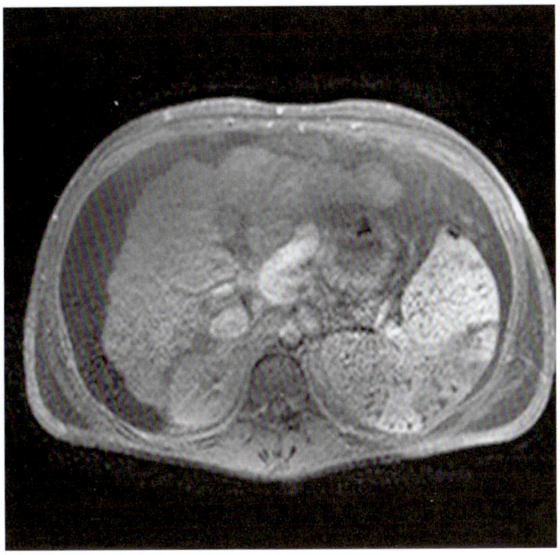

图 5-3　MRI（之一）

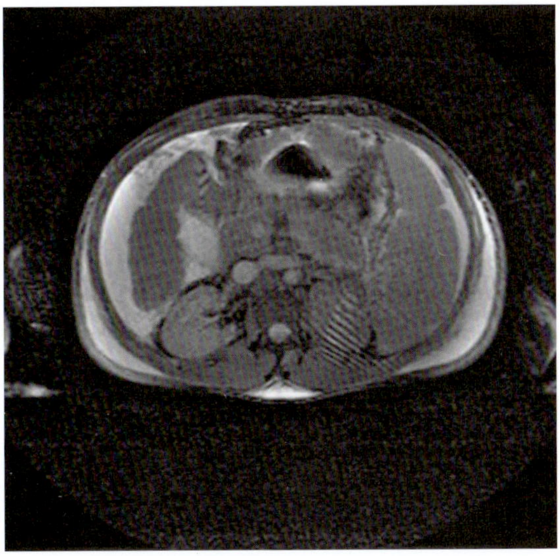

图 5-4　MRI（之二）

胸片显示心影增大轻度肺充血。

心脏超声显示左心室增大，射血分数 70%，左心房扩大，无瓣膜异常，无心包积液。

病理学检查

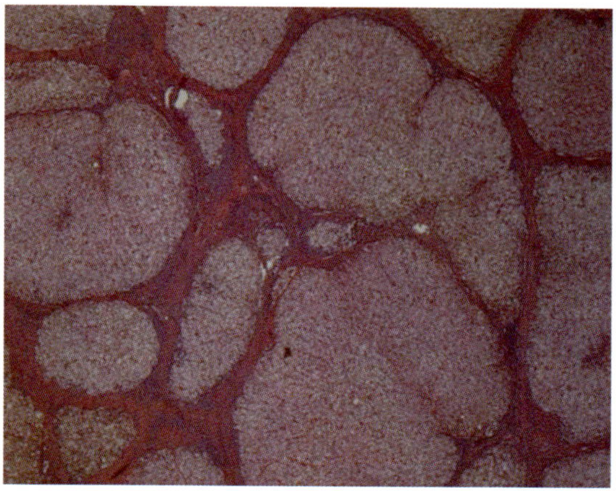

图 5-5　HE 染色 20 倍

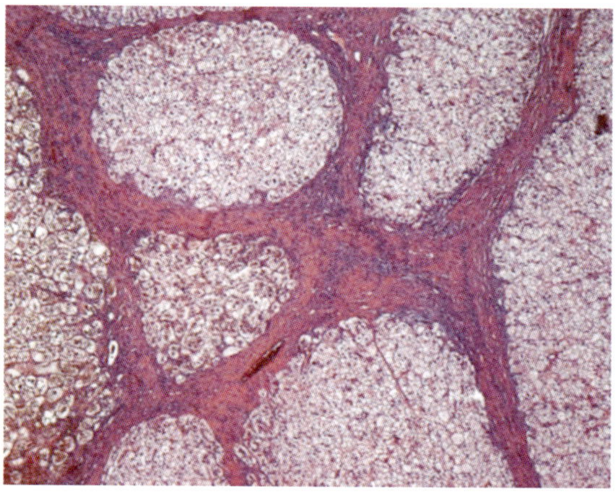

图 5-6　HE 染色 40 倍

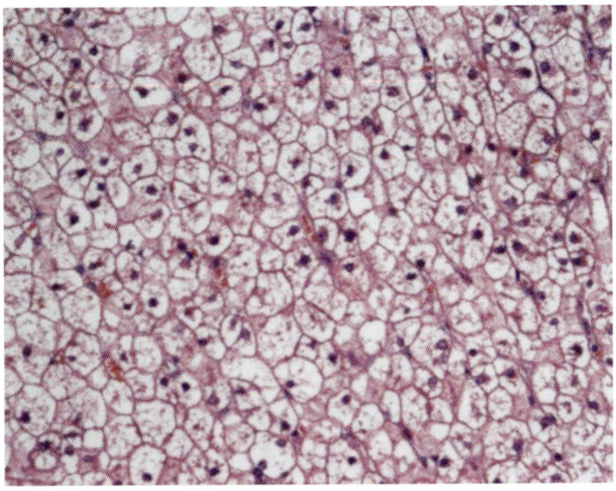

图 5-7　HE 染色 200 倍

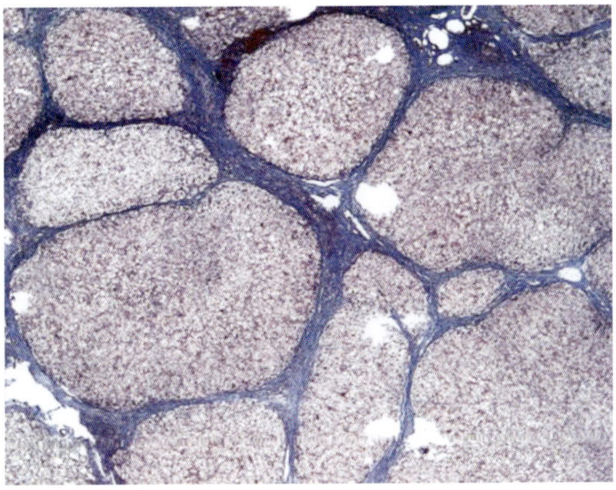

图 5-8　三色染色 20 倍

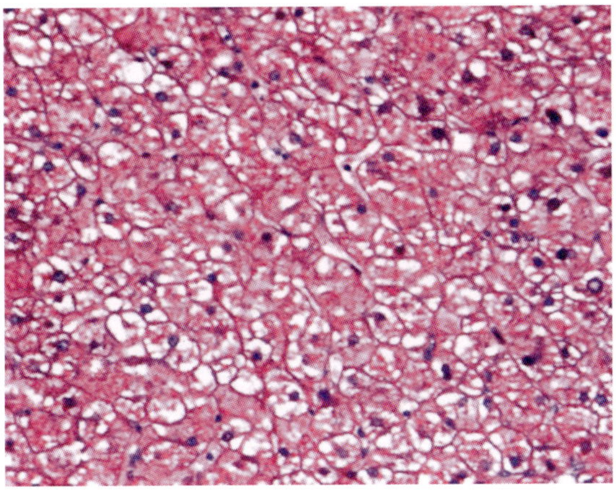

图 5-9　无淀粉酶 PAS 染色

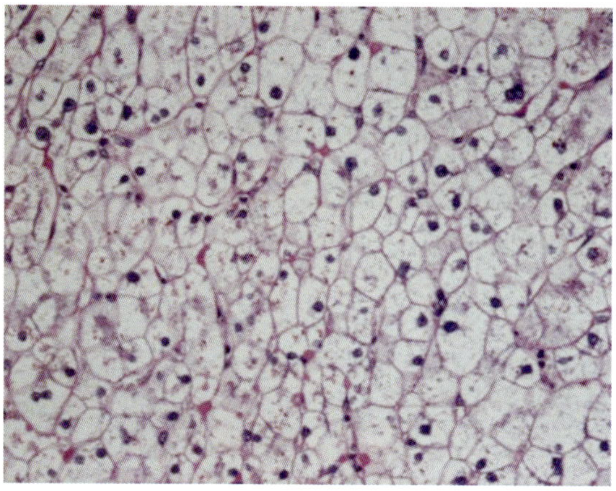

图 5-10 淀粉酶 PAS 染色

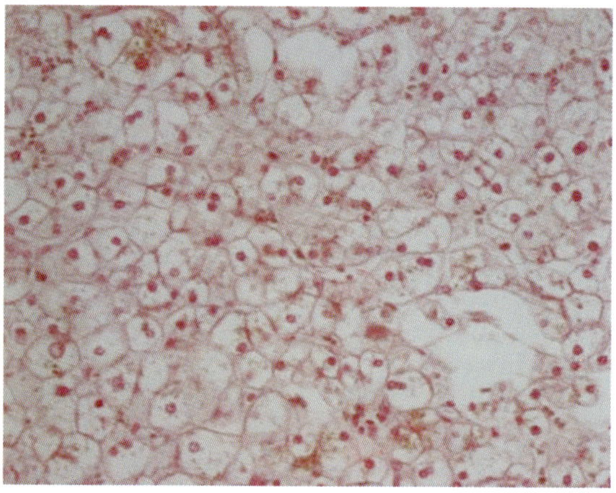

图 5-11 铁染色

杜克大学肝活检报告：脱支酶活性为 0。

问题

考虑关于此患者的最佳处理的下述问题：

1. 什么是Ⅲ型糖原贮积症？
2. Ⅲ型糖原贮积症患者如何通过饮食进行调节？
3. Ⅲ型糖原贮积症患者肝硬化失代偿的最佳处理是什么？

诊断和讨论

最终诊断：Ⅲ型糖原贮积症患者，肝硬化失代偿期（Cori 病）。

糖原贮积症（glycogen storage disease，GSD）是一类遗传性疾病，特征是体内组织中糖原的浓度和（或）结构异常。所有已知的参与糖原合成或分解的酶都会导致某种类型的 GSD。与严重的肝脏疾病相关的是Ⅰ型（葡萄糖-6-磷酸酶缺乏），Ⅲ型（脱支酶缺乏）和Ⅳ型（分支酶缺乏）（表 5-2）。GSD 的发病率估计约为 1/100000。

表 5-2　GSD 分型

疾病	受累组织	酶	遗传方式	基因	染色体
0 型 GSD	肝	糖原合成酶	常染色隐性	GYS2	12p12.2
Ⅰa 型 GSD	肝，肾，小肠	葡萄糖-6-磷酸酶	常染色隐性	G6PC	17q21
Ⅰb 型 GSD	肝	葡萄糖-6-磷酸酶转运蛋白	常染色隐性	G6PT1	11q23
Ⅲa 型 GSD	肝，肌肉，心	糖原脱支酶	常染色隐性	AGL	1p21
Ⅲb 型 GSD	肝	糖原脱支酶	常染色隐性	AGL	1p21
Ⅵ型 GSD	肝	糖原磷酸化酶	常染色隐性	PYGL	14q21~22
Ⅸ型 GSD	肝，红细胞，白细胞	磷酸化酶激酶 α 亚单位的肝亚型	X 连锁	PHKA2	Xp22.2~p22.1
	肝，肌肉，红细胞，白细胞	肝和肌肉磷酸化酶激酶 β 亚单位	常染色隐性	PHKB	16q12~q13
	肝	磷酸化酶激酶 γ 亚单位的睾丸/肝亚型	常染色隐性	PHkg2	16p11~p12

Ⅲ型 GSD 是一种常染色体隐性遗传的先天性糖原代谢紊乱症，由 Snappes 和 Van Crevelt 于 1928 年首次描述。Carl 和 Gerti Cori（疾病以其名命名）提出并在后来证明，这种疾病是由于缺乏一种被称为淀粉 1，6-葡萄糖苷酶的脱支酶所引起的。这种酶已经被测序并克隆。结果显示一种带短外链的限制性糊精单位聚集（图 5-12），位于 1p21 染色体的一种称为 AGL 的单一基因编码糖原脱支酶。

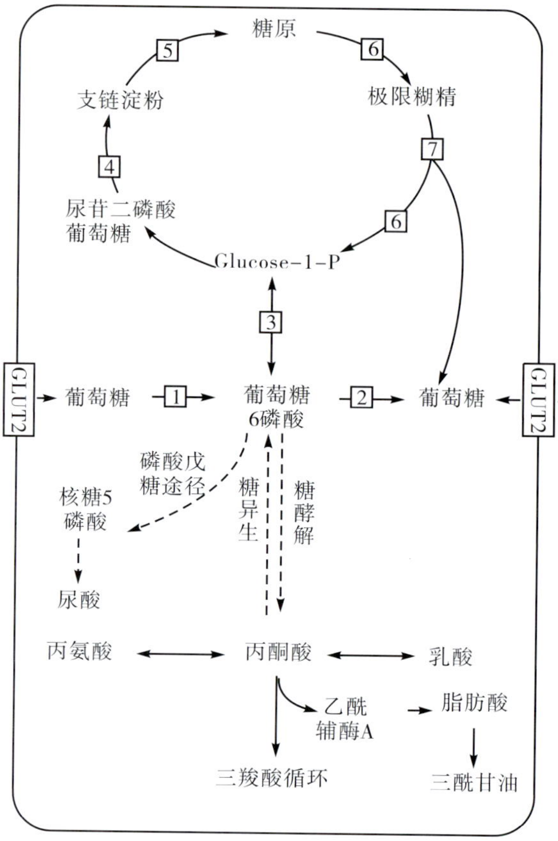

图 5-12 糖原合成和分解示意图

（1，己糖激酶/葡萄糖激酶；2，葡萄糖-6-磷酸酶；3，葡萄糖磷酸变位酶；4，糖原合成酶；5，分支酶；6，糖原磷酸化酶；7，脱支酶）

到目前为止，有 31 种 GSD-Ⅲ基因突变被报道。大多数突变是由核苷酸替换或小插入或缺失所造成的无意义突变。3965delT 和 4529insA 突变与一种严重的表型有关，会导致临床症状早期出现。第 3 外显子突变 17delAG 和 Q6X 特别与ⅢB 型相关。

ⅢA 型（80%）既影响肝脏又影响肌肉。ⅢB 型（15%）只累及肝脏。两种糖原脱支酶的活性中选择性地缺失一种是非常罕见的，包括ⅢC 型（缺乏葡萄糖苷酶）和ⅢD 型（缺乏转移酶）。

在婴幼儿期，Ⅲ型 GSD 和Ⅰ型 GSD 可能难以区分。患者典型的表现为肝大，空腹低血糖与酮症，高脂血症及生长障碍（如果不予治疗）。Ⅲ型的低血糖一般不会比Ⅰ型严重，但据报告，可导致癫痫，永久性脑损伤，甚至死亡。血清转氨酶水平常升高。与Ⅰ型 GSD 相比，血清乳酸和尿酸浓度正常。肌无力症状在童年较轻，但在三十或四十余岁时比较显著。肌病通常表现为缓慢进展的肩部和髋部近端大型肌群虚弱无力。限制性糊精在心脏累积造成与特发性心肌肥厚性心肌病类似的心肌病变。肝脏因为糖原沉积增加而非脂肪浸润逐渐增大。肝脏大小在青春期常减小到正常水平。但是，大多数患者肝活检时出现纤维化。有些患者出现肝硬化和肝衰竭。25%的患者会发现有肝腺瘤。肝硬化导致肝细胞肝癌也已有报道。

目前最大的一宗Ⅲ型 GSD 报道包括有 9 例成人病例（7 名男性，2 名女性，平均年龄 33.8 岁）。除 1 例外，身高均正常。儿童期均存在肝大，但在成人期仅有 1 例。6 例检查了肝功能，所有病例 AST（50~262U/L）和 ALT（50~190U/L）均有升高。所有病例血清肌酸激酶也升高（526~5743U/dl）。4 名患者有肌病和心肌病。1 例患者走路需使用拐杖，1 例需要踏板车。所有患者均念完了高中。只有 1 名未工作。3 名患者已经结婚，4 名患者育有子女。

明确诊断需要确认有异常糖原（带短外分支的限制性糊精）存在于肝脏和（或）肌肉内，并且存在脱支酶的活性缺失。第 3 外显子突变型与ⅢB 型 GSD 之间的具体关系使得采集外周血 DNA 鉴定Ⅲ型 GSD 亚型成为可能。

治疗的重点是饮食的调节。高蛋白，低碳水化合物饮食能提供足够的糖原异生底物，同时减少糖原贮积的需要。它已被证明能使新陈代谢活动正常化，确保正常生长，肌肉功能恢复正常，并尽量减少肝大。据 Goldberg 和 Slonim 的观点，能量摄入应包括 45%的碳水化合物，25%的蛋白质和 30%的脂肪。难治性低血糖或肝大的患者可能需要玉米淀粉治疗。淀粉高支链葡萄糖缓慢水解，提供一个持续性的肠道糖池。这一疗法为，每隔 6 个小时，进食未烹调过的玉米淀粉 1.75g/kg。对于显著生长迟缓和存在肌病的患者，在夜间连续喂养葡萄糖或寡聚葡萄糖，蛋白质或氨基酸组成的食物，加上白天间歇性给予高蛋白质食物可能会有益处。由于半乳糖和果糖可转化为葡萄糖，所以奶制品和水果的摄入不应该受限制。

每年应进行一次血清甲胎蛋白和肝脏超声检查以排查肝脏腺瘤。肌病患者应定期检查心脏，包括心电图和心脏超声检查。进展性疾病缺乏特殊的治疗手段。

Matern 最近做的一项回顾性分析报告了 3 例Ⅲ型 GSD 进行肝移植的病例。第 1 例没有提供详细的信息。第 2 例是 1 名 32 岁的女性，已进展到肝硬化并发肝癌。第 3 例是 1 名 44 岁男性肝衰竭患者。自那时起，又出现了另 1 例肝硬化合并肝癌行肝移植治疗的报告。

贝勒医学院肝脏中心的图表回顾分析发现了 3 例因 GSD 行肝移植的病例。第 1 例是 1 名 38 岁的男子，患有Ⅰ型 GSD 并发肝腺瘤和肝细胞癌。第 2 例是 1 名 30 岁男性，患有Ⅰ型 GSD 并发多发性肝腺瘤。第 3 例即为本例，患有Ⅲ型 GSD，接受了原位肝移植。该患者术后病程很复杂，出现了胆管狭窄，并做了胆道支架置入术。支架后来取出后，没有再发生任何问题。患者目前已恢复到其正常活动水平。

经验教训

1. 糖原贮积症是一种遗传性疾病，原因是身体组织内糖原结构或浓度异常。

2. 糖原贮积症的治疗主要靠饮食调节，每一种疾病都有具体的饮食方案。

3. 糖原贮积症是肝硬化的一种罕见原因，包括失代偿、腺瘤和肝细胞癌。原位肝移植是确定性的治疗手段。

（杨桂元　张轶凡　译　范志宁　校）

参 考 文 献

1. Leonis MA, Balistreri WF. Inherited metabolic disorders of the liver. Sleisenger and Fordtran's Gastrointestinal and Liver Disease, 7th edition, 2002, 1240-1260.
2. Wolfsdorf JI, Weinstein DA. Glycogen storage diseases. Rev Endo Met Dis, 2003, 4 : 95-102.
3. Shen JJ, Chen YT. Molecular characterization of glycogen storage disease type Ⅲ. Curr Mol Med, 2002, 2 : 167-175.
4. Talente GM, Coleman RA, Alter C, et al. Glycogen storage disease in adults. Ann Int Med, 1994, 120 : 218-226.
5. Goldberg T, Slonim AE. Nutrition therapy for hepatic glycogen storage diseases. J Am Diet Assoc, 1993, 93 : 1423-1430.
6. Matern D, Starzl TE, Arnaout W, et al. Liver transplantation for glycogen storage disease types Ⅰ, Ⅲ, and Ⅳ. Eur J Pediatr, 1999, 156: S43-S48.
7. Shirasawa Y, Nomura T, Yoshida A, et al. Liver transplantation-associated hypercalcemia followed by acute renal dysfunction. Int Med, 2004, 43 : 802-806.

病例 6 血管可见的出血性溃疡的处理

病 史

特征及主诉：黑便。65 岁男性，转移性前列腺癌正在接受姑息性化疗，癌细胞转移到骨骼和淋巴结，主诉弥漫性疼痛。患者对酮康唑治疗有反应，PSA 下降，但因严重营养不良和失代偿入院。昨天，患者解出混有血液的黑便一次，血红蛋白从 11 降至 6。但今天仅有少许黑便。

既往史：前列腺癌，心肌梗死，高血压，冠心病，1997 年行支架置入手术。

药物史：对乙酰氨基酚，阿托伐他汀，氯化钙，头孢吡肟，克霉唑，苯海拉明，氢化可的松，酮康唑，氯雷他定，硫酸镁，甲氧氯普胺，吗啡，羟考酮，泮托拉唑，维生素 K_1，氯化钾，K-Phos，胰蛋白酶软膏。

系统回顾：一般情况：患者否认发热或寒战。神经系统：患者否认头痛或癫痫发作。视力：否认视力改变或视物模糊。耳鼻喉：否认听觉改变或喉痛。心血管系统：患者否认胸痛或心悸。肺：患者否认气短或喘息。胃肠道：患者否认腹泻，虽然有黑/鲜红色便。泌尿生殖系统：否认排尿困难或血尿。血液系统：容易擦伤/出血。皮肤：否认新发皮疹或瘙痒。

体格检查

生命体征：BP：112/49mmHg，HR：63 次/分，RR：16 次/分，T：36.9℃。体重：44.45kg。一般情况：恶病质，极度虚弱。皮肤黏膜：浅表压疮溃疡。四肢：无水肿，脉搏正常。头眼耳鼻喉：咽部正常。肺：听诊正常。心：心率、心律均正常。腹部：软，无压痛，无脏器肿大，无肿块。直肠：隐血试验阳性。神经系统：全身虚弱。

辅助检查

表 6-1 血细胞分析和凝血

血常规	12/04/07	12/05/07
Hb (g/dl)	6.0	8.3
WBC ($\times10^9$/L)	4.4	3.4
Bands	4.03	3.02
Pmn	91.5	88.9
Lymph	4.0	5.9
Mono	4.4	5.1
Eos	0.0	0.1
Plt ($\times10^9$/L)	112	87
凝血		
PT (sec)	49.1	12.5
PTT (sec)	71.1	22.8
INR	13.94	1.08

表 6-2 肝肾功能

Na (mEq/L)	140
K (mEq/L)	3.5
Cl (mEq/L)	114
HCO_2 (mEq/L)	21
Glu (mg/dl)	103
Urea (mg/dl)	11
Creat (mg/dl)	1.0
Alb (g/dl)	1.8
TBili (mg/dl)	1.0
AlkP (U/L)	97
ALT (U/L)	19
AST (U/L)	40

内镜学检查

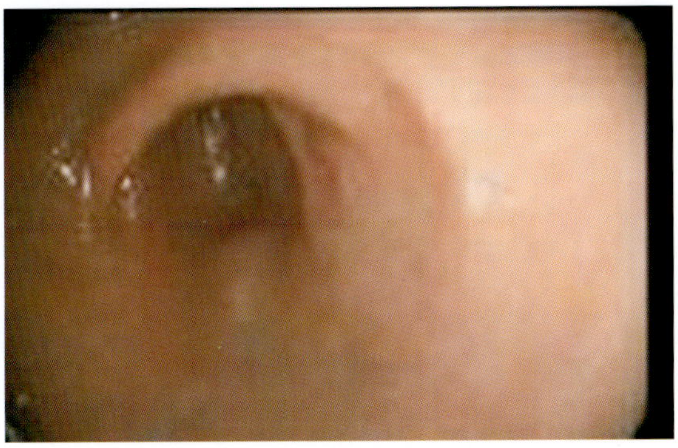

图 6-1　胃镜（之一）

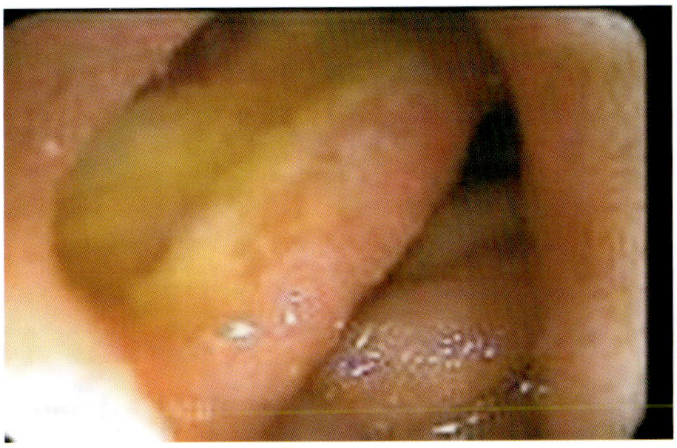

图 6-2　胃镜（之二）

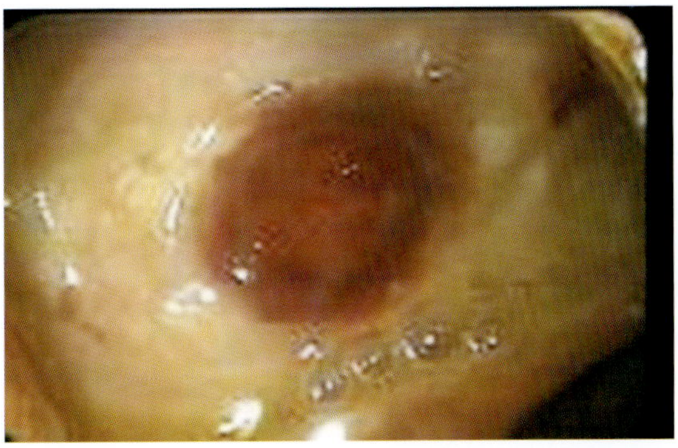

图 6-3　十二指肠溃疡

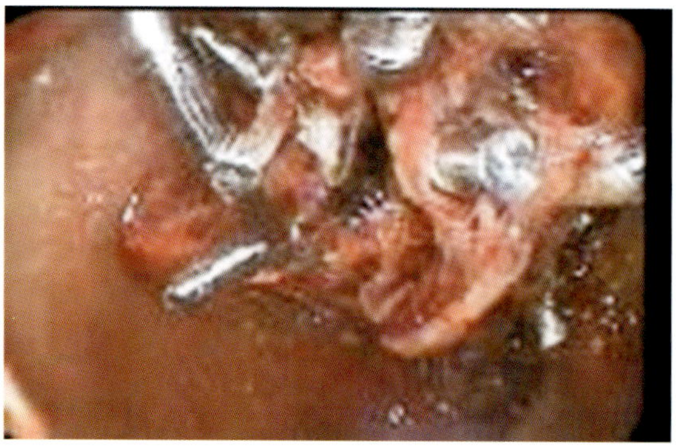

图 6-4　钛夹钳夹后（之一）

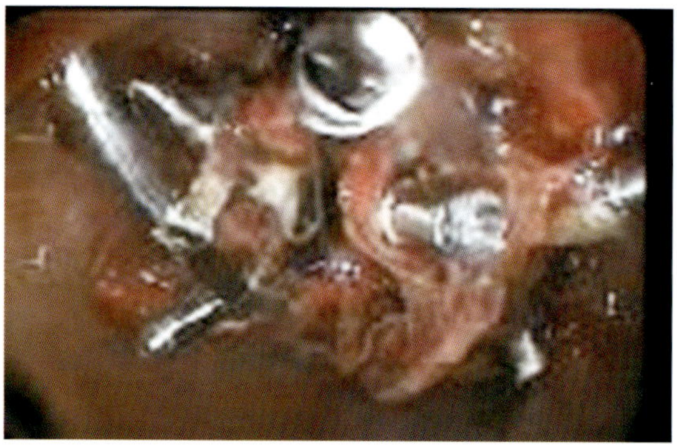

图 6-5　钛夹钳夹后（之二）

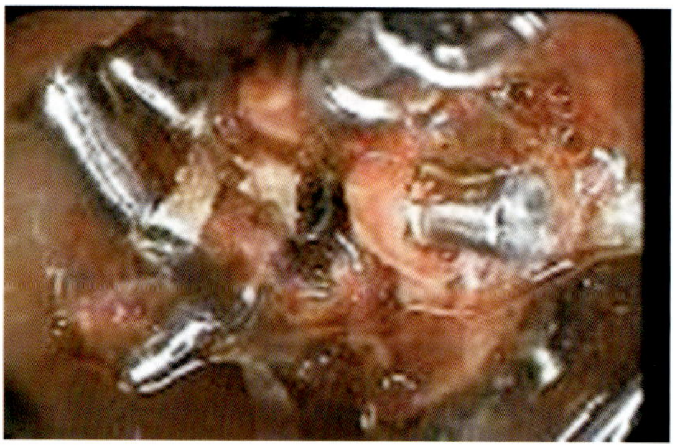

图 6-6　钛夹钳夹后（之三）

问题

基于前述诊断信息，本例诊断为：十二指肠壶腹溃疡，内镜检查时可见血管活动性出血。

进行下一步前，关于该病例的最佳处理，思考下述问题：

1. 减少该病例再次出血风险的最佳初始治疗是什么？
2. 本例 APC 可行吗？
3. 现在哪些辅助治疗会有帮助？

诊断和讨论

最终诊断：十二指肠壶腹溃疡，可见血管活动性出血。

本例患者起初使用了 4ml 的 1∶10000 肾上腺素，出现活动性出血后，总量共用至 15ml，用了 24 个钛夹，23 个放置到位，使用了双极电凝和氩离子凝固术止血。本例给各种内镜治疗提供了更仔细的检查证据。

上消化道出血仍然是一个普遍且严重的临床问题，报告死亡率为 5%～10%。近几十年来，内镜注射治疗、加热探针和其他凝血方法（双极电凝或束带结扎）一直是处理上消化道出血主要的内镜治疗方式。

识别出血来源

虽然灌洗和吸引能有助于去除胃内陈旧的血液和血凝块，但仍常有残余血块使内镜视野模糊，无法识别出血来源。已有一些干预手段被应用于帮助去除这些血凝块，提高内镜视野清晰度。

有一种干预手段是使用静脉注射红霉素。在一项前瞻性随机双盲试验中，Frossard 等发现，给 51 例患者静脉注射红霉素后，42 例能清晰地显示胃，概率为 82%；而 54 例使用安慰剂的对照组，仅 18 例能清晰地显示胃，概率为 33%（$P<0.001$）。

在另一项研究中，Coffin 和同事表明，静脉使用红霉素能廓清胃，从而提高内镜止血效率，大大减少二次内镜检查的需要，从安慰剂组的 45.4%（10/22）减少至红霉素治疗组的 15.8%（3/19）（$P<0.089$）。

黏附血块

溃疡患者有附着血块也应通过内镜治疗。最好的办法是，首先清除血块，然后根据血块下面的具体病况治疗。支持这种做法的依据是，一些精心设计的、随机的、安慰剂对照的临床试验表明，与单纯药物治疗的对照组相比，清除血块后进行内镜治疗，可将出血复发率从 27.5%～35.5%降低至 0～8.7%。

一项包括 6 项研究的 Meta 分析进一步支持这一结论，共纳入 240 例来自美国、中国香港、韩国和西班牙的病例。在这项研究中，内镜治疗组的患者，在清除血块后根据血块下病变情况接受热疗或注射硬化剂治疗，再出血率从 24.7%降低到 8.2%（$P=0.01$），汇集相对危险度 0.35（95%可信区间，0.14～0.83），差异有统计学意义。此外，内镜治疗组患者接受手术治疗的可能性也减低，汇集相对危险度 0.43（95%可信区间，0.19~0.98）。

为获得最佳效果，建议采用下述血块清除和止血技术：①血块基底注射生理盐水/肾上腺素溶液促进止血；②吸引或清除血块；③热凝或施止血夹于所有潜在的出血点，直至形成瘢痕。

肾上腺素

局部化学消融术或黏膜压迫方法，如生理盐水单独或结合肾上腺素注射，常用于治疗上消化道出血，但有效时间较短。

以往的研究表明，内镜注射治疗失败的相关因素有入院时低血容量性休克、低血红蛋白、年龄、活动性喷射状出血以及出血位置。

Lin 等比较了大剂量（13~20ml）和小剂量（5~10ml）注射肾上腺素的疗效。随机分配的 156 例患者均达到初步止血。小剂量注射组的再出血率为 30.8%，而大剂量注射组与之相比，再出血率为 15.4%。两组需要手术、输血的病例，或死亡率相似。因此大剂量注射肾上腺素（>13ml）能够进一步降低再出血的风险。

纤维蛋白胶和凝血酶

Pescatore 等对联合使用纤维蛋白胶（纤维蛋白胶是一种纤维蛋白和凝血酶的组合）和肾上腺素与单用肾上腺素进行了对比研究。显示两组没有区别。

最近，Lin 等将肾上腺素和纤维蛋白胶进行了直接比较（每组 26 例）。研究显示肾上腺素组再出血率较高（14 比 4），但需要输血、手术的病例，以及死亡率类似。

根据目前的证据，单用纤维蛋白胶或凝血酶，或与肾上腺素联合使用，并没有明显的优势。

加热探针

加热探头能通过带特氟隆头的导管传递能量。研究表明它在减少出血，减少手术、输血需求方面优于保守治疗。

Church 等研究发现其与双极电凝（BiCAP）在整体降低并发症发生率方面效果类似。最近，一项纳入 247 例患者的随机试验对联用凝血酶和加热探头与单用加热探头进行了比较。97%达到初步止血，再出血和紧急手术方面未见区别。作者总结说这样的组合并没有额外优势。

加热探头的缺点是增加穿孔风险，虽然通常比较罕见。常用的能量设定为 20W，但直到现在一直没有资料比较各种能量设定。

电凝

通过加热和填充效应也能达到止血。单极凝血因早期病例的穿孔和死亡已名誉扫地。与之相比，BiCAP 的结果则更加令人鼓舞。BiCAP 有 8 个独立的电极在其表面，电能在邻近的两个电极之间传输。与安慰剂相比，它在减少再出血，紧急手术和输血需求方面效果更好。

与生理盐水对比评估填充理论时，Laine 等发现生理盐水注射液（平均体积 30ml）效果不如 BiCAP。

氩离子凝固术

基于氩气喷射气流达到止血的氩离子凝固术单独应用不足以控制喷射状出血，并且对较大的未出血血管具有潜在危险性。这是因为热损伤位置表浅，因此更适用于黏膜或表面出血病变，如胃窦血管扩张症。

1998 年 Cipolletta 等进行试验，采用两种方法：APC 和加热探针。监测 72 小时后，复发出血率在两组（APC 组和 HP 组）之间并没有明显差异，分别为 15%和 21%。两组 95%的病例都取得了初步止血。

内镜治疗失败的是十二指肠后壁溃疡活动性出血患者。APC 组和 HP 组在急诊手术率、30 天死亡率、住院天数和输血需求方面没有显著性差异。

2001 年 Skok 等进行试验，采用两种治疗方法：APC 和注射硬化剂治疗（IS）。初步止血和死亡率无显著差异。

血管夹

内镜下钛夹止血成功率介于 85%至 98%之间。溃疡的位置和性质被认为是初步止血最重要的影响因素。

Brullet 等在一项研究中报告钛夹初步止血失败最常见于胃窦和十二指肠壶腹的病变。在这项研究中显示，在胃窦部后壁、胃窦部大弯侧和十二指肠球部小弯侧很难施放钛夹。

2003 年，Peng 等进行了一项前瞻性研究，纳入 77 例有临床证据的上消化道出血病例，经上消化道内镜检查证实为活动性出血或可见血管。除 16.9%失败外，83.1%病例的上消化道出血病变经内镜钛夹治疗成功。大多数内镜钛夹治疗没有实现初步止血的患者病变位于胃窦和十二指肠壶腹（表 6-3）。

表 6-3　上消化道出血患者首次内镜钳夹止血治疗失败的特征

患者号	性别	年龄（岁）	Forrest 分型	病灶位置	Dieulafoy 病	可能原因
1	女	80	Ⅱa	后壁，胃窦	无	夹子放置与固定
2	女	56	Ⅱa	小弯侧，球部	无	夹子放置与固定
3	男	84	Ⅰb	后壁，胃窦	无	夹子放置与固定
4	男	69	Ⅰb	后壁，胃窦	无	夹子放置
5	女	62	Ⅰb	小弯侧，球部	有	持续渗出
6	男	80	Ⅰb	小弯侧，球部	无	持续渗出
7	男	78	Ⅱa	大弯侧，胃窦	无	夹子放置
8	男	57	Ⅱa	前壁，胃窦	无	持续渗出
9	男	78	Ⅰb	后壁，球部	有	夹子放置
10	男	75	Ⅰa	小弯侧，球部	有	夹子放置
11	男	79	Ⅱa	小弯侧，胃窦	无	夹子放置
12	男	74	Ⅰb	前壁，球部	有	夹子固定
13	女	81	Ⅱa	后壁，胃窦	无	夹子固定

十二指肠壶腹的大血管出血，大于2mm的，经内镜无法可靠的处理。已研发出来的一些缝合器械可能会改变这一状况，包括鹰爪七（Eagle Claw Ⅶ）和眼镜蛇（Cobra）[译者注：新研发的器械代号]。由于这些工具更加灵活，可以扩大内镜干预治疗在这类患者中的作用，减少进行手术抢救的需要，而手术的死亡率约为25%。

综合疗法

Chung等研究了124例病例发现，在血管喷射性出血亚组中，单用钛夹或联合肾上腺素注射，止血效果更好。因此目前看来，使用肾上腺素注射联合热凝或机械止血手段的综合疗法最为有效。

在Chung等进行的一项随机前瞻性临床试验中，与单一治疗（单用肾上腺素注射）相比，联合治疗（肾上腺素注射后加热探针治疗）显著减少消化性溃疡出血患者紧急手术的需要，从29.6%降至6.5%。

在Lo等进行的另一项研究中，联合治疗（肾上腺素注射之后钛夹止血）与单一治疗（单用肾上腺素注射）相比再出血率由21%降至3.8%（$P=0.008$），需要紧急手术的从9%降至0%（$P=0.023$）。

这些研究结果在最近的一项荟萃分析中得到进一步证实，该分析涉及16项临床试验，纳入1673例病例，再出血率从18.4%下降到10.6%（OR值，0.53；95%可信区间，0.40~0.69）。在此Meta分析中，不管第二次干预是热疗还是钛夹，再出血率的下降似乎是类似的，表明这两种组合可能效用相同。

再出血的管理（表6-4、表6-5、表6-6）。

表6-4 非静脉曲张性上消化道出血的原因

诊断	发病率（%）
消化性溃疡	20~50
Mallory-Weiss撕裂综合征	15~20
糜烂性胃炎/十二指肠炎	10~15
食管炎/食管溃疡	5~10
恶性疾患	1~2
血管发育不良/血管畸形	5
其他	5

表6-5 上消化道出血不良结局的预测因素

患者因素	溃疡因素
休克	溃疡大
黑便	内镜处理后仍持续出血
呕吐物、胃吸出物或直肠中有大量鲜血	反复出血
脓毒血症	

续　表

患者因素	溃疡因素
入院时有贫血	
心、肝、肾疾病	

表 6-6　上消化道出血消化性溃疡的 Forrest 分型

Forrest 分型	病变种类	如果不治疗发生再出血的风险（%）
Ⅰa	动脉性喷射性出血	100
Ⅰb	动脉性渗血	17～100
Ⅱa	血管可见的出血	8～81
Ⅱb	点状血凝块	14～36
Ⅱc	高铁血红素覆盖的扁平出血点	0～13
Ⅲ	无斑块	0～10

多年来，一些系统多变量分析手段在将患者按再出血风险高低进行分类中得到应用。其中临床上最有用的是 Rockall 评分系统。这个系统可以在一些被认为可能是再出血风险预测因子的参数基础上，对每个患者进行评分。

高评分（>8 分）预示患者再出血的风险增加，需要密切监测。低评分（<7 分）预示患者可以安全出院，门诊随访。该评分系统的有效性最近在一项前瞻性队列研究中得到证实。然而，尽管 Rockall 评分系统在明确高死亡率上是有益的（接收手术特征曲线下面积，84.3%），它仍不足以确定复发性出血的风险（接收手术特征曲线下面积，63.4%）［译者注：接收手术特征曲线下面积（area under the receiver-operating-characteristic curve）］（表 6-7）。

表 6-7　Rockall 评分

	0 分	1 分	2 分	3 分
年龄（岁）	<60	60～79	80	
休克	脉率<100	脉率>100	脉率>100	
	收缩压>100	收缩压>100	收缩压<100	
合并症	无重大合并症		心力衰竭	肾衰竭
			缺血性心脏病	肝衰竭
			任何其他疾病	弥散性癌症
内镜下阳性表现	无		消化道出血	
	暗色斑点		附壁血栓	
			可见喷射状出血点	

续 表

	0 分	1 分	2 分	3 分
诊断	Mallory Weiss 综合征 无可视病变	所有其他诊断	上消化道癌症	
内镜检查前评分	死亡风险（%）	内镜检查后评分	死亡风险（%）	再出血风险（%）
7	75（45~100）	8+	40（30~51）	37（27~47）
6	62（50~73）	7	23（15~31）	37（28~46）
5	35（27~43）	6	12（6~17）	27（20~34）
4	21（17~25）	5	11（6~15）	25（19~31）
3	12（9~16）	4	8（4~12）	15（10~21）
2	6（3~9）	3	2（0~4）	12（7~17）
1	3（0.6~5）	0~2	0（0~1）	6（3~8）
0	0（0~1.2）			

由于难治性出血的手术死亡率达 25%，把握准确的手术时机仍是备受争议的话题。随着新的止血手段的出现和内镜医生技能的改善，手术被认为是上消化道出血患者的处理过程中不到万不得已不会采用的手段。遗憾的是，我们无法准确预测哪个病例对反复内镜治疗无效。但有两份研究报告显示，失败的情况多见于活动性出血、大溃疡以及那些病变位于十二指肠后壁的患者。

第一次内镜治疗失败的患者进行内镜复检（第二次观察）仍有争议。Lau 等的涉及 3473 例患者的研究显示，高达 98.5%得到了初步止血，再出血的患者应进行内镜复检而不是立即手术。手术组并发症发生率明显增高，而输血需求或 30 天的死亡率没有差别。

最近，另一小组主张十二指肠后壁出血性溃疡高危患者应早期选择性手术。然而，病例数只有 22 例，其中只有 8 例在初步的内镜处理后手术。类似的，另一项 55 例病例的研究显示，与早期选择性手术相比，内镜治疗组通常再出血率高达 50%，但死亡率无明显差异。一种解释是，内镜组采用的是纤维蛋白胶，如上文所述与注射疗法相比具有较高的再出血率。作者承认这一点，所以认为这组比较并不完美。因此，仍然无法精确地鉴别在初步内镜止血失败后，哪些亚组患者将受益于早期手术。但明确的是，患者应根据内镜检查结果、临床状况以及相关的并发症进行个体化治疗。

其他信息：促进胃底静脉曲张止血。

孤立性胃底静脉曲张活动性出血的一线治疗是通过内镜进行圈套扎或硬化治疗。虽然研究表明 82.9%~90%的患者能得到良好的初步止血，但长期结果不是很理想，出血复发率高。二线治疗依靠介入放射手段经肝静脉门体分流。不幸的是，它也有一些严重的长期的副作用，包括再狭窄、再出血和肝性脑病。

在过去的几年里，在欧洲，内镜下注射组织黏合剂已被证明是非常有效的。其中，最成功的是 N-丁基-氰基丙烯酸酯（组织黏合剂）。因此，在能够获得的地方，这些药物正在迅速地成为胃底静脉曲张出血患者第一线治疗的选择。但是，组织黏合剂注射也会导致发热、菌血症、栓塞和设备故障（堵塞内镜、注射针和导管）。

准备

上消化道出血患者进行任何内镜干预之前，进行适当的复苏，确定是否需要预防性使用抗生素以及评估和纠正任何潜在的凝血障碍，都是至关重要的。Baradarian 等揭示，经过充分的复苏，以血流动力学稳定为标准，上消化道出血患者的术后心肌梗死发病率（5/36：2/36；$P<0.04$）和术后死亡率（4/36：1/36；$P<0.04$）都有显著降低。由于复苏的方法未经标准化，因此无法据此研究结果提出任何建议。

凝血障碍

内镜检查之前应评估和纠正凝血因子和血小板因子异常。在一项息肉切除术后病例（$n=1657$）的回顾性分析中，凝血障碍患者与其他病例相比术后出血风险增加（OR 值，13.37；95%可信区间，4.10~43.65）。美国胃肠内镜学会指南建议在高风险手术之前 8 小时应停用低分子量肝素，但对低风险的手术则无需调整。对于低风险的手术，抗血小板方案不一定需要改变，但对高风险手术，在对个体病例经过权衡利弊的基础上，可以考虑在术前停用氯吡格雷和噻氯匹定 7~10 天。根据这些指南，阿司匹林、双嘧达莫和非类固醇抗炎药（NSAID）的使用似乎与任何此类风险都无关，因此内镜检查前没有必要停用。运用到我们组需要紧急干预的患者，似乎意味着，使用低分子量肝素和氯吡格雷或噻氯匹定的患者将分别需要适当的输注新鲜冷冻血浆或血小板，而使用阿司匹林、双嘧达莫或非类固醇抗炎药的患者不需要任何干预。

药物疗法

消化性溃疡引起的上消化道出血患者，静脉使用质子泵抑制剂治疗是有益的。内镜止血成功之后，Lau 等研究证实，静脉使用奥美拉唑 40mg/12h 可将再出血率由 22.5%（27/120）降低至 6.7%（8/120）。增加至每 6 小时一次能提供更好的保护。Lin 等在最近的一份研究表明，用药增加至 6 小时一次与 12 小时一次相比，或者与使用西咪替丁 400mg/12h 相比，能减少输血需要量，降低再出血率。

静脉使用奥美拉唑治疗 3 天后，患者可以改用口服 20mg/d 持续 8 周。治疗 8 周后可停药，除非伴有幽门螺杆菌感染，保持使用低剂量阿司匹林或使用非选择性非类固醇抗炎药。幽门螺旋杆菌感染的患者再出血的风险更高，除了使用质子泵抑制剂外，还应接受 14 天的抗生素治疗。服用低剂量的阿司匹林或非选择性非类固醇抗炎药的患者溃疡复发的风险较高，应维持质子泵抑制剂治疗。

Lau 等人的研究发表后，有人提出持续滴注高剂量 PPI 是否优于常规剂量的问题。Udd 等进行了对比研究，一组病例连续静脉滴注高剂量奥美拉唑 80mg 单次后，8mg/h 持续 72 小时（$n=69$），另一组静脉滴注奥美拉唑 20 mg/d 持续 72 小时（$n=73$）。入选患者为 Forrest Ⅰa，Ⅰb，Ⅱa，Ⅱb 和Ⅱc 型溃疡进行内镜治疗的患者。正常剂量组包括 42 例高危病变（Forrest Ⅰa~Ⅱb），高剂量组有 40 例。检查的初步终点是再出血发生的频率。结果正常剂量与高剂量组相比，两组之间再出血率无显著差异（数据分别为 8.2%和 11.6%）。Schonekas 等将 Forrest Ia~Ⅱa 型溃疡患者随机分组，接受 40mg/d 泮托拉唑持续 3 天（$n=74$），或者 40mg 静脉团注后按 8mg/h 的速度持续输注 3 天。所有患者都接受了内镜治疗。

40mg/d 组 72 小时的再出血率为 12%，持续输注组则为 13%。作者认为，没有发现统计学显著性差异，但 P 值没有提供。死亡率和输血的必要性在组间也无差异（仍然没有提供 P 值）。

在另一项试验中，Aoki 比较了静脉使用兰索拉唑 15mg bid 与兰索拉唑 30mg bid 促使消化性溃疡出血患者达到止血的能力。在这些患者中，82%的 15mg 组和 89%的 30mg 组病例在经过 3 天的治疗后成功止血。

Hsu 等对静脉使用泮托拉唑（40mg 团注后 40mg/12h 持续）与静脉使用雷尼替丁（50mg 团注后 50mg/8h）做了研究比较，对象为 102 例接受了内镜治疗的患者。在 52 例接受泮托拉唑的病例中，仅 2 例（4%）出血复发，而雷尼替丁组（$n=50$）有 8 例（16%）复发（$P=0.04$）。

奥曲肽

由良性消化性溃疡引起的急性上消化道出血，尽管在诊断和复苏技术上已取得巨大进步，却仍然是一个普遍且严重的问题，可导致 5%～8%的患者死亡。内镜止血能减少活动性出血或溃疡基底非出血性可见血管的手术干预需要。但是有相当多的患者在内镜止血后，会继续或者复发出血，最终需要手术治疗控制出血。严重出血患者急诊手术死亡率高是发展新的治疗手段的动力，这些手段将改善这种患者的最后结果。

奥曲肽，一种长效合成生长抑素类似物，和生长抑素一样，能减少内脏血流量和胃肠运动，抑制胃酸分泌，而且还可能有细胞保护作用。生长抑素和奥曲肽已经被证明能有效控制食管静脉曲张出血。然而，他们对非静脉曲张性上消化道出血的疗效则有争议，相关随机试验的结果也不一致。对于严重的非静脉曲张性上消化道出血患者，在内镜治疗时加用生长抑素或奥曲肽，可能会有较好的效果。

Nikolopoulou 等做了一个前瞻性的随机双盲试验，评估奥曲肽作为内镜止血的辅助治疗手段的有效性，研究对象是良性胃十二指肠溃疡患者，出现急性上消化道出血，内镜检查发现活动性出血，或者溃疡基底有非出血性可视血管。

安慰剂组和奥曲肽组的再出血率分别为 36%和 32%。安慰剂组有 18 例（32.7%）需要手术，奥曲肽组为 16 例（29%）。死亡病例则分别为 2 例（3.6%）和 4 例（7.2%）。上述所有数据之间均无统计学差异。

随访

本例患者内镜治疗后没有任何进一步出血的迹象，住院期间血红蛋白恢复到并且维持在高于 14 的水平。内镜治疗后 4 天按治疗小组要求在 X 线监视下安置胃管，未出现并发症。患者状态因其恶性肿瘤继续恶化，返回家乡接受姑息治疗。

经验教训

本例的经验教训是：

1. 静脉使用红霉素可能会改善内镜检查时的可视性。清除覆盖的血凝块能减少再出血的概率。

2. 合适的复苏，判断是否需要预防性使用抗生素，评估和纠正潜在的凝血障碍，是内镜检查前的关键步骤。

3. 通过氩气气流喷射达到止血的氩离子凝固术单用时不足以控制喷射状出血，对大的非出血性血管也有潜在危害。

4. 老年人的胃窦和十二指肠球部病变采用内镜下血管夹进行初步止血时，可能会失败。

5. 肾上腺素联合其他手段能显著降低再出血概率。不管第二次干预是采用热疗还是血管夹，再出血率的降低程度类似。

（杨桂元　张轶凡　译　季国忠　范志宁　校）

参　考　文　献

1. Chau CH, Siu WT, Law BKB, et al. Randomized controlled trial comparing epinephrine injection plus heat probe coagulation versus epinephrine injection plus argon plasma coagulation for bleeding peptic ulcers. Gastrointestinal Endoscopy, 2003, 57 (4): 455-461.
2. Kim YS, Park SW, Gham CW, et al. A prospective comparative study among hemoclip, beriplasty, and argon plasma coagulation in patients with peptic ulcer bleeding. Gastroenterology, 2003, 124 (4 (Suppl 1)): (Abstr) M1815.
3. Canard JM, Vedrenne B. Clinical Application of Argon Plasma Coagulation in Gastrointestinal Endoscopy: Has the Time Come to Replace the Laser? Endoscopy, 2001, 33 (4): 353-357.
4. Cook DJ, Guyatt GH, Salena BJ, et al. Endoscopic therapy for acute nonvariceal upper gastrointestinal hemorrhage: a meta-analysis. Gastroenterology, 1992, 102: 139-148.
5. Fallah MA, Prakash C, Edmundowicz S. Acute gastrointestinal bleeding. Medical Clinic of North America, 2000, 84 (5): 1183-1208.
6. Forrest JAH, Finlayson ND, Shearman DJC. Endoscopy in gastrointestinal bleeding. The Lancet, 1974, 17: 394-397.
7. Garrison RN, Cryer HM, Howard DA, et al. Clarification of risk factors for abdominal operations in patients with hepatic cirrhosis. Annals of Surgery, 1984, 199 (6): 648-655.
8. Grund KE, Farin G. Annual of Gastrointestinal Endoscopy. 10th Edition. London: Rapid Science, 1997.
9. Grund KE, Zindel C, Farin G. Argon plasma coagulation through a flexible endoscope. Evaluation of a new therapeutic method after 1606 uses. Deutsche Medizinische Wcheschrift, 1997, 122 (14): 432-438.
10. Jacques VD, Brugge WR. Endoscopy of the Gastrointestinal Tract. The New England Journal of Medicine, 1999, 341 (23): 1738-1748.
11. Johnstone MJ, Robertson GM, Frizelle FA. Management of late complications of pelvic radiation in the rectum and anus: a review. Diseases of the Colon and Rectum, 2003, 46: 247-259.
12. Khan K, Schwarzenberg SJ, Sharp H, et al. Argon plasma coagulation: clinical experience in pediatric patients. Gastrointestinal Endoscopy, 2003, 57: 110-112.
13. Kim HG, Park JK, Jung YD, et al. Risk factors for early rebleeding after initial endoscopic hemostasis in patients with bleeding peptic ulcers. Gastrointestinal Endoscopy, 2000, 51 (4): AB208.
14. Lau JYW, Sung JJY, Lam Y, et al. Endoscopic retreatment compared with surgery in patients with recurrent bleeding after initial endoscopic control of bleeding ulcers. The New England Journal of Medicine, 1999, 340: 751-756.

15. Lee JG, Turnipseed S, Romano PS, et al. Endoscopy-based triage significantly reduces hospitalization rates and costs of treating upper GI bleeding: a randomized controlled trial. Gastrointestinal Endoscopy, 1999, 50 (6): 755-761.

16. Lehnert T, Herfarth C. Peptic ulcer surgery in patients with cirrhosis. Annals of Surgery, 1993, 217 (4): 338-346.

17. Palmer KR. Ulcers and nonvariceal bleeding. Endoscopy, 2000, 32 (2): 118-123.

18. Peterson WL. Bleeding peptic ulcer. Epidemiology and nonsurgical management. Gastroenterology Clinics of North America, 1990, 19 (1): 155-170.

19. Rockall TA, Logan RF, Devlin HB, et al. Incidence of and mortality from acute upper gastrointestinal haemorrhage in the United Kingdom. Steering Committee and members of the National Audit of Upper Gastrointestinal Haemorrhage. BMJ, 1995, 311 (6999): 222-226.

病例 7 遗传性腺瘤性息肉病综合征

病史

特征及主诉：18 岁女性，大便带血。

现病史：LE 女士是一名 18 岁的白人女性，约 3 年来注意到有间歇性的直肠出血。患者尴尬于跟父母或初级保健医生讨论她的症状，直到入院前 1 个月，她发现症状逐渐恶化。她描述起初有几次排便，偶尔混有少量血液，她认为与进食辛辣的食物有关。现在，出现腹部绞痛与便秘，大多数排便中均有血液混入。血液与粪便混合，填满了座椅式便桶。初级保健医生认为她可能有肛裂，给她开了激素乳膏。但腹痛、便秘或大便带血一直没有缓解。否认有任何发热，寒战，恶心，呕吐，吞咽困难，黑便，月经过多或近期旅行史。

既往史：无。

药物史：兰索拉唑 30mg po qd。

个人和社会史：高中三年级，不吸烟，不饮酒，不使用违禁药物。准备上大学。

家族史：父亲在 52 岁时诊断有结肠息肉。外公 84 岁时因肺癌去世。爷爷 75 岁时诊断有结肠癌。

体格检查

生命体征：BP：136/72mmHg，HR：71 次/分，RR：18 次/分，T：36.1℃。体重：58.97kg，身高：162.56cm。一般状况：营养良好，发育良好。皮肤：皮肤紧张度正常，无皮疹。四肢：无下肢水肿。头颈耳鼻喉：头面部无创伤，瞳孔等大，光反应灵敏。肺：双侧听诊呼吸音清。心：S1、S2 均正常，无杂音、摩擦音或奔马律。腹部：软，无压痛，无腹胀，肠鸣音正常，无肝脾肿大。直肠：直肠张力正常，愈创木脂试验阳性，褐色便。神经系统：大体正常。

辅 助 检 查

表 7-1 实验室检查

血细胞分析	
Hb（g/dl）	14.4
Hct（%）	41.1
WBC（$\times 10^9$/L）	5.4
Pmn	68
Lymph	27
Mono	3
Eos	1
Plt（$\times 10^9$/L）	258
MCV	90
肝肾功能	
TProt（g/dl）	7.2
Alb（g/dl）	4.7
TBili（mg/dl）	0.3
AlkP（U/L）	70
ALT（U/L）	15
AST（U/L）	11
Na（mEq/L）	142
K（mEq/L）	4.0
Cl（mEq/L）	106
HCO_2（mEq/L）	27
Glu（mg/dl）	99
Urea（mg/dl）	21
Creat（mg/dl）	0.8
Ca（mg/dl）	8.1
Phos（mg/dl）	3.6
大便	
隐血试验	阳性
大便 WBC	阴性

问题

进行下一步之前，思考下述问题：

1. 该患者的鉴别诊断是什么，你的主要诊断是什么？
2. 如何进一步评估该患者，要做其他哪些检测？
3. 进一步收集资料时，继续考虑你的主要诊断。

内镜学检查

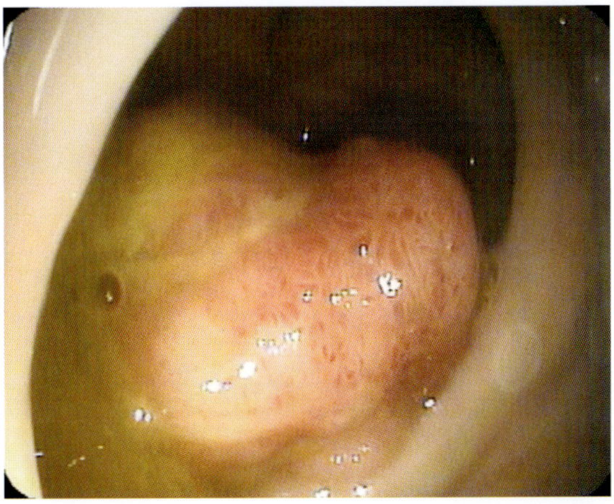

图 7-1 直肠内 1.8cm 息肉

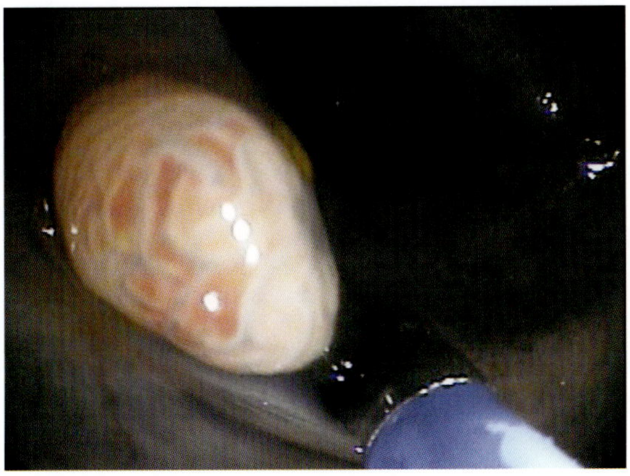

图 7-2 乙状结肠内 1.0cm 息肉

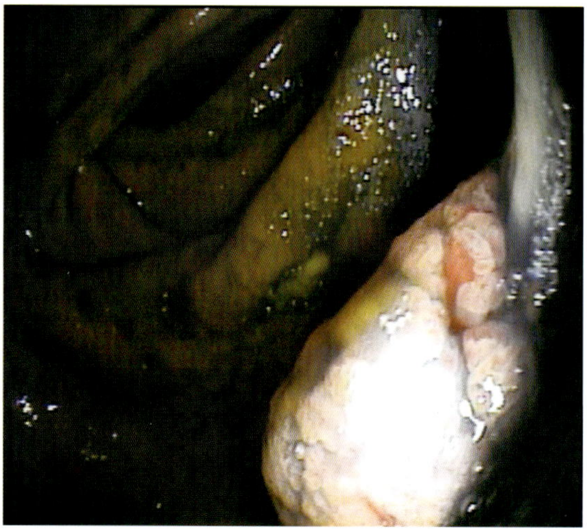

图 7-3　升结肠内 1.0cm 息肉

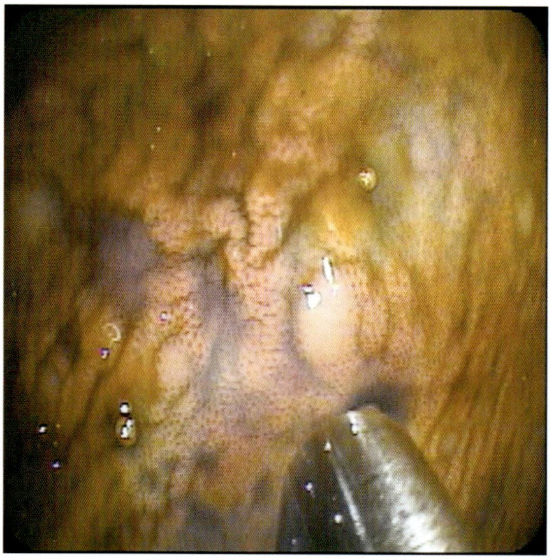

图 7-4　盲肠内息肉样区域

病理学检查

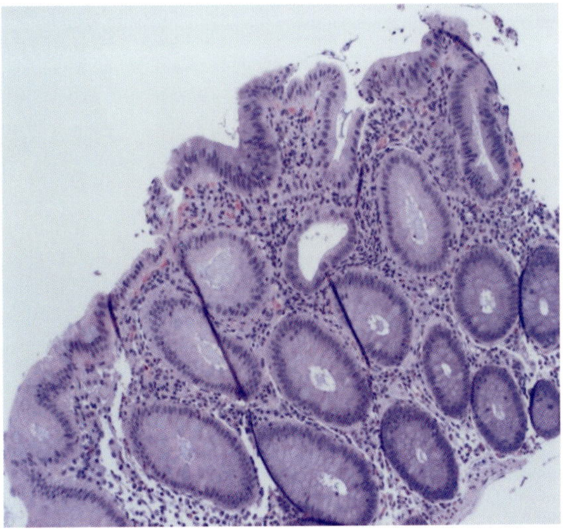

图 7-5　盲肠管状腺瘤

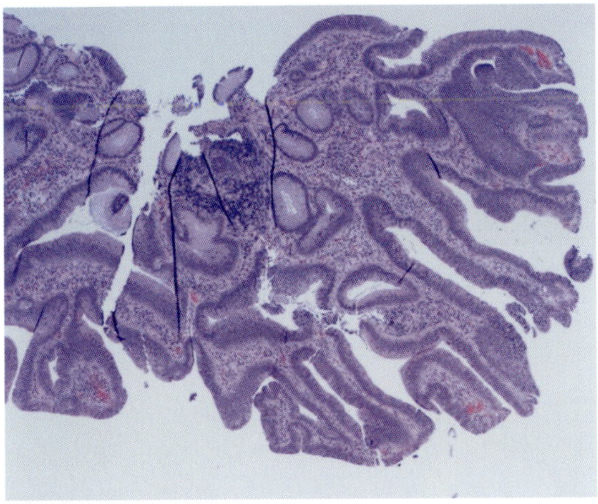

图 7-6　直肠管状-绒毛状腺瘤

诊断和讨论

最终诊断：家族性腺瘤性息肉病综合征：减毒型家族性腺瘤性息肉或胚系 MYH 突变相关性息肉病。

家族性腺瘤性息肉病（familial adenomatous polyposis，FAP）是一种最常见的可导致成年人结直肠癌的家族性疾病。1925 年由 Lockhart Mummery 首次描述，并指出其具有一种明确的家族性遗传模式。FAP 是一种由定位于常染色体 5q21～q22 的结肠腺瘤性息肉病基因（APC）显性突变遗传引起的疾病。FAP 的活产婴儿发生率为 1/10,000～3/10,000。APC 基因突变达 100%外显率，但疾病表型表达也有各种变化。经典 FAP 的诊断基础是存在超过 100 个的结直肠腺瘤性息肉，通常在青春期或 30 余岁时发现，未经治疗的患者在 40 余岁时会发展为结肠癌。严重息肉病转化为癌症的风险是轻度息肉病的 2 倍。大多数发生癌症的 FAP 青少年患者都是严重型息肉病表型（图 7-7）。

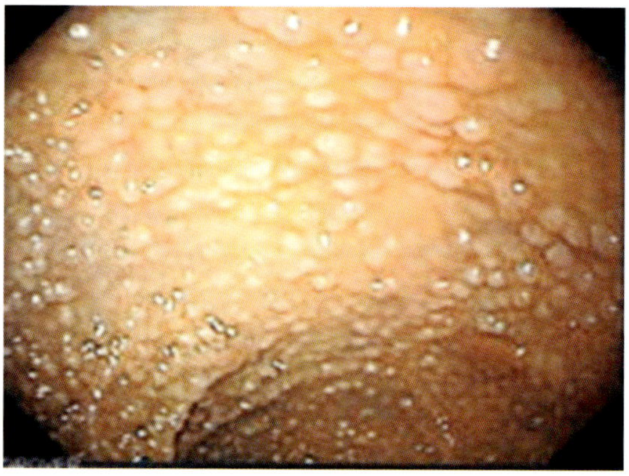

图 7-7　严重型息肉病表型

2002 年，Church 等研究了儿童和青少年 FAP 患者的息肉登记情况，对结直肠癌风险进行评估。在 16 个登记表中，约 14 例年龄小于 20 岁的患者确定患有结直肠癌，年龄最小的仅为 9 岁。小于 20 岁的 FAP 患者结直肠癌总体发病率为 1/471.4。

减毒型家族性腺瘤性息肉病（attenuated familial adenomatous polyposis，AFAP）也与常染色体 APC 基因变异显性遗传相关。AFAP 的临床特点是少于 100 个的结肠腺瘤，右半结肠受累明显，癌症外显率较低和年龄分布偏大。以 AFAP 表型为表现的个体中，现已确定 APC 基因位点有多达 34 种不同的突变。然而，在多达 10%～30%的经典型 FAP 和多达 90%的 AFAP 患者中，基因筛选未能检测到致病性 APC 突变。

Sampson 等研究了英国息肉病登记机构 614 个 FAP 或 AFAP 家系，发现 111 个家系没有显性遗传，也没有证明 APC 突变的证据。直到最近，对于经典型或减毒型息肉病不伴 APC

基因突变剩余者之外的患者，尚没有任何其他遗传原因被提出。2002 年，Al-Tassan 报告了一个隐性遗传家系，3 名成员有多发腺瘤和癌。

MYH 基因的两个错义突变变种，Y165C 和 G382D，被查明与这些患者的腺瘤和癌表型相关。这种 Y 突变或 MYH 基因突变是常染色体隐性遗传的。有双等位 MYH 基因突变的患者发生结直肠癌的风险增大。Oliver 等检查了英国息肉病登记机构中有超过 100 枚腺瘤息肉但却没有 APC 基因突变的 107 例病例，发现 6 例患者有双等位 MYH 基因突变。对于有 15 个或更多的结直肠腺瘤的患者，特别是确定没有 APC 基因突变的时候，为确定诊断和计算这些患者的亲属的患病风险程度，应进行 MYH 基因遗传测试。

肠外表现

另外，FAP 患者还有一些其他表型的伴随表现，包括慢性视网膜色素上皮细胞增生（CHRPE）、硬纤维瘤、骨瘤、牙齿异常（如冗余牙齿）、上消化道肿瘤和息肉以及十二指肠壶腹周围癌。CHRPE 是散在、平坦、色素性视网膜病变，不会引起临床问题。有人认为，CHRPE 是出生时即存在的。观察到多个或双侧 CHRPE 可能提示，某个存在遗传风险的家庭成员遗传有 FAP。

检查 CHRPE 需要散瞳后通过间接眼底镜观察眼底（图 7-8）。

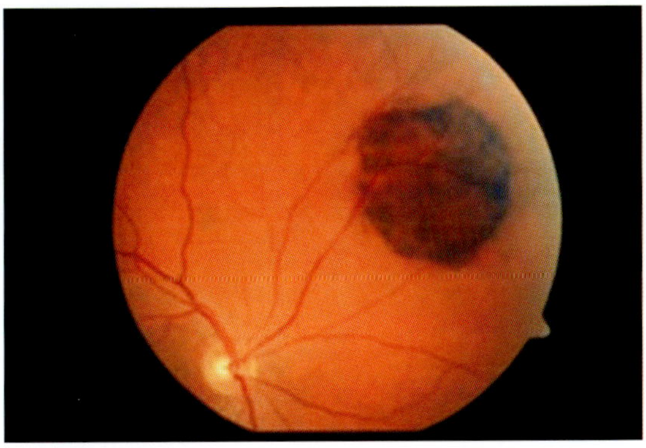

图 7-8 眼底表现

FAP 患者还常见有硬纤维瘤，有时可能会导致严重的合并症状。据估计，FAP 个体发生硬纤维瘤的风险是一般人群的 800 多倍。大多数的 FAP 相关性硬纤维瘤往往发生在腹部，包括肠系膜和腹壁。硬纤维瘤可以压迫腹部脏器或使腹部手术复杂化。约 5% 的 FAP 个体会发生并因硬纤维瘤死亡。腹壁硬纤维瘤可能会自发或继发于腹部手术、妊娠和口服避孕药。

加德纳综合征（Gardner's syndrome）是一种伴有 APC 突变的变异型 FAP，合并有表皮样囊肿、骨瘤以及硬纤维瘤。图科综合征（Turcot's syndrome）是另一种变异型 FAP，大多数伴随有脑肿瘤、髓母细胞瘤。偶尔，FAP 的其他表现还包括甲状腺乳头状癌和肾上腺皮质肿瘤。

FAP 患者也常见有上消化道息肉。患者可能有多发胃底腺息肉、十二指肠腺瘤病或甚至十二指肠腺癌或乳头状癌（图 7-9）。

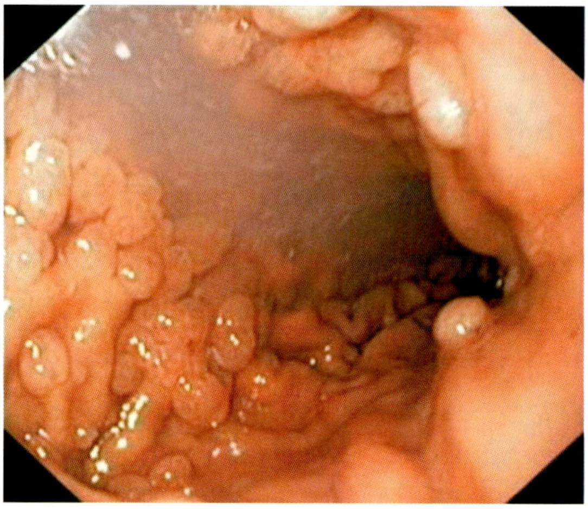

图 7-9 多发胃底腺息肉

Spigelman 分类，试图鉴别出发生十二指肠腺癌风险更大的 FAP 患者。着眼于息肉的数目、大小、组织学以及增生不良的严重程度（表 7-2）。

表 7-2 改良 Spigelman 评分和分类标准

因素	评分		
	1分	2分	3分
息肉数目	1~4	5~20	>20
息肉大小（mm）	1~4	5~10	>10
组织学	管状	管状绒毛状	绒毛状
发育异常	低级别	-	高级别

注：分类：无息肉，0 级；1~4 分，Ⅰ级；5~6 分，Ⅱ级；7~8 分，Ⅲ级；9~12 分，Ⅳ级。

在一项大型前瞻性研究中，368 例 FAP 患者，持续 10 年每间隔 2 年做 1 次内镜检查，以评估十二指肠腺瘤病的自然病程。中位年龄为 38 岁（20~81 岁），65%的患者有十二指肠腺瘤，54%有胃底腺息肉，10%有胃腺瘤，2%有增生过长型息肉。建议采用端视和侧视内镜进行上消化道筛查，初次检查后每隔 3~5 年进行 1 次。

处理

受累个体及其高危亲属都应进行基因测试，需要遗传测试前心理咨询和知情同意。对高危儿童，应在 10~12 岁给予遗传测试。在高风险家庭，需要基因检测以确定家族性突变。如果受累的家庭成员没有检测到基因突变，则所有有危险的家庭成员都应接受内镜监测（图 7-10）。

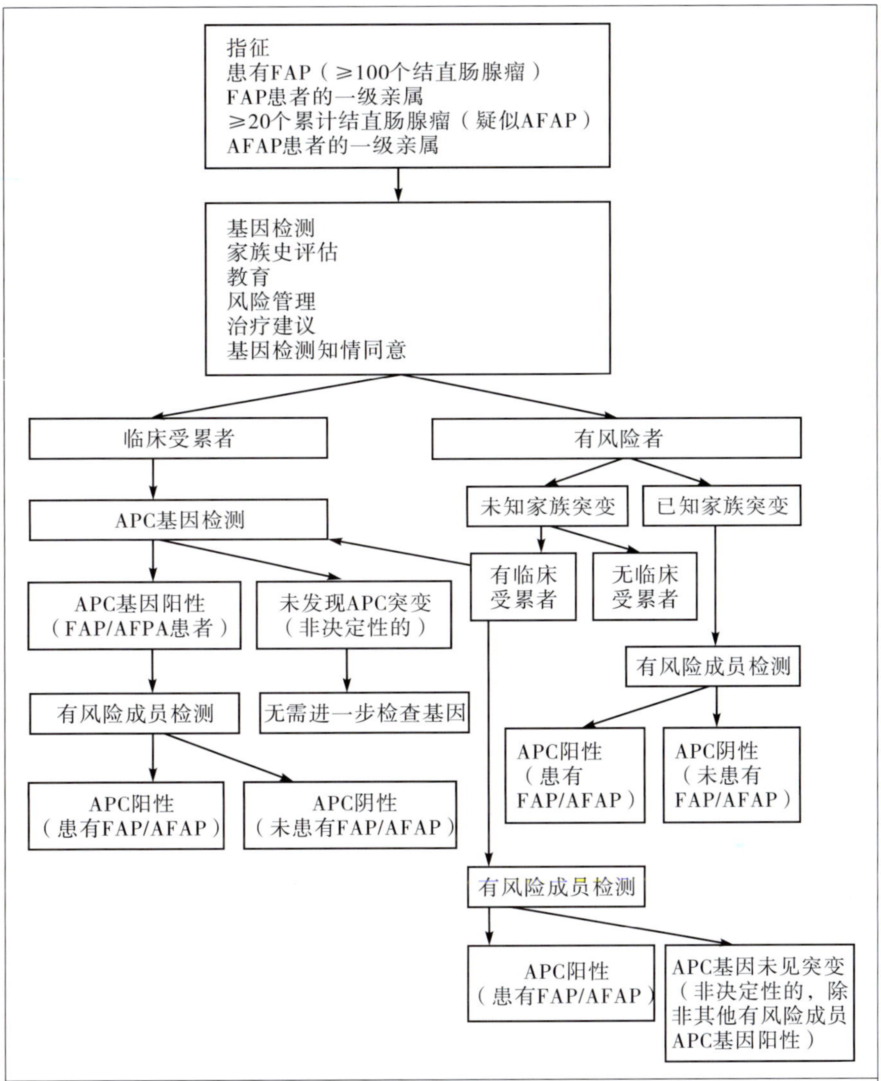

图 7-10 诊治流程

有少量小于 5mm 息肉的患者可以自 20~25 岁开始每年接受结肠镜和内镜检查监测。仅在患者被诊断有多枚、大于 1cm 的腺瘤或腺瘤具有绒毛状结构或有高度异型增生的证据时才建议行全结肠切除术。FAP 患者的手术方式有结肠次全切除回肠直肠吻合术或全结肠切除回肠储袋/肛管吻合术。这类患者生存期内发生直肠癌的风险为 5.7%~55%。然而，肿瘤外科杂志的一项研究，研究了 FAP 和 AFAP 患者手术后直肠癌的发病率，发现内镜检查和特定的基因突变与直肠息肉和癌症的发展存在关联。对那些直肠息肉数目有限，并且没有 APC 基因 1309 密码子突变的患者，结肠次全切除回肠直肠吻合术后发生直肠息肉和恶性肿瘤的年化发病率很低。

随访

LE 做了基因测试：FAP 基因测序和全面的重组分析结果没有发现可检出的基因突变。两种常见的 MYH 突变（G382D 和 Y165C）检测结果也呈阴性。拟定于 1 月初行全结肠切除。

经验教训

本例的经验教训：

1. 家族性腺瘤性息肉病是 APC 基因突变引起的一种常染色体显性遗传病，其特点是息肉多于 100 枚，若不治疗则 100% 会发展为结直肠癌。

2. 减毒型家族性腺瘤性息肉病和 MYH 基因双等位基因突变也以息肉为特征，虽程度较轻，但同样增加结直肠癌的风险。

3. 怀疑 FAP 或 AFAP 的患者及其一级亲属应当进行基因筛查和监测。

实际操作改进的建议：

1. 考虑到家族性肠癌综合征的可能，出现便血的患者不分年龄，都应进行结肠镜和上消化道内镜检查。

2. 筛选技术的进步可以识别更多可能患有遗传性息肉病的患者。

3. 遗传性息肉病患者进行进一步检查可能会发现能导致结直肠癌的新的基因突变。

（杨桂元　张轶凡　译　钱祝银　校）

参　考　文　献

1. Lockhart-MummeryA. Cancer and Heredity, Lancet, 1925, 1：427-429.
2. Fearnhead NS, Britton MP, Bodmer WF. The ABC of APC. Hum Mol Gen, 2001, 10：721-723.
3. Debinski H S, Love S, Spigelman A D, et al. Colorectal polyp counts and cancer risk in familial adenomatous polyposis. Gastroenterology, 1996, 110：1028-1030.
4. Church JM, McGannon E, Burke C. Teenagers with familial adenomatous polyposis: what is their risk for colorectal cancer? Dis Colon Rectum, 2002, 45：887-889.
5. Lynch HT, Smyrk T, Mcginn T, et al. Attenuated familial adenomatous polyposis (AFAP): A phenotypically and genotypically distinctive variant of FAP. Cancer, 1995, 76：2427-2433.
6. Henegger GS, Moore HG, Guillem JG. Attentuated familial adenomatous polyposis: an evolving and poorly understood entity. Dis Colon Rectum, 2002, 45：127-136.
7. Armstron JG, Davies Dr, Guy SP, et al. APC mutations in familial adenomatous polyposis families in the North west of England. Human Mutat, 1997, 10：376-380.
8. Sampson JR, Doolwani S, Jones S, et al. Autosomal recessive colorectal adenomatous polyposis due to inherited mutations of MYH. Lancet, 2003, 362：39-41.
9. Al-Tassan N, Chmiel NH, Maynard J, et al. Inerhited variants of MYH associated with somatic G: C toT: A mutations. Hum Mol Genet, 2002, 11：2961-2967.
10. Oliver MS, Lipton L, Crabtree M, et al. Multiple Colorectal Adenomas, Classic Adenomatous Polyposis, and Germ line Mutation in MYH. NEJM, 2003, 348：791-799.

11. Durno CA, Gallinger S. Genetic predisposition to Colorectal Cancer: New pieces in the Pediatric Puzzle. J of ped gastroenterology and nutrition, 2006, 43 : 5-15.
12. Spigelman Ad, Williams CB, Talbot IC, et al. Upper gastrointestinal cancer in patients with familial adenomatous polyposis. Lancet, 1989, 2 : 783.
13. Bulow S, Bjork J, Chrstensen IJ, et al. Duodenal adenomatosis in familial adenomatous polyposis. Gut, 2004, 53 : 381-386.
14. Ramsoekh D, Van Leerdam ME, Tops CM, et al. The use of genetic testing for HNPCC, AFAP and MAP. Clin Genet, 2007, 72 : 562-567.
15. Giardiello FM, Brensinger JD, Petersen GM. American Gastroenterology Association Guidelines on Colorectal cancer screening. Gastroenterology, 2001, 121 : 195.
16. Valanzano R, Ficari F, Curia MC, et al. Balance between endoscopic and genetic information in the choice of ileorectal anastamosis for familial adenomatous polyposis. J Surg Onc, 2007, 95 : 28-33.

病例 8 慢性腹泻的诊断

病　史

特征及主诉：61 岁女性，腹泻 6 个月。

现病史：61 岁，非裔女性，既往有Ⅰ型糖尿病史，近期曾因腹泻继发严重脱水和急性肾衰竭而住院。患者主诉 6 个月来，一直大便稀溏，但非出血性。每天排 6～8 次便，夜里也休息不好。在过去 6 个月内三次因继发脱水和肾衰竭而住院。并没有任何刺激减轻或加重的诱发因素。尝试过洛哌丁胺，未见缓解。否认发热、寒战、体重变化、恶心、呕吐、便血或黑便。

既往史：Ⅰ型糖尿病 40 年，一直靠胰岛素治疗；高血压病；慢性肾脏病，肌酐基线值为 1.4；2005 年 4 月发作脑血管意外；单克隆丙种球蛋白升高，原因不明；1995 年行胆囊切除术；1965 年行扁桃体切除术。

药物史：口服阿司匹林，氨氯地平，诺和灵和来得时胰岛素，氯吡格雷，叶酸，柠檬酸，奥美沙坦，洛哌丁胺和骨化三醇。

个人与社会史：已婚，有 2 个孩子，均体健。从不抽烟，不喝酒，也从未使用静脉注射毒品。

家族史：无胃肠道恶性肿瘤或炎性肠道疾病的家族史。

体格检查

生命体征：BP：154/86 mmHg，HR：98 次/分，RR：18 次/分，T：37.2℃。体重：72.57kg，身高：162.56cm。一般状态：精神可，略显虚弱，但无急性应激，清醒，定向正常。皮肤：肤色和张力正常。四肢：四肢运动正常，但下肢 3 度水肿，高达膝盖以上。头眼耳鼻喉：正常，无创伤，轻度颞肌萎缩。瞳孔等大等圆，对光反射灵敏。颈软，无淋巴结肿大，口咽清洁，没有红斑及溃疡。肺：双肺听诊清音。心脏：S1、S2 均正常，无杂音、奔马律或摩擦音。腹部：软，无压痛，肠鸣音正常，无肝脾大。直肠：括约肌张力正常，便隐血试验阴性。神经系统：整体上四肢乏力，无感觉障碍。

辅助检查

表 8-1 实验室检查

血细胞分析	
Hb（g/dl）	10. 0
Hct（%）	30. 0
WBC（$\times10^9$/L）	8. 6
Pmn	60
Lymph	36
Mono	2
Eos	1
Plt（$\times10^9$/L）	384
MCV	96
凝血	
PT（sec）	13. 0
PTT（sec）	33. 0
肾功能	
Na（mEq/L）	149
K（mEq/L）	3. 5
Cl（mEq/L）	99
HCO_2（mEq/L）	27
Glu（mg/dl）	180
Urea（mg/dl）	44
Creat（mg/dl）	1. 4
Ca（mg/dl）	8. 5
Phos（mg/dl）	4. 1
肝功能	
TProt（g/dl）	7. 4
Alb（g/dl）	2. 6
TBili（mg/dl）	0. 3
DBili（mg/dl）	0. 1
AlkP（U/L）	122
ALT（U/L）	21
AST（U/L）	23
Amy（U/L）	20

续　表

Lip（U/L）	45
其他	
HIV Ab	阴性
ANA	1∶64
AMA	阴性
ASMA	阴性
便隐血试验	阴性
便 WBC	阴性
TSH	3.5
难辨梭菌毒素	阴性
卵和寄生虫	阴性
细小病毒病轮状病毒腺病毒	阴性
抗肌内膜抗体	阴性
抗醇溶蛋白抗体	阴性
抗组织谷氨酰胺转移酶抗体	阴性

问题

进行下一步前，先问自己下面的几个问题：

1. 鉴别诊断是哪些，最主要的初步诊断是什么？
2. 如何进一步评估这个患者？
3. 如何处理这个患者？

病理学检查

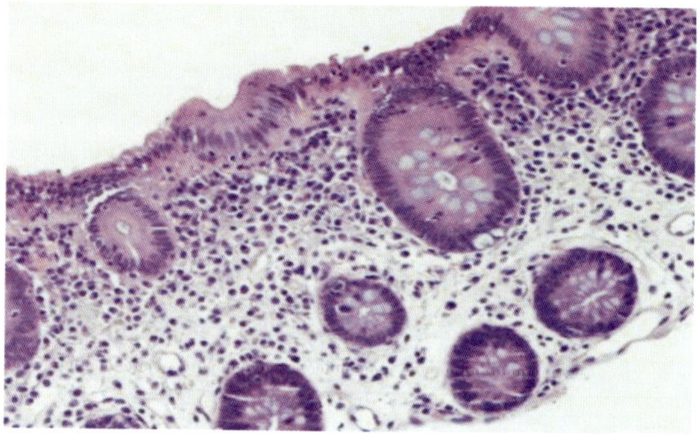

图 8-1　结肠随机活检

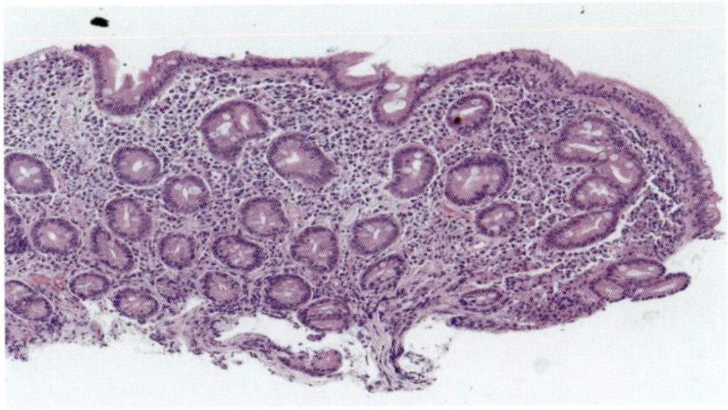

图 8-2　十二指肠活检（之一）

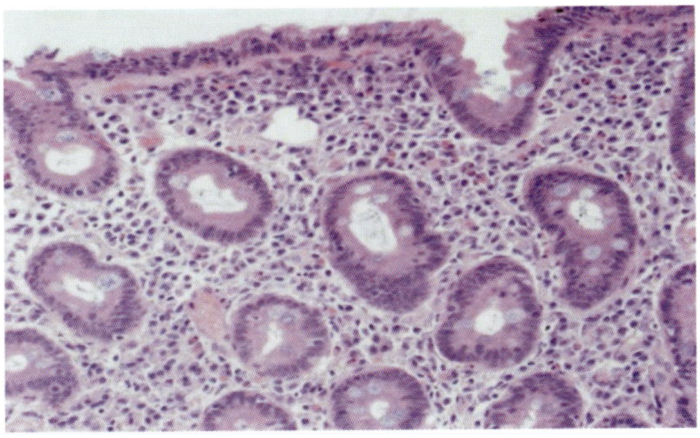

图 8-3　十二指肠活检（之二）

诊断和讨论

最终诊断：与慢性腹泻有关的显微结肠炎。

显微结肠炎是一种涵盖淋巴细胞性结肠炎和胶原性结肠炎的疾病。以慢性非血性腹泻，正常内镜下黏膜表现，特征性病理指标为特点。胶原性结肠炎最早由 Lindstrom 于 1976 年介绍，患者患慢性腹泻，直肠活检巨检正常，但显微镜下见上皮下胶原带沉积。诊断胶原性结肠炎的组织学标准是在上皮下有大于 10 微米的胶原带沉积。淋巴细胞性结肠炎的概念则由 Lazenby 于 1989 年介绍，慢性腹泻患者活检标本提示炎症细胞计数增加。诊断淋巴细胞性结肠炎的组织病理学标准，包括肠道绒毛和隐窝内每 100 个肠细胞中含有 10~20 个上皮内淋巴细胞。显微结肠炎是一种组织学和病理学诊断。此外，为确定诊断显微结肠炎，固有层，肠隐窝大小、形状和分布，都应为正常（图 8-4）。

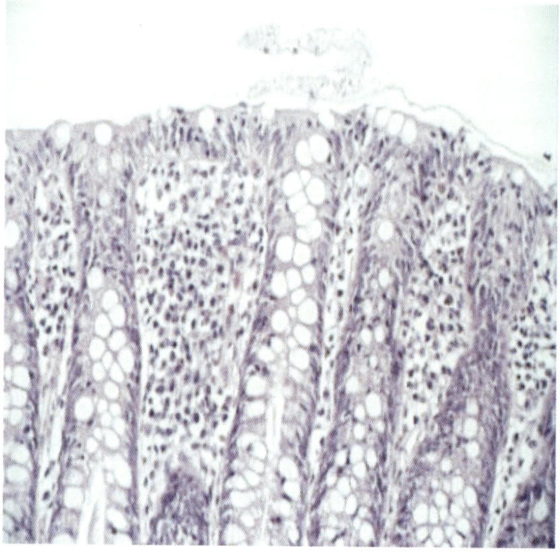

图 8-4 病理图片

典型的显微结肠炎的临床表现通常为急性起病，类似感染性腹泻，并具有长期的过程。腹泻可以是连续的，间歇性和（或）复发性的。诊断的关键是具备典型的组织学特点，大便、实验室检查、影像学检查和内镜检查都可以基本正常。显微结肠炎的年化发病率为 1.1/100000～3.1/100000，大部分为白种人。女性更易罹患胶原性结肠炎，但淋巴细胞性结肠炎发病率报道数据不绝对。

慢性腹泻以进展性黏膜损伤和组织学损害为特点，反映了不同程度的绒毛萎缩和炎症改变。慢性腹泻最初由摄入食物储存蛋白内含有的谷蛋白（面筋）引起，比如小麦、大麦和黑麦。这些蛋白质富含谷氨酰胺和脯氨酸，在上消化道内仅被部分而不是完全消化。它们同时具有高度免疫原性。适应性反应由固有层内的谷蛋白-反应性 $CD4^+$ T 细胞介导，识别某些谷蛋白-衍生肽，这些肽则由 HLA Ⅱ类分子 DQ2 或 DQ8 提呈。然后由这些细胞产生促炎细胞因子，在炎症级联反应中，金属基质蛋白酶和其他组织损伤介质的释放最终导致绒毛损伤及伴随隐窝增生的结果。

显微结肠炎和慢性腹泻并存的情况已有相关报告。通常情况下，慢性腹泻的诊断早于显微性肠炎的诊断。显微结肠炎和慢性腹泻并存的患者平均比单独患显微结肠炎的患者年轻 10 岁左右。未经治疗的慢性腹泻患者约 30%存在与淋巴细胞性结肠炎一致的结肠变化。此外，结肠淋巴细胞浸润在难治性慢性腹泻患者中的发生率也更高。两种疾病之间的联系可能具有遗传背景。有报道称在显微结肠炎患者中有发现与慢性腹泻类似的 HLA DQ 单倍体表型。Fine 等描述 HLA-DQ2 或 DQ1、3 在慢性腹泻与显微结肠炎并存的患者中更易检出。此外，显微结肠炎综合征的患者有 17%存在针对慢性腹泻的血清学检查呈弱阳性结果的情况；43%存在没有绒毛萎缩的小肠轻度炎症；27%存在局部或大部伴绒毛萎缩的炎症。Fernandez-Banares 等的另一项试验通过 PCR 分析发现，HLA DQ2 与显微结肠炎合并慢性腹泻存在相关性。25 例淋巴细胞性结肠炎中有 12 例（48%）（与对照组相比 $P=0.027$），34

例胶原性结肠炎中有 11 例（32. 3%）（与对照组相比 $P=0.38$）为 DQ2 阳性。他们同时还研究了十二指肠活检标本，没有发现有 MarshⅢ（绒毛萎缩）的病变证据，但 25 例淋巴细胞性结肠炎中有 4 例有 Marsh Ⅰ病变。MarshⅢ病变的缺乏，让这些作者得出慢性腹泻和显微结肠炎之间的相关性相对罕见的结论。而且，似乎没有必要对患有显微结肠炎的病例进行慢性腹泻的常规筛检。

值得注意的是，显微结肠炎患者也会同时有自身免疫性疾病。最常见的是甲状腺疾病、糖尿病、风湿性关节炎和哮喘/过敏。这些疾病报告发生高达 40%～50%。

显微结肠炎的治疗包括胶体铋、布地奈德和其他类固醇、水杨酸、洛哌丁胺等药物。布地奈德是胶原性结肠炎患者的最佳治疗药物。在一项 Cochrane 荟萃分析中，布地奈德与安慰剂相比，临床反应汇总比值比为 12. 3。大多数对布地奈德治疗有反应的患者在 2～3 周后稀便次数减少。有报告显示，柳氮磺胺吡啶，5-ASA 和美沙拉嗪治疗对 21%～50%的同时患胶原性结肠炎和淋巴细胞性结肠炎的患者有效。一项比较口服铋剂与安慰剂，纳入 14 例显微结肠炎患者的小型试验研究显示，服药 8 周后，所有服用铋剂的患者均获得临床改善。对其中同时患有慢性腹泻的患者，采取无谷蛋白饮食也使症状得到改善。有趣的是，那些没有慢性腹泻证据的病例对无谷蛋白饮食也没有产生阳性反馈（图 8-5）。

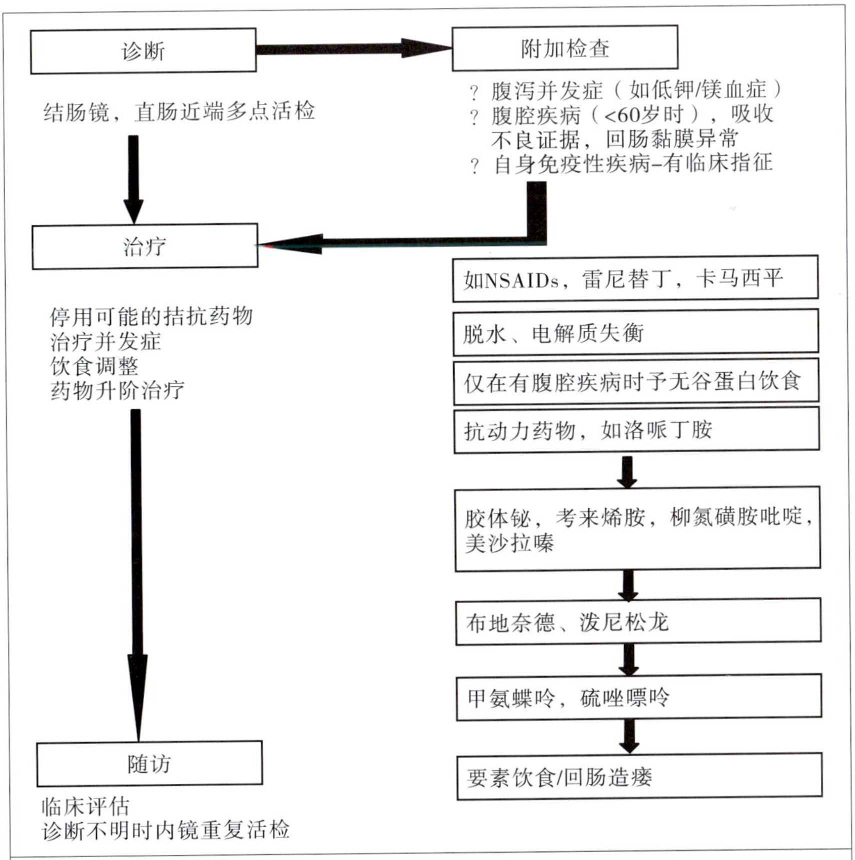

图 8-5　诊治流程

随访

针对淋巴细胞性结肠炎，本例最初接受铋剂、易蒙停、巴柳氮和泼尼松治疗，但症状持续。然后开始接受无谷蛋白饮食，但症状仍然没有缓解。进一步的基因检测发现，患者为 HLA DQ2 和 HLA DQ8 阳性，抗 TTG 抗体阴性。后接受 TPN 并密切监测，消除饮食中所有可能含有的谷蛋白，腹泻降至每天排便 3~4 次。复查内镜，十二指肠活检显示有 80%的绒毛改善（图 8-6）。

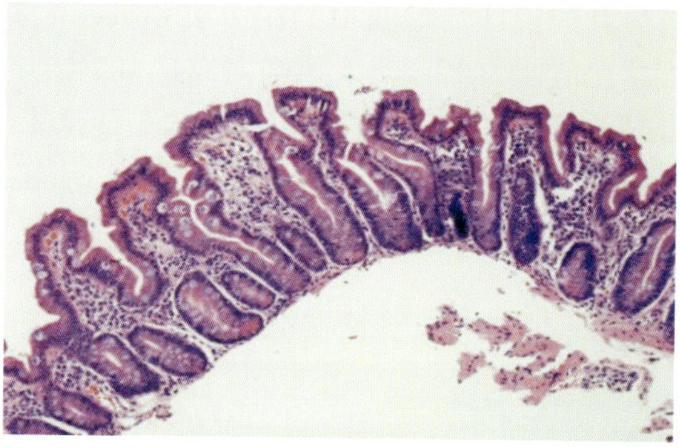

图 8-6 复查示绒毛改善

经验教训

本例主要的经验教训是：

1. 显微结肠炎可与慢性腹泻并存，他们在遗传学上有 HLA 单倍体型相关性。

2. 显微结肠炎和慢性腹泻的相关性是比较罕见的，针对慢性腹泻的筛检应限于难治性病例，或者高发病率的人群。

3. 如果存在有慢性腹泻的证据，则采取无谷蛋白饮食对显微结肠炎患者有助于改善症状。

（杨桂元　张轶凡　译　钱祝银　校）

参考文献

1. Lindstrom CG. Collagenous colitis with watery diarrhea-a new entity? Pathol Eur，1976，11：87-89.
2. Lazenby AJ，Yardley JH，Giardiello FM，et al. Lymphocytic microscopic colitis：a comparative histopathologic study with particular reference to collagenous colitis. Hum Pathol，1989，20：18-28.
3. Liszka L，Woszcyk D，Pajak J. Histopathological diagnosis of microscopic colitis. J of Gastro and Hepat，2006，21：792-797.
4. Tagkalidis P，Bhathal P，Gibson P. Microscopic Colitis. J of Gastro and Hepat，2002，17：236-248.
5. Rostom A，Murray JA，Kagnof MF. American Gastrointestinal Association Institute Technical Review of the Di-

agnosis and Management of Celieac Disease. Gastro, 2006, 131：1981-2002.
6. Shan L, Molberg O, Parrot I, et al. Structural basis for gluten intolerance in celiac sprue. Science, 2002, 297：2275-2279.
7. Wolber R, Owen D, Freeman H. Colonic lymphocytosis in patients with celiac sprue. Human pathol, 1990, 21：1092-1096.
8. Fine KD, Lee EL, Meyer RL. Colonic histopathology in untreated celiac sprue or refractory sprue: is it lymphocytic colitis or colonic lymphocytosis. Hum Pathol, 1998, 29：1433-1440.
9. Fine KD, Do K, Schulte K, et al. High Prevalence of celiac sprue-like HLA-DQ genes and enteropathy in patients with The microscopic colitis syndrome. Am J Gastro, 2000, 95：1974-1982.
10. Fernandez-Banares F, Esteve M, Farre C, et al. Predisposing HLA-DQ2 and HLA DQ8 haplotypes of celiac Disease and associated enteropathy in microscopic colitis. Euro J of Gastro and Hepato, 2005, 17：1333-1338.
11. Nyhlin N, Bohr J, Eriksson S, et al. Systematic review: microscopic colitis. Aliment Pharmacol Ther, 2006, 23：1525-1534.
12. Chande N, McDonald J. Interventions for treating collagenous colitis. Cochrane Database Syst Rev, 2005：CD003575.
13. Fine KD, Ogunji F, Lee E, et al. Randomized, double blind, placebo-controlled trial of bismuth subsalicylate for microscopic colitis. Gastro, 1999, 116：A880.

病例 9 慢性转氨酶及碱性磷酸酶异常的诊断

病史

特征和主诉： 51岁的西班牙裔女性，无不适症状但肝功能检查指标异常，至LBJ门诊进一步评估。

现病史： 患者51岁，西班牙裔，女性，既往有胰岛素依赖型糖尿病和胃食管反流病（gastroesophageal reflux disease，GERD）病史，初级保健医生检查发现，近6个月来肝功能指标异常，但并没有临床症状。患者否认有任何通过输血或静脉注射吸毒途径接触肝炎病毒史。否认有饮酒史，否认有肝病家族史。否认有全身乏力、黄疸、消化道出血、脑病、腹水等病史。

既往史： 糖尿病，GERD。

药物史： 埃索美拉唑，普萘洛尔，胰岛素。

个人与社会史： 已婚，有三个健康成年子女，不嗜烟酒，不使用毒品。全职家庭主妇。

家族史： 糖尿病，冠心病。

体格检查

生命体征： BP：183/97mmHg，HR：100次/分，RR：16次/分，T：37℃。体重：66.68kg，身高：167.64cm。一般状况：无明显应激，坐卧自如。皮肤：无黄疸，前胸壁少许蜘蛛痣。四肢：无杵状指，无发绀或水肿，无肝掌。头眼耳鼻喉：巩膜无黄疸。肺：双侧听诊清音。心：心率、心律均正常，S1、S2均正常，无杂音、摩擦音或奔马律。腹部：肠鸣音存在，软，无压痛，无腹水表现，可触及肝脾大。直肠：正常褐色粪便，便隐血试验阴性，轻度混合痔。神经系统：无扑翼样震颤。

辅助检查

表 9-1 实验室检查指标对比

血细胞分析	2005 年 4 月 5 日	2006 年 4 月 4 日
Hb（g/dl）	13.7	14.5
Hct（%）	39.3	42.7
WBC（$\times 10^9$/L）	4.5	4.7
Plt（$\times 10^9$/L）	142	119
凝血		
INR	1.1	1.1
PT	12.6	12.6
肝功能		
TProt（g/dl）	7.2	8.0
Alb（g/dl）	3.2	3.6
TBili（mg/dl）	0.3	0.9
DBili（mg/dl）	0.1	0.4
AlkP（U/L）	153	217
ALT（U/L）	56	65
AST（U/L）	43	54
肾功能		
Na（mEq/L）	141	143
K（mEq/L）	4.0	4.9
Cl（mEq/L）	107	103
HCO_2（mEq/L）	27.3	31
Glu（mg/dl）	90	337
Urea（mg/dl）	9	8
Creat（mg/dl）	0.7	0.9
Ca（mg/dl）	8.9	
肿瘤标志物		
AFP	5.1	4.8
铁相关		

续 表

Iron (mic. g/dl)	117	243
TIBC (mic. g/dl)	271	284
Transferrin Sat%	43	86
Ferritin (mic. g/L)		836.60
血红蛋白 A1C	8.9	11.0

表 9-2 其他实验室检查指标

肝炎病毒指标	2005 年 4 月 5 日
HAV IgM	阴性
HAV IgG	阳性
HBsAg	阴性
HBsAb	阴性
HBcAb	阴性
HBeAg	阴性
HBeAb	阴性
HBV-DNA	阴性
HCV Ab	阴性
HCV PCR	阴性
其他	
HIV Ab	阴性
TSH	1.17
α1 抗胰蛋白酶	157
氨	112
便隐血试验	阴性
便 WBC	阴性
抗体谱	
AMA	阴性
ASMA	阴性
ANA	阴性

内镜学检查

食管胃十二指肠镜（2004 年 10 月 14 日）检查显示：一级食管静脉曲张，门脉高压性胃病，胃窦溃疡并糜烂，幽门螺杆菌感染阳性。之后接受了适当的治疗。

影像学检查

超声（2006 年 3 月 11 日）显示：与前相比，肝脏形态粗糙，胆囊、胆总管、胰腺未见异常，脾大，无腹水。

病理学检查

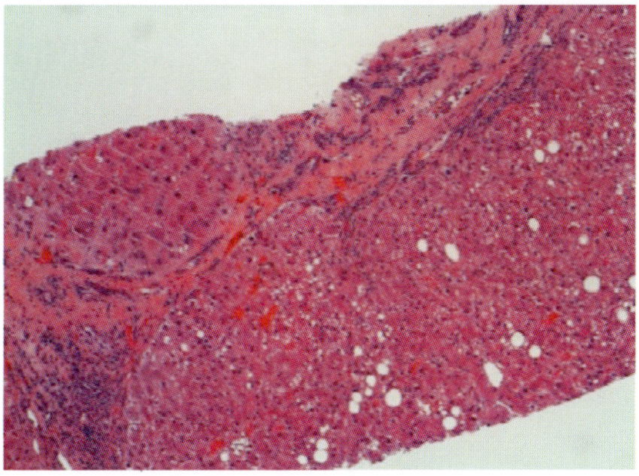

图 9-1　肝硬化

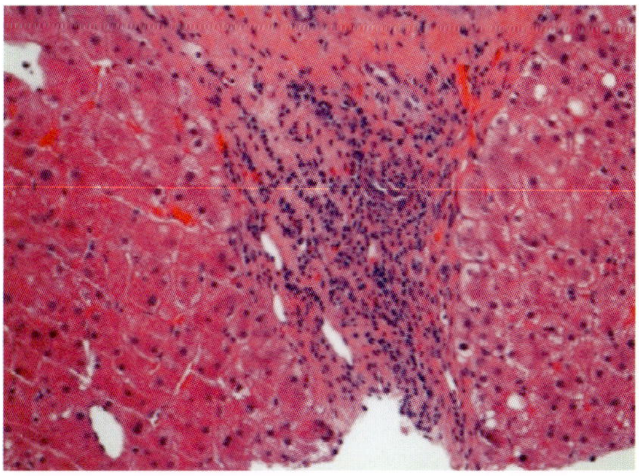

图 9-2　门管区炎症

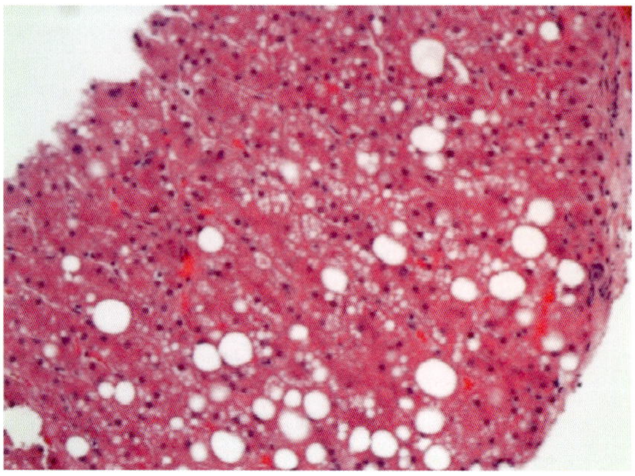

图 9-3 脂肪变性

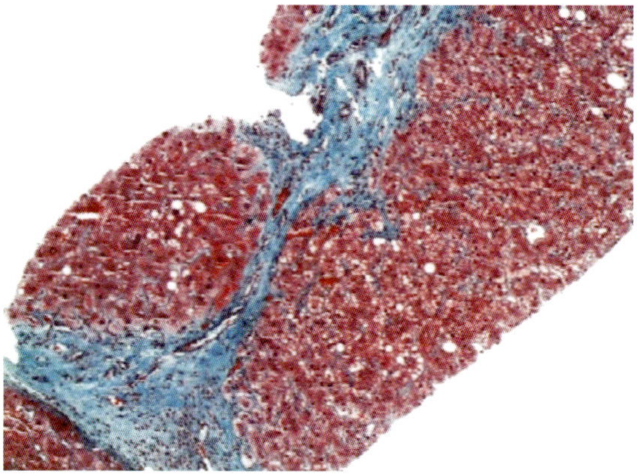

图 9-4 三色染色

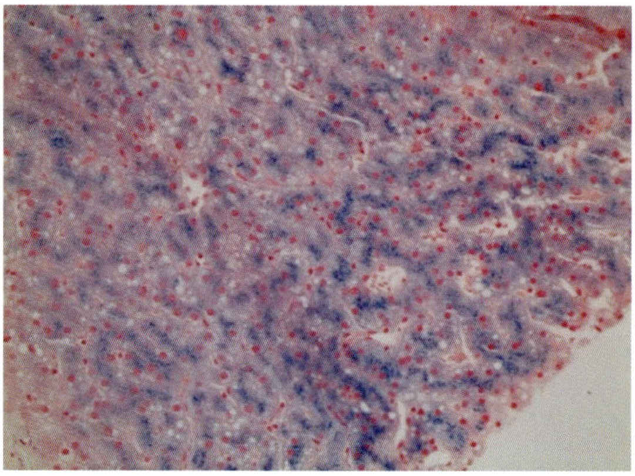

图 9-5 铁染色（之一）

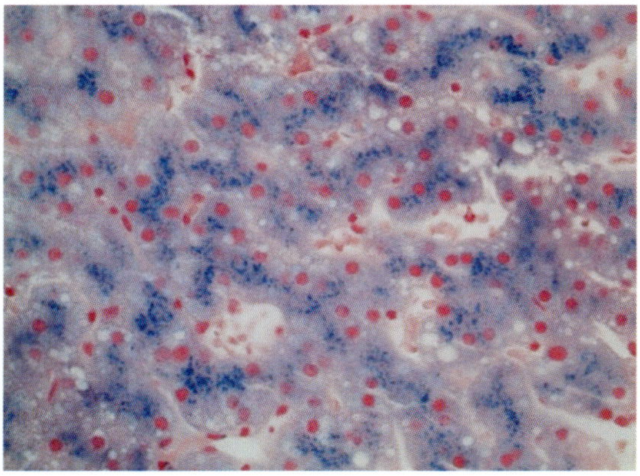

图 9-6　铁染色（之二）

问题

进行下一步之前，思考以下问题：
1. 你的主要诊断是什么？
2. 下一步需要做什么？
3. 此时你还想给患者做什么检查？

诊断和讨论

最终诊断：H63D 和 S65C 杂合子 HFE 突变血色病。

简介

遗传性血色病（hereditary hemochromatosis，HH）是白种人最常见的遗传性疾病。虽然白种人在世界范围内都有分布，但该疾病主要还是累及北欧血统的个体，特别是祖先是北欧和凯尔特人的群体，这一人群发病率约为 1/200。膳食中铁的过量以及不适当的吸收在病理生理易感性角度可能导致危及生命的肝硬化、糖尿病、肝癌以及心脏病的进展性发展。本文将综述 HH 的遗传特点以及正常和突变体铁代谢相关蛋白的作用。今天的讨论焦点将集中于诊断、治疗、HFE 基因及其相关的突变。

诊断

诊断需要在检出铁储备增加的基础上确定，即肝脏铁含量升高合并血清铁蛋白浓度增加。HH 可以在上述遗传标志物的家族发生比例上进一步划分基因型。诊断性筛查应重点关注高危人群，如有可疑器官受累，有 HH 家族史以及偶尔生化或放射学检查提示有与铁过载相关的异常情况的人群。越来越多的证据从成本效益角度支持对整体人群进行铁过载血清学筛查。有一项研究总结得出结论认为，从普通人群中检出病例成本效益比值最佳的方法是基因表型筛选（标准铁标志物），有间接铁过载标志物者进行纯合性基因型确认（每例2700美元）。这一方法检测铁过载纯合子阳性预测值高，而且成本效益比好，即便有人认为只有仅仅20%的病例会产生威胁生命的并发症。与此相反，人群基因型筛选（按突变分析）则会非常昂贵（检测一例需花费110000美元）。

有一个推荐的三步检测法，能够高度精确地检测出HH造成的铁过载，同时为那些铁过载与HFE基因突变无关的病例提供检查路径。

首先，如前所述，诊断HH的第一步是检测铁储备间接血清标志物。转铁蛋白饱和度（TS）是由血清铁除以总铁结合力计算出来的。当空腹TS值在女性超过50%和在男性超过60%时，诊断HH的敏感度为0.92，特异度为0.93，阳性预测值为86%。隔夜空腹能够避免生理节奏或餐后数据变异，排除80%假阳性TS结果。降低TS截距值至45%能提高灵敏度，但降低了特异度和阳性预测值。这也有助于鉴别继发铁过载程度较轻的其他疾病（如酒精性、脂肪性肝炎，慢性丙型肝炎，门腔静脉分流术后），这些病例还将需要进一步的评估。铁储备的其他间接标志物如血清铁或铁蛋白在单独使用时缺乏特异性。但血清铁蛋白水平测定联合TS测定阴性预测值为97%，精确度超出了单独使用任何一种间接测试方法。在确诊HH病例，血清铁蛋白水平>1000 ng/ml是肝纤维化（肝硬化）的一个准确的预测因子。因此，对怀疑铁过载的个体和确诊HH患者的一级亲属的初步筛检应该是进行隔夜空腹TS检测。同时血清铁蛋白测定能增加铁过载诊断的预测精确度。TS也是一般成年人群铁过载状态筛查的首选。

空腹TS低于45%，而血清铁蛋白正常，就不需要进一步的检测。TS和血清铁蛋白升高，就需要进行第二个步骤，即基因型检测。HFE突变C282Y和H63D是否存在现在可以通过PCR技术检测全血标本实现。铁过载血清指标阳性，同时确认为C282Y突变纯合子的个体需要放血治疗。那些不太可能有明显的肝脏损害的病例可通过放血疗法加以治疗而无需肝活检。通常年龄小于40岁，没有肝脏疾病的临床证据，其血清铁蛋白<1000 ng/ml。血清铁蛋白值越高，发生显著肝纤维化或肝硬化的可能性越发增加。另一方面，年龄超过40岁，ALT升高，有肝脏疾病的临床证据，或血清铁蛋白水平>1000ng/ml的所有纯合子，都应进行肝活检，记录肝纤维化的程度。在有铁过载间接指标的复合杂合子（C282/H63D）、C282Y杂合子和非HFE突变个体，也推荐进行肝活检和肝脏铁检测。虽然这些个体仅占表型血色病极小的比例，他们出现显著铁过载的可能性较低，铁检测指标升高往往是由于其他原因引起的肝脏疾病。

肝活检作为诊断第三步，常用于记录肝硬化是否存在，在标志物模棱两可时用于排除显著铁过载，或排查导致肝病的其他可能的原因。组织病理学和肝纤维化分期可以分别通过苏木精-伊红染色和Masson三色染色实现。为准确评估铁储备，肝脏是最容易获得的组织。铁储备的程度和细胞分布最好通过皮尔斯普鲁士蓝染色实现。定量，生化HIC已成为评价肝铁储备的首选方法。活检组织芯总长度至少要达到2.5~3.0cm。一枚0.5~1.0cm长的组织芯置于干燥管或10%的福尔马林（不是生理盐水）中用于铁定量检测。正常HIC应<1800 μg/g干重，或32μmol/g。HIC和年龄之间的相关性决定了何时会发生纤维化。Sallie等发现在HIC水平超过14000 μg/g干重之前，没有哪个患者出现肝纤维化。Bacon等和Guyader的研究则发现在不到40岁时，没有患者发生肝纤维化，年龄较小或HIC水平较低

即发生肝纤维化的个体都是酗酒者。应该指出的是，肝活检的价值并不仅限于对 HIC 的判定。肝活检发现广泛的桥接纤维化或肝硬化对 HH 患者的预后有显著的影响。非肝硬化的 HH 患者的存活率与正常对照组相似，而肝硬化患者的病死率则显著增加。肝硬化及其并发症，尤其是肝细胞肝癌，占 HH 相关性的死亡病例的 75%。

治疗

有大量证据表明，在肝硬化和（或）糖尿病发生之前采用放血疗法能大大降低 HH 的发病率和病死率。因此，对高危人群早期识别并提前处置是必需的。这不但包括有铁过载标志物的纯合子 HH 无症状个体，也包括那些有证据表明肝脏铁含量达到可能有毒性水平的个体。对有症状的患者，治疗上主张尽可能减轻脏器损害。某些临床特征可能在放血治疗后有所改善（全身乏力、疲劳、皮肤色素沉着、糖尿病胰岛素需求量、腹部疼痛），而另外一些对铁清除反应较小甚至没有反应（关节病、性腺功能减退、肝硬化）。肝硬化危及生命的并发症，尤其是肝癌，即便在经过充分的放血治疗过后，仍然是存活率的主要威胁。肝癌导致约 30%的 HH 病例死亡，肝硬化的其他并发症导致另外 20%的病例死亡。观察发现非肝硬化性 HH 患者极少发生肝癌，这为在发生肝硬化之前进行预防性治疗提供了额外的强有力的论据支持。

HH 的主流治疗措施仍然是放血治疗。在能够耐受的情况下，应该每周放血一次或两次，每次放血一个单位（约等于 250mg 的铁，据血细胞比容而定）。HH 患者体内铁总储备可能超过 30g，这种放血疗法可能需要花 2~3 年才能充分减少铁储备，才能达到所需的治疗终点，而不至于发生铁缺乏。每次放血之前，都应当进行血细胞比容测量。血细胞比容应回到 10 点以内或不低于初始值的 20%。转铁蛋白饱和度通常会保持升高状态，直到铁储备耗尽。血清铁蛋白最初可能出现波动，但最终开始逐步下降，同时开始铁动员。治疗初期，血清铁蛋白应在每 10~12 次放血治疗后复查。血清铁蛋白低于 50ng/ml 时，可以自信地认为，多余的铁都已被动员。当达到 50 ng/ml 的目标值时，检测可以较前稍微频繁一点，以避免发生铁缺乏。低于 25ng/ml 时，表明出现铁缺乏，此时需暂停放血治疗，注意避免缺铁性贫血。在达到上述表明可能开始缺铁的标准时，可以终止频繁放血，而改为维持治疗。维持治疗期间放血频率因人而异，可以根据 HH 患者铁积累的不同速率加以预测。一些患者需要每月放血一次，另一些可能只需要每年放血 3~4 个单位。

心律失常及心肌病是铁过载时最常见的猝死原因。由于这些并发症的风险在快速铁动员期间可能会增加，因此需要一些额外的预防和治疗措施。药物治疗剂量的维生素 C 可以促进铁动员，使之达到饱和循环转铁蛋白的水平，导致促氧化和自由基的活性增加。因此，接受放血治疗的患者应避免补充维生素 C。接受铁螯合剂治疗的患者摄入维生素 C 不应超过 200mg/d。

铁清除并不能扭转肝硬化，失代偿性肝病的发展是考虑 OLT 治疗的指征。然而，HH 患者移植后的生存期比因其他肝病行肝移植的患者短。大多数 HH 患者移植后死亡发生在围手术期，原因是心脏或感染相关的并发症。这些是否与 OLT 前铁储备清除不足有关不得而知。

继发性铁过载

放血疗法仅对某些特殊的继发性铁过载有效。它被用于非洲裔的铁过载和迟发性皮肤卟啉症，证实能降低发病率和死亡率。尚没有系统的、随机对照研究评估与慢性肝病相关的继发性铁过载实施除铁治疗的长期结果。

对无效红细胞生成导致的继发性铁过载，肠外去铁胺螯合疗法是治疗的首选。多项研究已经证实去铁胺在预防 B 型地中海贫血继发铁过载的并发症方面的疗效。通常采用皮下注射，使用植入微量泵，24 小时持续输入，剂量为 20~40 mg/(kg·d)。螯合治疗使 HIC 降至 15000 μg/g 干重显著降低临床疾病的风险。对这些患者进行铁减少量的监测是一个挑战。不同于 HH 患者血清铁蛋白能确切反映治疗期间铁负荷情况，继发性铁过载时，铁蛋白水平有误导性。许多患者，可能需要重复肝活检，以评估治疗的进展，确保有足够的螯合作用。因此，继发性铁过载的治疗应做到根据具体原因加以调整。

HFE 基因

在 1996 年描述的该基因缺陷是一个 G 变成 A 的错义突变（C282Y），导致新发现的位于 6 号染色体的短臂上的 HFE 基因的蛋白产物在第 282 号氨基酸位点上由半胱氨酸被替代成了酪氨酸。另一种突变（H63D），第 63 号位点上组氨酸被替代成天门冬氨酸，在某些情况下也成为血色病的辅助因子。事实上，虽然与 HH 相关的最常见的 HFE 突变是 C282Y，但总体最常见的 HFE 突变则是 H63D。在白种人中，C282Y 等位基因频率为 2%~5%，而 H63D 则是 15%~20%。

第 6 号染色体的两个等位基因都有 C282Y 突变的纯合子状态（占 HH 患者的比例>90%），或者一条染色体上为 C282Y 而另一条为 H63D 的杂合状态（3%~5%），是 HH 最主要的遗传异常表型。H63D 替代占不携带 C282Y 突变的 HH 染色体总数的 40%~70%。3%~10%的患者是 C282Y 或 H63D 杂合子。针对这些患者 HH 表型的一个可能的解释是，有 HFE 基因内部或其他地方的额外突变存在。在一项研究中，对于 C282Y 和 H63D 突变，占比分别为 16%和 7%者，都携带一个定位于 H63D 附近的 2 号外显子的等位基因（S65C），该基因能导致半胱氨酸替代丝氨酸。在同一篇研究中，作者筛查显示，S65C 替代在先证者中显著增加，且至少一个染色体没有已知的突变。这种替代占既不是 C282Y 也不是 H63D 的 HH 染色体的 7.8%。这种 HH 染色体内 S65C 的富集表明，S65C 替代与轻型血色病存在相关性。

在一个大样本研究中，对 HFE 基因突变的外显率进行了充分研究，所有 C282Y 纯合子转铁蛋白饱和度都升高（100%阳性预测准确度）。然而，在这些纯合子中，只有 58%发生了以进行性铁过载为表现的充分表达。采用第三次全国健康和营养调查（NHANES Ⅲ）所得的数据，按种族、民族、性别和年龄划分，对美国人口的 C282Y 突变发生率进行估计。结果显示，C282Y 突变纯合子发病率，在非西班牙裔白人人群（0.3%）最高，而墨西哥人群（0.03%）最低。

应该指出的是，除了 HFE 基因以外，也有其他一些基因可以在家族性铁过载中发挥作用。以接受研究的人群为据，5%~40%的表型 HH 患者不是 HFE 基因 C282Y 突变纯合子，提示他们的铁过载是由于上述的一个或多个与铁代谢有关的蛋白质缺陷所致。还应当指出的是，表型 HH 患者也可以有 C282Y 纯合子以外的缺陷。如前所述，4%~7%的 HH 患者是

C282Y 和 H63D 杂合子。约 1%的患者是 H63D 纯合子。但是，H63D 突变能否预测铁过载或者它是不是一种能够增加发生轻型血色病风险的遗传变异并不确定。澳大利亚的一项人口研究显示，H63D 突变的存在与血清转铁蛋白饱和度增加有关，但没有造成显著的铁过载。然而，在一项小鼠模型研究中，对类似 H67D 突变进行研究发现，有独立于环境危险因素的显著铁过载存在，虽然其要比 C282Y 等位基因少。这标志着 H63D 突变可能只能部分地调节 HFE 基因。

在四项研究中，5%~7%的表型 HH 患者似乎既没有 C282Y 突变，也没有 H63D 突变。

其他与铁代谢有关的突变蛋白质包括但不限于铁调素（hepcidin）、血幼素（hemojuvelin）、膜铁转运蛋白（ferroportin）、转铁蛋白受体 2（transferrin receptor 2）、H-铁蛋白（H-ferritin），以及没有铁过载的高铁蛋白血症。已经有多项小鼠研究表明，铁调素和血幼素可能从表型上调节铁过载表达。这些额外的遗传变异可以解释为什么某些个体与那些没有此种基因突变的个体相比，会发生铁指数较高的情况。因此，这意味着“双重打击”现象。例如，在一项涉及 392 例表现为轻度至重度铁过载的 C282Y HFE 基因突变纯合子患者的研究中，5 例有额外 HAMP 基因突变的患者，都属于铁指数最高者之列。这项研究还发现，同时是 HFE 和 HAMP 基因突变杂合子的个体，铁指数也升高。在另一项 310 例 HFE 突变 C282Y 纯合子患者的研究中，发现 9 例有额外的 HJV 错义突变杂合子。其中 8 例的铁指数指标与同性别年龄相仿的 C282Y 纯合子患者相比显得更为严重。

经验教训

有关该例患者的主要经验教训是：

1. 怀疑有铁过载的个体，以及是已确认 HH 患者的一级亲属且年龄大于 20 岁的个体，应该接受通宵禁食后转铁饱和度检测作为初步筛查。同时测定血清铁蛋白能增加铁过载诊断的预测准确率。TS 也是一般成人铁过载状态筛查的首选检测方法。

2. 铁指标异常的所有个体，以及是已确认纯合子的一级亲属的个体，都应接受 HFE 突变基因分型检测。在缺乏显著肝脏病变指标时，小于 40 岁的 C282Y 纯合子患者可以通过放血加以治疗而无需进行肝活检。具有肝病临床证据的所有纯合子，血清铁蛋白超过 1000 ng/ml，以及特别是年龄大于 40 岁还具有其他肝脏疾病危险因素的患者，都建议行肝活检。复合突变或 C282Y 杂合子合并 TS 升高的，特别是那些有肝酶水平异常或肝脏疾病临床证据者，也应考虑肝活检。

对于怀疑 HH 者，当需要记录 HIC 以及进行纤维化分期时，或者需要排除其他原因引起的肝脏疾病时，肝活检有帮助价值。除了常规组织学评估，应该通过 Perls 染色进行肝铁定性检测。如果提示铁储备增加，还应该进行组织定量铁测量证实。

3. 所有有铁过载证据的 HH 患者，都应强烈鼓励其接受定期放血治疗直到铁储备减低。而且应该终身进行，以血清铁蛋白水平为依据维持治疗的频率。应该避免维生素 C 补充剂。有肝硬化的 HH 患者应该定期接受肝癌筛查。继发性铁过载的治疗应针对病因进行。在没有贫血基础的前提下，某些类型的继发性铁过载可以耐受类似治疗 HH 的放血疗法方案。使用去铁胺进行肠外螯合疗法是慢性红细胞生长不良性贫血综合征或慢性溶血性贫血患者目前的首选治疗方法。螯合治疗期间，为监测疗效，可能需要反复肝活检证实 HIC 是否得到充分减低。

（杨桂元　张轶凡　译　钱祝银　校）

参 考 文 献

1. Olynyk JK, Cullen DJ, Aquila S, et al. A population based study of the clinical expression of the hemochromatosis gene. N Engl J Med, 1999, 341：718.
2. Pietrangelo A, Montosi G, Totaro A, et al. Hereditary Hemochromatosis in adults without pathogenic mutations in the hemochromatosis gene. N Engl J Med, 1999, 341：725.
3. Adams PC, Chakrabarti S. Genotypic/phenotypic correlations in genetic hemochromatosis: Evolution of diagnostic criteria. Gastroenterology, 1998, 114：319.
4. Bassett ML, Halliday JW, Powell LW. Value of hepatic iron measurement in early hemochromatosis and determination of the critical iron level associated with fibrosis. Hepatology, 1986, 6：24.
5. Niederau C, Fischer R, Purschel A, et al. Long-term survival in patients with herditary hemochromatosis. Gastroenterology, 1996, 110：1107.
6. Bacon BR, Olynyk JK, Brunt EM, et al. HFE genotype in patients with hemochromatosis and other liver diseases. Ann Intern Med , 1999, 130：953.

病例 10 酗酒糖尿病患者腹泻一例

病史

特征及主诉：39岁男子，慢性腹泻。

现病史：患者是一名39岁的黑人男子，有长期酗酒史，25岁时诊断有糖尿病且控制不佳，在过去5年里，出现腹泻且逐步恶化，伴大便失禁。患者发现大便量大，味道重且松厚。进食后腹泻加重而禁食时能有所缓解。夜间也有腹泻。诉进食多，但在过去的1年中体重减轻6.8kg。在过去的几个月中出现失禁，每天使用成人尿布。否认有任何发热、寒战、腹痛、黑便、便血、恶心或呕吐。否认曾因急性胰腺炎接受住院治疗。否认外国旅行史。

既往史：酒精中毒，糖尿病。

药物史：二甲双胍，加巴喷丁，洛哌丁胺（需要时）。

个人和社会史：从十几岁起开始重度酗酒（每天饮啤酒超过12份）；不使用烟草或毒品。偶尔无家可归。

家族史：没有相关的严重疾病家族史。

体格检查

生命体征：BP：146/86mmHg，HR：88次/分，RR：18次/分，T：37℃。一般情况：体重：66.22kg，身高：177.8cm。全身情况：消瘦，黑人男性，无急性应激。皮肤：正常。四肢：消瘦。头眼耳鼻喉：正常。肺：正常。心：正常。腹部：舟状腹，软，无压痛，无脏器肿大，无包块。直肠：直肠张力弱，淡黄褐色大便。神经系统：下肢震动觉和轻触觉减弱。

辅助检查

表 10-1 入院时实验室检查

血细胞分析	
Hb (g/dl)	12.6
Hct (%)	35.6
WBC ($\times10^9$/L)	5.4
Plt ($\times10^9$/L)	272
MCV	81
生化	
Na (mEq/L)	130
K (mEq/L)	3.9
Cl (mEq/L)	96
HCO_2 (mEq/L)	27
Glu (mg/dl)	>500
Urea (mg/dl)	10
Creat (mg/dl)	0.7
Ca (mg/dl)	7.1
Phos (mg/dl)	2.4
TProt (g/dl)	7.2
Alb (g/dl)	3.0
TBili (mg/dl)	0.1
DBili (mg/dl)	0.1
AlkP (U/L)	106
ALT (U/L)	57
AST (U/L)	29
Lip (U/L)	104
肝炎指标	
HBsAg	阴性
HCV Ab	阴性
HIV Ab	阴性
凝血	

续 表

PT（sec）	11.1
PTT（sec）	30.0
其他	
大便脂质染色	阴性
大便虫卵和寄生虫	阴性
便隐血试验	阴性
TSH	1.15

表 10-2 一周后完成的实验室检查

血红蛋白 A1c	12.1
维生素 B_{12}	>2000
48 小时大便称重	2.4 kg
粪便脂肪定量分析	61 mg/d

内镜学检查

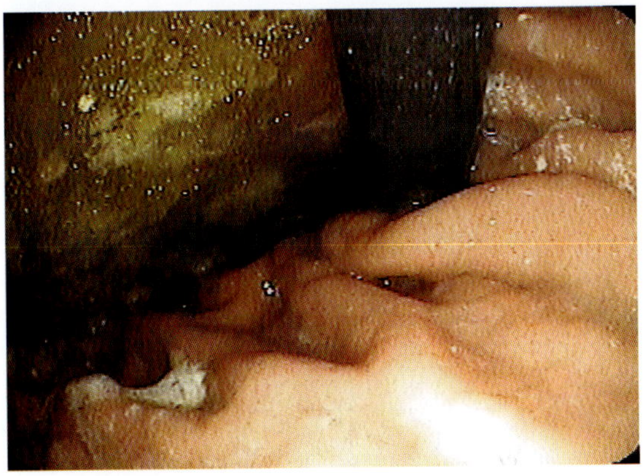

图 10-1 胃内食物潴留

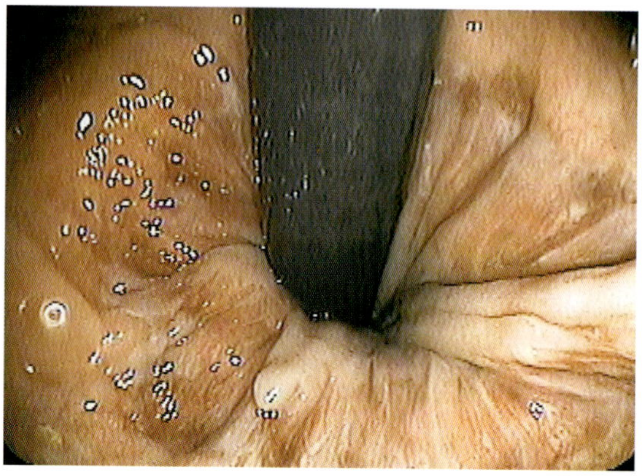

图 10-2　直肠张力弱

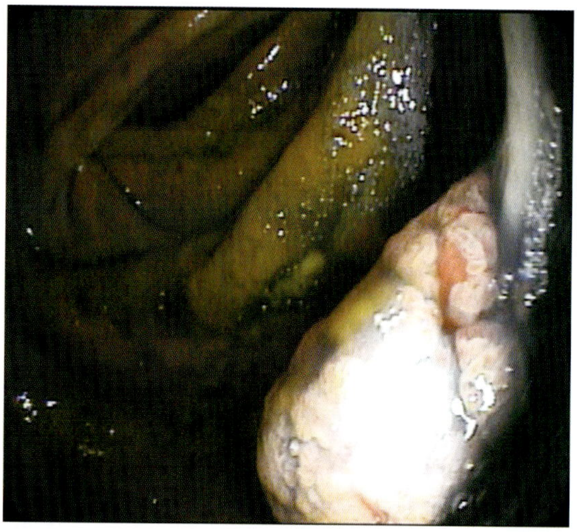

图 10-3　肠镜（之一）

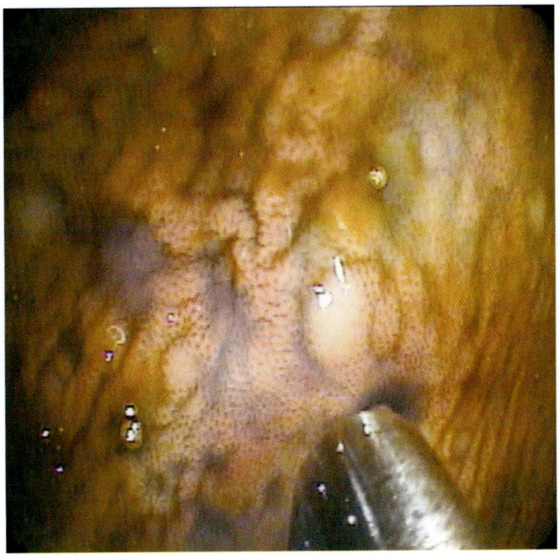

图 10-4　肠镜（之二）

影像学检查

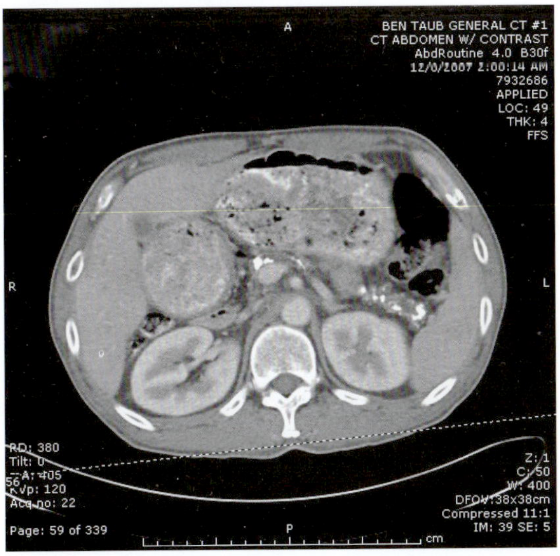

图 10-5　腹部 CT 见胰内（译者注：钩突，胰颈，体尾部）钙化

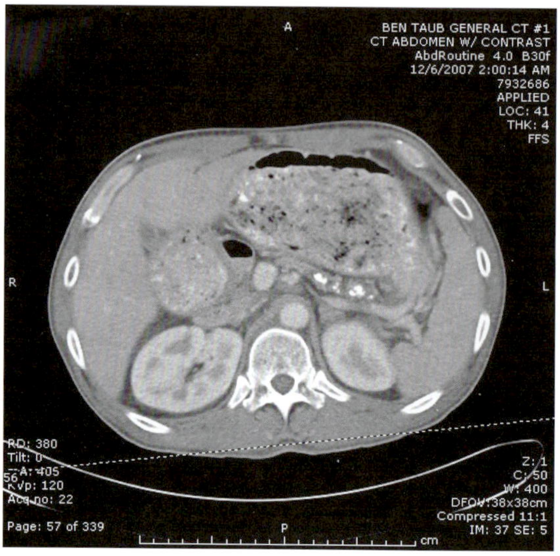

图 10-6 腹部 CT 见胰内（译者注：胰体尾部）钙化

其他

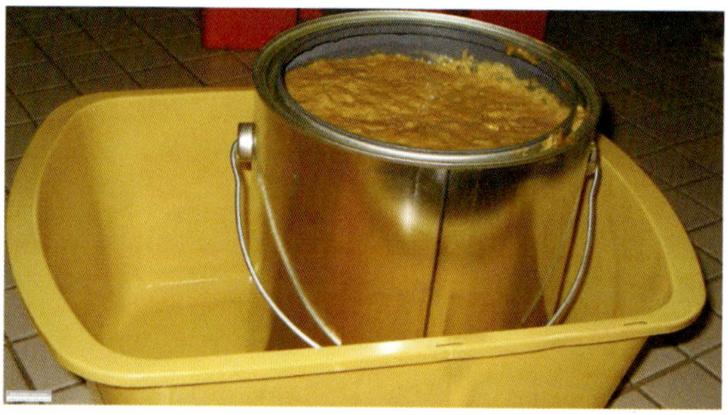

图 10-7 大便—48 小时大便收集达 2. 419kg

问题

根据上述诊断信息，诊断为：胰腺外分泌功能不全。
关于此患者的最佳处理，考虑下列问题：

1. 首选何种胰酶替代疗法，多少剂量？
2. 联用抑酸药物机制？
3. 若无反应如何处理？

诊断和讨论

最终诊断：胰腺外分泌功能不全。

食物中脂质的正常消化主要发生在位于幽门和屈氏韧带之间的近端小肠。远端的空肠和回肠的吸收效率较低。正常量的（<7mg/d）未消化脂肪被运送到末端回肠，在胃肠道分泌和运动反馈调节机制中发挥重要作用。胰腺外分泌功能不全，和由此产生的脂肪泻是慢性胰腺炎的晚期表现，通常只有在胰腺分泌能力减少到不足正常的10%的时候发生（图 10-8）。

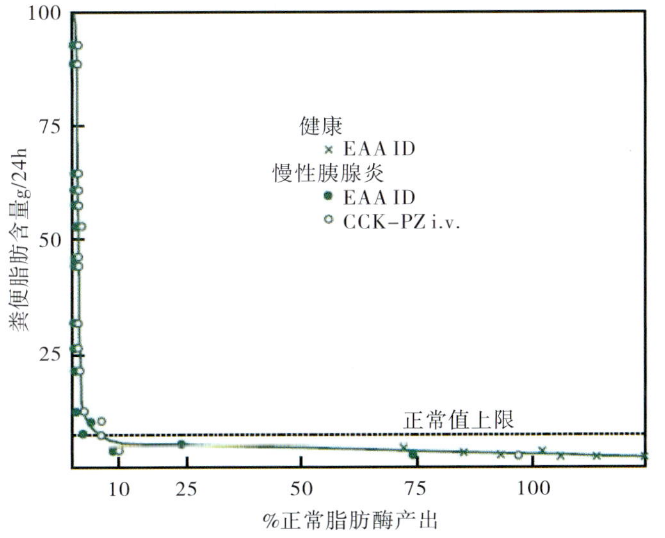

图 10-8 粪便脂肪含量与脂肪酶产出的关系

因为与其他消化酶相比，脂肪酶的生成受损最早最严重，所以脂肪吸收不良是吸收不良综合征最显著的特点。此外，胰腺分泌碳酸氢盐的能力受损导致十二指肠 pH 值呈酸性，这也能抑制脂肪酶，使胆汁酸变性。脂肪酶在肠道内也更容易变性。

胰腺功能不全的检测大多不敏感，且只对中度至重度疾病有效。胰腺外分泌功能的直接检测是最敏感的试验，报告敏感性为 67%～94%。直接检测包括十二指肠插管，用分泌素、CCK 或两者联用刺激后，测量胰液分泌。使用标准内镜的更新的技术也正在使用。间接检测包括测量血清胰蛋白酶、粪便胰糜蛋白酶和弹性蛋白酶，以及标准饮食下的粪便脂肪含量。这些间接测试对晚期胰腺炎最准确。也可以用 US、EUS、CT、MRCP 或 ERCP 检查进行解剖学评价。解剖变化发现如胆管扩张、胆管不规则、实质不规则现象以及空腔或结石则是慢性胰腺炎病程晚期的表现。

胰腺外分泌功能不全的治疗包括治疗任何潜在的疾病，改善阻塞性病变，以及口服胰酶制剂替代治疗。

1. 胰酶制剂的选择和剂量

胰酶替代治疗早在二十世纪六七十年代就开始使用了。几十年来，配方逐步改进，出现肠溶片和肠溶微丸、微球。目前，市面上有许多不同的脂肪酶制剂可选（表 10-3）。

表 10-3 美国和欧洲常用酶替代药物中脂肪酶含量

药物	剂型	厂家	脂肪酶含量（U）
Pancrease MT4（10，16，20）	MT	McNeil	4000[a]（10000，16000，20000[a]）
Pancrease	MSP	McNeil	4500[a]
Creon 5（10，20）	MSP	Solvay	5000[a]（10000，20000[a]）
Creon 10000（25000）			10000[b]（25000[b]）
Ultrase MT 12（18，20）	MT	Axcan	12000[a]（18000，20000[a]）
Ultrase	MSP	Axcan	4500[a]
Vlokase	片剂	Axcan	8000[a]
Panzytrat 10000（25000，40000）	MT	BASF	10000[b]（25000，40000[b]）
Enzym-Lefax	咀嚼片	Asche/Schering	2200[b]（+41. 2mg 西甲硅油）
Pankreon 10000	片剂	Solvay	10000[b]
Pankreon forte 28000	片剂	Solvay	28000[b]

a 酶含量按美国药典（USP）单位计。

b 酶含量按欧洲药典（Ph. Eur）单位计。

MSP，微球；MT，微片。

大多数使用猪源性胰酶制作。大多数比较非包衣片和肠溶包衣片的研究都是小规模，胰酶制剂配方各不相同，而且不是双盲安慰剂对照的研究。1983 年，Dutta 等在 6 例轻中度脂肪泻患者身上对肠溶片与非肠溶片进行了比较，没有发现其在减少脂肪泻上存在显著性差异。1988 年，Marotta 等比较了 2 种肠溶片制剂与非肠溶制剂，对象是 12 例患者，发现非肠溶片占优。但值得注意的是，作者称肠溶制剂可能剂量偏低，而非肠溶制剂每片酶含量较多。Dutta 后来在 1989 年发现，肠溶微球在减少脂肪泻上优于常规治疗。Aparisi 等以 12 例患者为对象比较了 Creon（肠溶包衣微球）与常规治疗的效果。发现 Creon 在改善脂肪泻上更有效，用量减少，需完全替代治疗的也较少。最近，碳酸氢盐缓冲的制剂在囊性纤维化儿童患者中开始进行了初步研究，但 Kalnins 等将之与非缓冲剂型对比没有发现优势。虽然使用肠溶包衣微球片被普遍接受为酶替代治疗的首选方法，但数据资料有限。

推荐剂量是每餐 25~40000 国际单位脂酶。值得注意的是，在美国，使用的是美国药典单位，而不是国际单位制的单位，来描述不同制剂的含量。因此每餐建议 90000 美国药典单位。

2. 联合抑酸

1973 年，DiMagno 等证明脂肪酶在十二指肠 pH 值小于 4 时会失活。另外，还证明胆盐在酸性环境下更易于沉淀，不进入微胶粒期，可能导致吸收不良。1977 年，Graham 医生研究了几种不同的配方，发现胃内 pH 值越低，十二指肠内 pH 值也越低，脂肪泻减少更明显。1977 年，Regan 等首次比较了使用西咪替丁抑酸的效果。在 6 例患者的小规模研究中，他们发现，西咪替丁与胰酶联用优于胰酶单用或胰酶与抗酸剂联用。1982 年，Graham 医生报告在胰酶制剂基础上加用西咪替丁对脂肪泻没有明显影响。

1991 年，Heijerman 等在一组囊性纤维化（cystic fibrosis，CF）和胰腺功能不全儿童患者中发现，在标准胰酶的基础上加用奥美拉唑能显著改善脂肪排泄。1994 年，Bruno 等发现使用西咪替丁或奥美拉唑进行抑酸治疗比单用标准酶替代治疗更为有效，而西咪替丁和奥美拉唑之间差异没有统计学意义。Vecht 等比较了 2 种肠溶制剂不联用或联用抑酸治疗的情况，对象是 16 例患者。发现脂肪酶 10000U/tid+奥美拉唑 60mg/qd 与脂肪酶 20000U/tid 单用效果相当。总之，证据占优的是，在足量的酶替代治疗基础上加用 H_2 受体阻断剂或质子泵抑制剂能够改善大多数病例的脂肪吸收不良，消除高达 40% 的病例的脂肪泻。大多数专业人士建议使用非肠溶包衣制剂时开始即做抑酸治疗，使用肠溶制剂时如果患者对治疗没有反应则加用抑酸治疗。

3. 无反应患者的治疗

一些患者一开始可能对胰酶替代疗法没有反应。应当采用循序渐进的方法（图 10-9）。

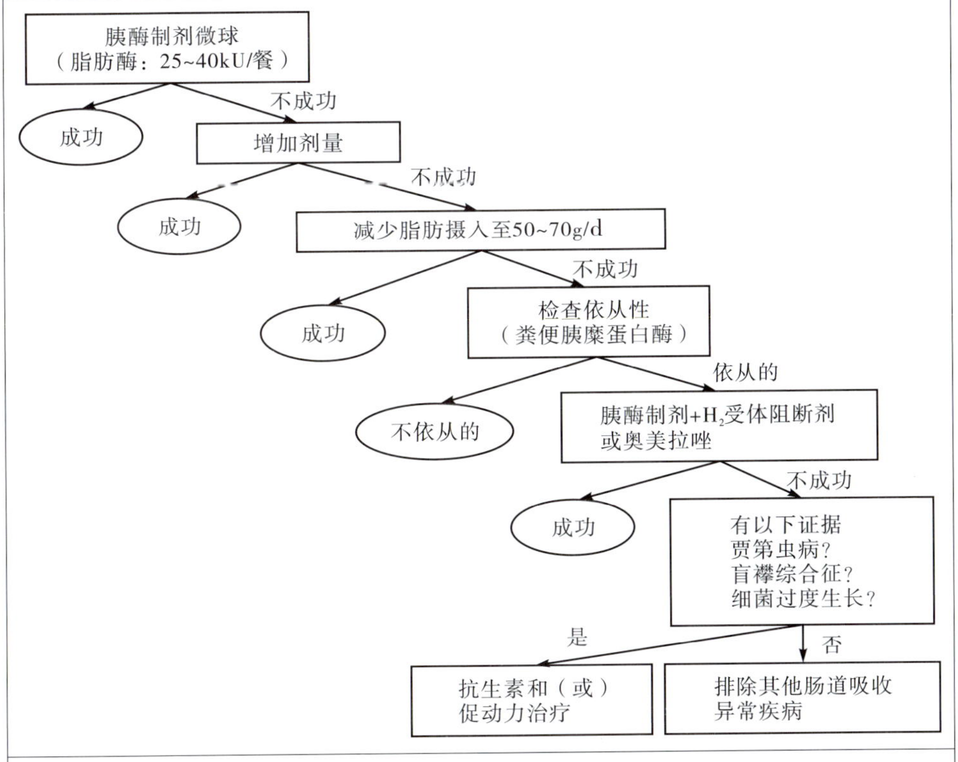

图 10-9　慢性胰腺炎脂肪泻现行胰酶替代治疗方案

开始治疗后，如果患者没有反应，第一步应该是增加剂量。值得注意的是，建议药物用量不超过 10000U/kg，因为高剂量的肠溶酶替代治疗与儿童纤维化结肠病有关。如果增加 2~3 次剂量后仍然失败，应限制饮食中脂肪含量（50~75g/d）并建议少食多餐。如果再失败，应通过测量粪便胰糜蛋白酶水平评估依从性。考虑加用抑酸剂或改用别种胰酶。如果持续有大量脂肪泻存在，应排除其他原因造成的吸收不良，如细菌过度生长、乳糜泻或贾第虫病。但应记住，大多数患者的消化不会恢复至正常。

新的脂肪酶制剂正在被开发和研究，最有潜力的是一种细菌脂肪酶，更耐酸，不易被蛋白酶溶解变性，活性较高。

随访

患者开始服 Pancrease[MT]胶囊 16 颗，分 3 餐时及睡前服用。在脂肪泻没有观察到任何变化后，剂量增加至每次 6 颗。还接受了兰索拉唑治疗。为治疗可能的小肠内细菌过度生长，使用了 7 天环丙沙星和甲硝唑。给予了洛哌丁胺治疗糖尿病肠病。患者仅有轻度改善，出院后门诊随访。

经验教训

本例的经验教训是：

1. 虽然资料有限，但肠溶包衣微球制剂仍然是首选的酶替代治疗方法，目标剂量每餐 90000 美国药典单位。

2. 抑酸治疗可以通过增加脂肪分解活动和促进胆汁酸溶解度来帮助改善脂肪泻。

3. 如果患者对胰酶替代疗法没有反应，应循序渐进地增加剂量，调整饮食，评估依从性，抑酸以及排除其他伴随疾病。

（杨桂元　张轶凡　译　钱祝银　校）

参考文献

1. Dutta SK, Rubin J, Harvey J, Comparative evaluation of the therapeutic efficacy of a pH-sensitive enteric coated pancreatic enzyme preparation with conventional pancreatic enzyme therapy in the treatment of exocrine pancreatic insufficiency. Gastroenterology, 1983, 84（3）: 476-482.
2. Marrota F, O'keefe SJD, Marks IN, et al. Pancreatic enzyme replacement therapy. Importance of gastric acid secretion, H2-antagonists, and enteric coating. Dig Dis Sci, 1989, 34（3）: 456-461.
3. Vecht J, Symersky T, Lamers CB, et al. Efficacy of lower than standard doses of pancreatic enzyme supplementation therapy during acid inhibition in patients with pancreatic exocrine insufficiency. Clin Gastroenterol, 2006, 40（8）: 721-725.
4. Dutta SK, Hubbard VS, Apper M, et al. Critical examination of therapeutic efficacy of a pH-sensitive enteric-coated pancreatic enzyme preparation in treatment of exocrine pancreatic insufficiency secondary to cystic fibrosis. Dig Dis Sci, 1988, 33（10）: 1237-1244.
5. Kalnins, Ellis L, Corey M, et al. Enteric-coated pancreatic enzyme with bicarbonate is equal to standard enteric-coated enzyme in treating malabsorption in cystic fibrosis. J Pediatr Gastroenterol Nutr, 2006, 42（3）:

256-261.

6. Regan PT, Malagelada J-R, DiMagno EP, et al. Comparative effects of antacids, cimetidine and enteric coating on the therapeutic response to oral enzymes in severe pancreatic insufficiency. New England Journal of Medicine, 1977, 297 : 854-858.
7. Saunders JHB, Drummond S, Wormsley KG. Inhibition of gastric secretion in treatment of pancreatic insufficiency. British Medical Journal, 1977, 1 : 418-419.
8. Bruno MJ, Rauws EA, Hoek FJ, et al. Comparative effects of adjuvant cimetidine and omeprazole during pancreatic enzyme replacement therapy. Digestive Diseases and Sciences, 1994, 39 : 988-992.
9. Heijerman HG, Lamers CB, Bakker W. Omeprazole enhances the efficacy of pancreatin (pancrease) in cystic fibrosis. Annals of Internal Medicine, 1991, 114 : 200-201.
10. DiMagno EP, Go VLW, Summerskill WHJ. Relations between pancreatic enzyme outputs and malabsorption in severe pancreatic insufficiency. New England Journal of Medicine, 1973, 288 : 813-815.
11. DiMagno, EP. Gastric acid suppression and treatment of severe exocrine pancreatic insufficiency, Best Practice & Research Clinical Gastroenterology, 2001, 15 (3) : 477-486.
12. Layer P, Keller J. Lipase Supplementation Therapy: Standards, Alternatives, and Perspectives Pancreas, 2003, 26 (1) : 1-7.
13. Formark C. Chronic Pancreatitis. In Gastrintentinal and Liver disease. Saunders, 2007 pgs 1271-1308.
14. Aparisi L, Rodrigo JM, Serra MA, et al. Efficacy of a new microencapsulated pancreatin versus a conventional preparation, in the treatment of steatorrhea of pancreatic origin. Rev Esp Enferm Apar Dig, 1989, 76 (1) : 25-30.
15. Graham DY. Enzyme replacement therapy of exocrine pancreatic insufficiency in man: Relations between in vitro enzyme activities and in vivo potency in commercial pancreatic extracts. N Engl J Med, 1977, 296 (23) : 1314-1317.
16. Graham DY. Pancreatic enzyme replacement: the effect of antacids or cimetidine. Dig Dis Sci, 1982, 27 (6) : 485-490.

病例 11 脐部溃疡一例

病 史

特征及主诉：52 岁门诊患者，主诉全身无力，下肢肿胀。脐部有一溃疡包块。

现病史：患者长期静脉吸毒，严重酗酒。数年前曾被告知因丙型肝炎和酗酒而存在慢性肝病。从未发生过任何已知的肝硬化的并发症。1 个月前发现脐部出现一痛性溃疡丘疹。3 周前下肢和腹部逐渐水肿，同时出现间断性黑便。全身乏力不适 2 周。因进行性腹胀，脐部溃疡增大，以及极度疲劳就诊。体重下降，数值不详。

系统回顾无发热或夜汗。无吞咽困难、吞咽痛，无呼吸困难、恶心呕吐、腹泻、便秘、腹痛、呕血或便血。

既往史：丙型肝炎。既往未住过院，未做过手术。

药物史：无。否认非处方类 NSAIDs 或 ASA 药物。

个人和社会史：患者无业，住在一家汽车旅馆。家庭失和数年。无旅行史或感染及毒物接触史。长期摄入烟草、可卡因、静脉毒品和酒精。

家族史：父亲死于心肌梗死，母亲死于不明癌症。

体格检查

生命体征：BP：94/71mmHg，HR：83 次/分，RR：14 次/分，T：37℃。营养发育：体重：80.23kg，身高：170.18cm。一般状况：正常，冷淡无欲貌。皮肤：无黄疸，无蜘蛛痣，无肝掌。四肢：双足水肿“++”。头眼耳鼻喉：无黄疸，黏膜湿润，无淋巴结肿大。肺：肺底呼吸音减低。心：心率、心律正常，无杂音、心包摩擦音、奔马律。腹部：腹胀，无压痛，有液波震颤和移动性浊音。脐部有一 3cm×3cm 红斑溃疡，边缘隆起，中央坏死（图 11-1）。直肠：括约肌张力正常，大便褐色、不带血。神经系统：无病灶。

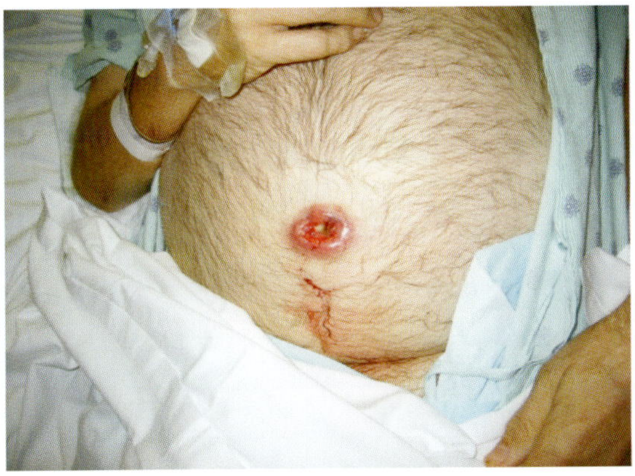

图 11-1 脐部病灶

辅助检查

表 11-1 实验室检查

血细胞分析	
Hb（g/dl）	6.8
Hct（%）	22.8
WBC（$\times10^9$/L）	16.6
Pmn	71
Lymph	19
Mono	8
Eos	2
Plt（$\times10^9$/L）	385
肝肾功能	
Na（mEq/L）	127
K（mEq/L）	2.9
Cl（mEq/L）	96
HCO_2（mEq/L）	26.1
Glu（mg/dl）	337
Urea（mg/dl）	12
Creat（mg/dl）	0.7

续 表

TProt（g/dl）	6.4
Alb（g/dl）	1.8
TBili（mg/dl）	1.7
DBili（mg/dl）	1.4
AlkP（U/L）	766
ALT（U/L）	66
AST（U/L）	103
凝血	
PT（sec）	13.3
PTT（sec）	25.5
铁相关	
Iron（mic. g/dl）	10
TIBC（mic. g/dl）	313
%Sat	3
病毒学指标	
HAV IgM	阴性
HBsAg	阴性
HBcAb	阴性
HCV Ab	阳性
HCV PCR	4.7M
HIV Ab	阴性

问题

进行下一步前，思考下述关于此患者的最佳处理的几个问题：

1. 你的初步诊断和鉴别诊断是什么？
2. 你将怎样进一步评估该患者？
3. 如果该患者进行全身扫描，哪个器官（包括肚脐和腹壁）最可能异常？

内镜学检查

上消化道内镜检查未见包块、溃疡、静脉曲张或活动性出血。随后进行的结肠镜检查发现憩室及绒毛状息肉，后者随即被摘除，病检排除了恶性可能。

影像学检查

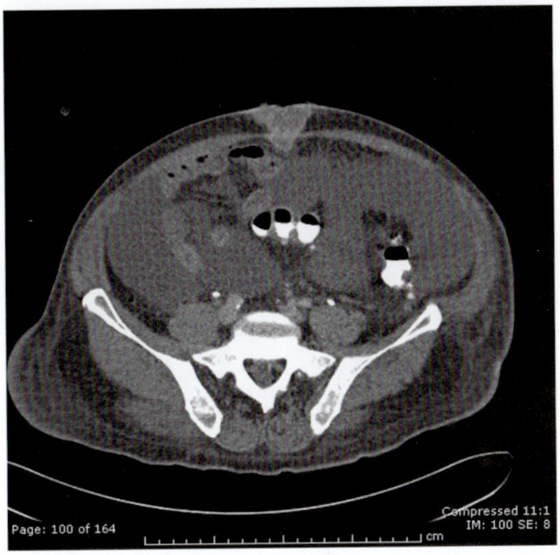

图 11-2 脐部 CT 扫描

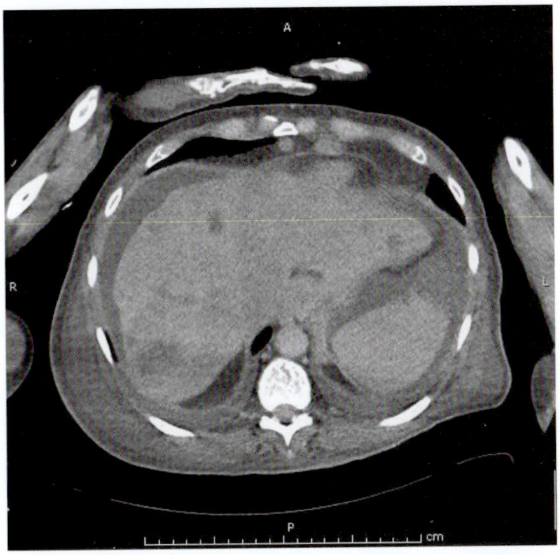

图 11-3 肝脏 CT 扫描

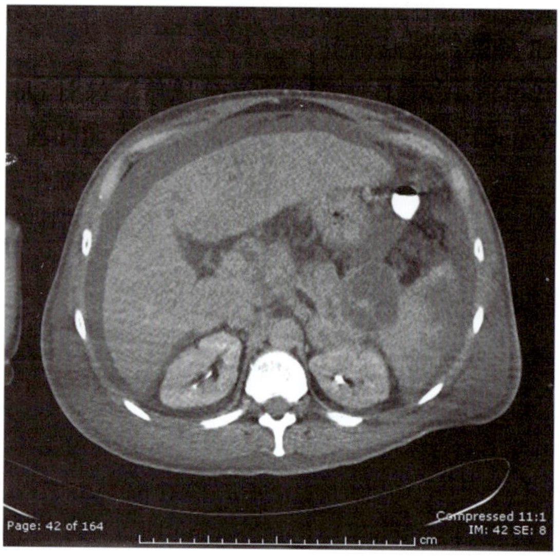

图 11-4 十二指肠、胃、胰腺、脾 CT 扫描

病理学检查

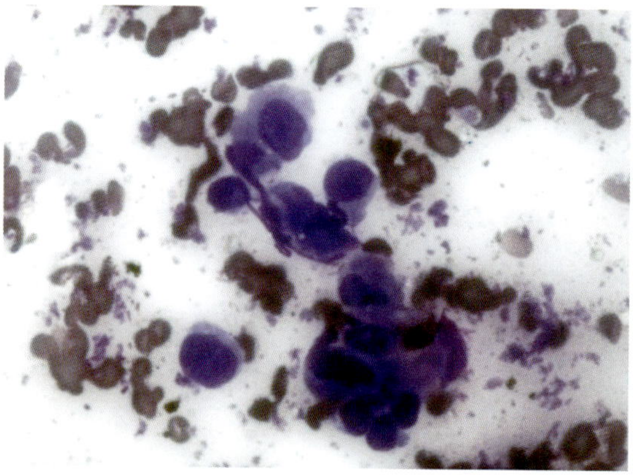

图 11-5 脐部肿块细针穿刺

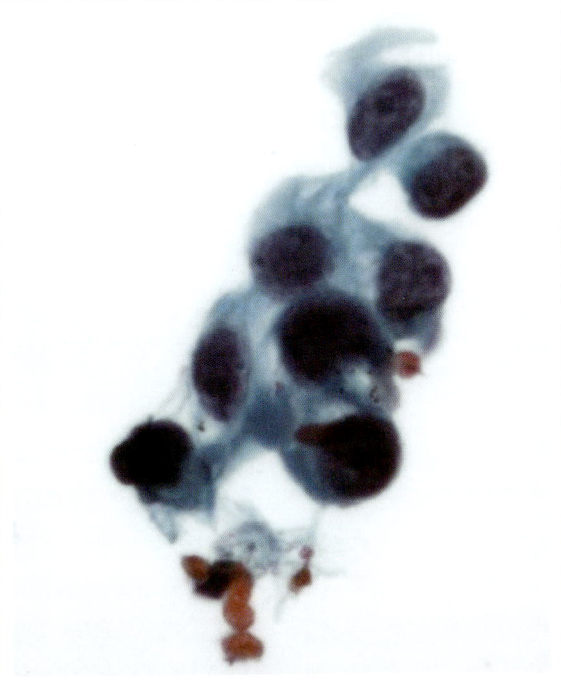

图 11-6　脐部肿块细针穿刺

诊断和讨论

最终诊断：胰腺癌广泛转移。

背景

脐部转移癌最早由 Walshe 于 1846 年发现。但修女玛丽·约瑟夫（Sister Mary Joseph，1856~1939），威廉·梅奥医生的手术护士，才是第一个注意到脐部病变与腹腔内恶性肿瘤之间关系的人，她在给患者进行腹部术前准备时注意到了这一点。为了纪念她，1960 年曾建议将提示远处癌转移的脐部结节命名为“修女玛丽·约瑟夫结节（SMJ 结节）”。到现在，文献报道的 SMJ 结节已超过 400 例。

SMJ 结节的特征是溃疡和坏死病变，外覆坚硬纤维组织，边缘不规则。可伴疼痛或瘙痒。常有血性、脓性、黏液性或浆液性分泌物。外观有时难以捉摸，常被误诊为蜂窝织炎或脐疝。SMJ 结节在女性多见，因为许多妇科病变会累及脐部。观察到男性患者出现脐部病变尤应怀疑可能有胃肠道恶性肿瘤存在。

病理生理学

肿瘤细胞转移到脐部的病理生理机制不明。也有一些可能的途径被提出并加以阐述。最常见的解释是通过邻近的前腹壁表面接触传播。也有人提出癌细胞通过腹膜淋巴管和深淋巴循环网途径形成腹膜种植。脐和腋窝、主动脉旁、乳腺内、髂外和腹股沟淋巴结的淋巴交通已被研究证实。第三种解释是通过腹壁表浅静脉和动脉网系统进行血行性传播。还有一个广为接受的解释是通过已消失的残余胚胎结构传播。其中一个例子是卵黄管，连接脐和回肠。其他一些这样的结构包括：脐尿管或脐正中韧带，连接脐和膀胱；镰状韧带，包含已消失的脐静脉；圆韧带；膀胱-脐韧带。

鉴别诊断

许多疾病进展过程中可能出现脐部结节。脐部新生物病变代表的原发性疾病约占38%，代表远处转移性疾病的占30%。皮肤病变如黑痣、上皮内包涵囊肿、表皮样囊肿、脐炎、瘢痕疙瘩、化脓性肉芽肿、藏毛窦也应作为鉴别诊断。

恶性肿瘤中1%~9%有皮肤转移，其中10%左右皮肤转移病灶位于脐周。下表列举了脐部转移癌原发器官发生概率（表11-2）。

表 11-2 脐部转移灶鉴别诊断

起源	病例
胃肠道	52.3%
胃	23.3%
结直肠	14.96%
胰腺	9.0%
胆囊	2.4%
小肠	1.9%
生殖系统	28%
卵巢	16.7%
子宫	5.8%
宫颈	2.4%
乳腺	1.7%
起源不明	15.4%
泌尿系统	1.9%
肺	1.2%

虽然大多数转移性癌是腺癌，但SMJ结节仍有多种其他组织学类型的报道，包括鳞状细胞癌、小细胞癌、骨髓瘤、平滑肌肉瘤、类癌、腹膜间皮瘤、肝癌、黏液样脂肉瘤等。一项评估了85例同时有内脏癌和脐部结节病例的研究发现，79例存在腺癌，其余6例为未分化病变、鳞状细胞癌和平滑肌肉瘤。

检查

SMJ结节常常是隐匿性恶性肿瘤的唯一表现。一篇综述研究总结368例病例，有152例先发现SMJ结节，然后才发现原发肿瘤。其中97例SMJ结节是其唯一表现。另一项研究发现85例病例中有45例在确诊原发肿瘤前1~12个月发现SMJ结节。与倾向发生于疾病晚期非脐部的皮肤转移癌相比，脐部转移癌常常是全身性恶性疾病或其复发的第一表现。

组织活检可以确定诊断，明确病变。病理学者应该进行合适的免疫组化检查来确定起源不明癌的来源。少见的病例需要免疫组化和电镜检查来与常见腺癌相鉴别。不适于或禁忌进行楔状活检的患者，可以行细针穿刺进行细胞学检查，诊断恶性疾病敏感度为92.8%，阳性预测值100%。这在既往已诊断有某种癌症，寻求从某已知部位复发转移证据的患者中尤为适用。

肿瘤标志物的作用不明，未得到很好的研究。腺癌进行组织学诊断时，检测下述标志物可能提示其脏器起源：CEA-结肠；AFP-肝脏；CA 125-卵巢；CA 15-3-乳腺；CA 19-9-胰腺；PSA-前列腺。一些作者建议应及早检查以避免诊断延误。在女性患者中，这些检查可以将检查方向引导到卵巢或乳腺。这些检查肯定不能逾越仔细的病史采集（腹痛、吞咽困难、呕血、黑便、月经不调以及不育）和体格检查（乳腺、腹部、直肠以及盆腔）。但是，大多数患者还需要摄片检查，腹部和盆腔CT扫描能显示脐部病变的深度以及与SMJ结节最相关的脏器。症状、体征、肿瘤标志物和CT扫描能够提示进行选择性的胃肠内镜检查。

预后

以SMJ结节为表现的患者预后通常较差。平均存活时间为2~11个月，只有13.5%能存活2年。预后由肿瘤起源及原发病的自然病程决定。与单纯进行手术（7.4个月）和单纯进行化疗（10.3个月）的患者相比，状况良好能进行手术加化疗的患者存活时间有所延长（21个月）。

就我们所知，之前已有57例继发于转移性胰腺癌的SMJ结节报道。本例是第58例。但毫无疑问的是，还有更多。

随访

之前已抽血检查肿瘤标志物。回报CA 19-9值高达26482。结合影像学检查所见，活检腺癌阳性，该患者被诊断为胰腺癌广泛转移。遗憾的是，由于患者有肝硬化，基础状况差，故不建议化疗。予姑息处理，诊断约40天后死亡。

经验教训

关于这例患者的主要经验教训是：

1. 脐部病变常可以是腹腔内隐匿性恶性肿瘤的唯一表现。
2. 应立即进行肿瘤标志物、影像学检查以及活检，但这些不能取代病史采集和体检。
3. 以SMJ结节为表现的患者预后较差，积极的手术和化疗能提高生存率。

（杨桂元 张轶凡 译 苗 毅 校）

参考文献

1. Walshe WH. The nature and treatment of cancer. The British and Foreign Medical Review , 1846 : 293-311.
2. Hill M, O'leary P. Sister Mary Joseph and her node. Am Surg, 1996, 62 : 328-329.
3. Coll DM, Meyer JM, Mader M, et al. Imaging appearances of Sister Mary Joseph nodule. Br J Radiol, 1999,

72：1230-1233.

4. Foster MA，Gering SA，Bradley YC. Sister Mary Joseph's sign from metastatic disease of the pancreas. J Am Coll Surg，2001，192：130.
5. Dubreuil A，Dompmartin A，Barjot P，et al. Umbilical metastasis or Sister Mary Joseph's nodule. Int J Dermatol，1998，37：7-13.
6. Shetty MR. Metastatic tumors of the umbilicus：a review 1830~1989. J Surg Oncol，1990，45：212-215.
7. Yendluri V，Centeno B，Springett G. Pancreatic cancer presenting as a Sister Mary Joseph's nodule：case report and update of the literature. Pancreas，2007，34：161-164.
8. Amaro R，Goldstein J，Cely C，et al. Pseudo Sister Mary Joseph's nodule. Am J Gastroenterol，1999，94：1949-1950.
9. Gabriele R，Conte M，Egidi F，et al. Umbilical metastases：current viewpoint. World J Surg Oncol，2005，3：13.
10. Holmes CE，Massa MC. Skin signs of systemic disease. Postgrad Med，1994，96：93-96，99-102.
11. Galvan VG. Sister Mary Joseph's nodule. Ann Intern Med，1998，128：410.
12. Crescentini F，Deutsch F，Sobrado CW，et al. Umbilical mass as the sole presenting symptom of pancreatic cancer：a case report. Rev Hosp Clin Fac Med Sao Paulo，2004，59：198-202.
13. Powell FC，Cooper AJ，Massa SC，et al. Sister Mary Joseph's nodule：a clinical and histologic study. J Am Acad Dermatol，1984，10：610-615.
14. Fiora B. Umbilical metastasis：Sister Mary Joseph's nodule. Harefuah，2006，145：505-509，550.
15. Barrow MV. Metastatic tumors of the umbilicus. J Chron Dis，1966，19：1113-1117.
16. Khan AJ，Cook B. Metastatic carcinoma of the umbilicus："Sister Mary Joseph's Nodule." Cutis，1997，60：297-298.
17. Gabriele R，Borghese M，Conte M，et al. Sister Mary Joseph's nodule as a first sign of cancer of the cecum：report of a case. Dis Colon Rectum，2004，47：115-117.
18. Edoute Y，Malberger E，Kuten A. Umbilical metastasis diagnosed by fine needle aspiration. J Surg Oncol，1990，45：56-58.
19. Dodiuk-Gad R，Ziv M，Loven D，et al. Sister Mary Joseph's nodule as a presenting sign of internal malignancy 2006. Skinmed，2006，5：256-258.
20. Requena Caballero L，Vasquez Lopez F，Requena Caballero C，et al. Metastatic umbilical cancer-Sister Mary Joseph's nodule：report of two cases. J Dermatol Surg Oncol，1988，14：664-667.
21. Sugarbaker PH. Sister Mary Joseph's Sign. J Am Coll Surg，2001，193：339-340.

病例 12 弥漫性结肠溃疡一例

病　史

特征及主诉： 52 岁男性，因血性腹泻及体重下降入院。

现病史： 52 岁男性，1995 年诊断 HIV 感染，使用 HAART 方案化疗。主诉腹泻 3 个月，水样便，5~6 次/天，夜间数次，大便持续混有血液，同期自觉体重下降约 40 磅。诉有弥漫性腹痛，左下象限为甚，肠蠕动后有直肠痛，在 2007 年 4 月前无该肠道症状。否认发热，恶寒，咳嗽，恶心，呕吐，皮疹或关节痛。

既往史： 1995 年诊断 HIV 感染，持续 HAART 方案化疗。1997 年诊断梅毒。偏头痛、带状疱疹、缺铁性贫血。

药物治疗： HAART-利托那韦，替拉那韦，恩曲他滨/替诺福韦，Bactrim（磺胺甲基异恶唑和三甲氧苄氨嘧啶）qod，葡萄糖酸亚铁。

个人和社会史： 异性恋。不饮酒，不吸烟，不使用违禁药品。

家族史： 父亲患有冠心病。

体格检查

生命体征： BP：107/72mmHg，HR：124 次/分，RR：12 次/分，T：37.2℃。营养发育：体重：41.73kg，身高：172.72cm，BMI：14。一般状况：恶病质，无急性应激。皮肤：无皮损或黄疸。四肢：肌肉萎缩，无水肿。头眼耳鼻喉：瞳孔等大等圆，对光反射、调节反射灵敏，口咽无病变或鹅口疮，黏膜粉红干燥。肺：双侧听诊清音。心：心动过速，心律齐，无杂音或奔马律。腹部：肠鸣音活跃，轻度弥漫性压痛，无腹胀，无脏器肿大或可触及的包块。直肠：血栓性外痔，未行指检。淋巴系统：颈部、锁骨上下、腋窝、腹股沟、股骨区淋巴结无肿大。神经系统：基本正常。

辅助检查

表 12-1 血细胞分析和肝肾功能

血细胞分析	初检	复查
Hb (g/dl)	13.4	12.3
Hct (%)	38.8	36.3
WBC ($\times10^9$/L)	8.1	6.8
Pmn	71.2%	
Lymph	12.6%	
Mono	15.9%	
Eos	0.2%	
Plt ($\times10^9$/L)	303	300
生化		
Na (mEq/L)	131	140
K (mEq/L)	4.0	3.4
Cl (mEq/L)	99	113
HCO_2 (mEq/L)	26	23
Glu (mg/dl)	90	91
Urea (mg/dl)	8	1
Creat (mg/dl)	0.7	1.0
Ca (mg/dl)	7.2	8.3
Phos (mg/dl)	3.0	
TProt (g/dl)	7.8	5.7
Alb (g/dl)	3.2	2.3
Prealbumin	3.6	
LDH	100	
TBili (mg/dl)	0.8	0.4
DBili (mg/dl)	0.1	
AlkP (U/L)	66	46
ALT (U/L)	11	9
AST (U/L)	19	17

表 12-2　病毒指标和大便检查

病毒指标	初检	复查
HIV Ab	阳性	
HIV Viral load	246000	15500
CD 4	258	175
大便		
大便隐血	阳性	
大便 WBC	阳性	
大便难辨梭菌	阴性	阴性
大便 CMV	阴性	
血浆 CMV	阴性	
虫卵和寄生虫	阴性	

表 12-3　其他实验室检查

凝血	
PT（sec）	14.3
PTT（sec）	29.7
CRP	6.2
造血	
Iron（mic. g/dl）	10
TIBC（mic. g/dl）	128
Ferritin（mic. g/L）	18.6
甲状腺功能	
TSH	2.7

问题

进行下一步前，思考下述关于此患者的最佳处理的几个问题：

1. 鉴别诊断是什么？
2. 你将怎样进一步评估该患者？
3. 获得其他资料前，继续考虑该患者的诊断是什么？

内镜学检查

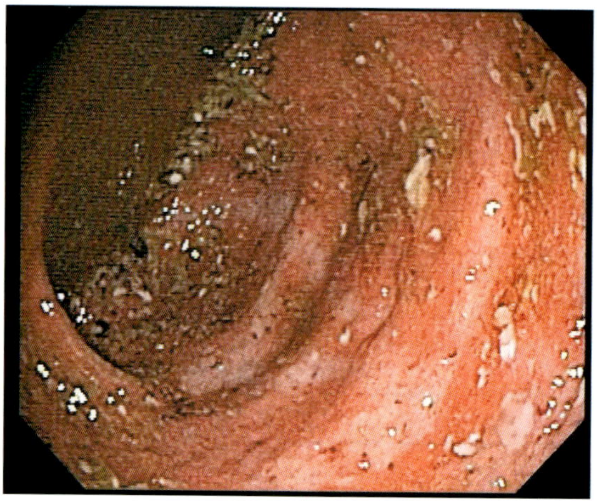

图 12-1 乙状结肠

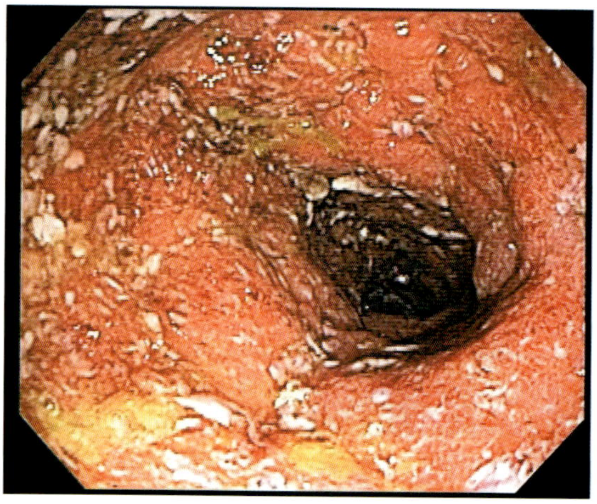

图 12-2 降结肠

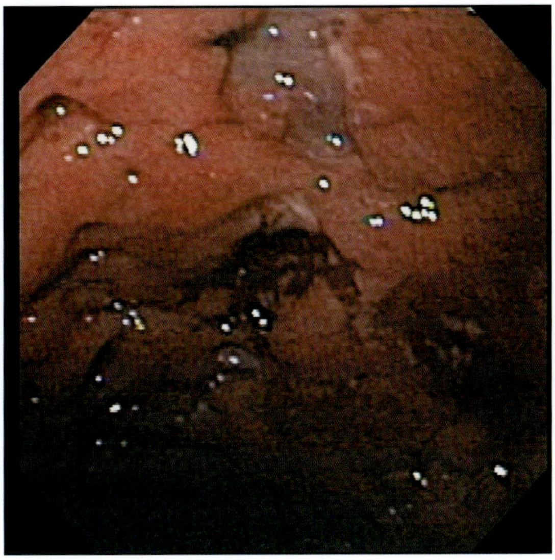

图 12-3　溃疡

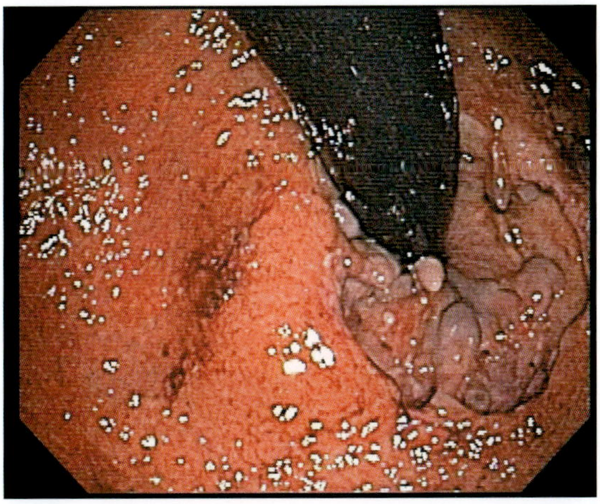

图 12-4　倒镜观察

影像学检查

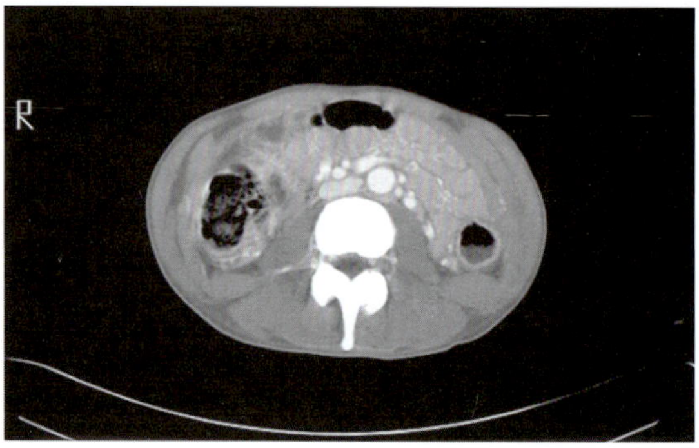

图 12-5 腹部/盆腔 CT 扫描-中腹部

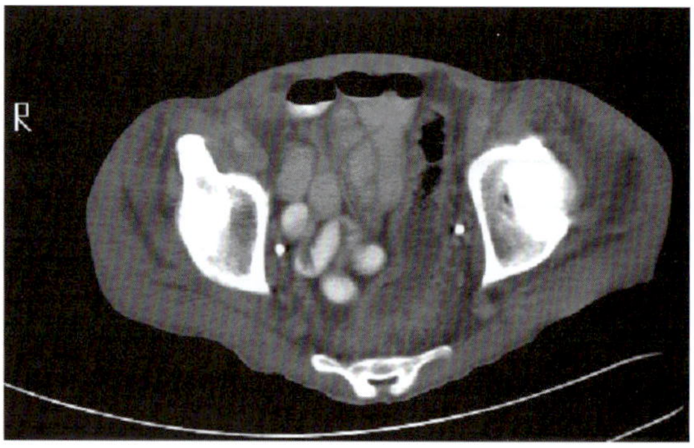

图 12-6 腹部/盆腔 CT 扫描-盆腔

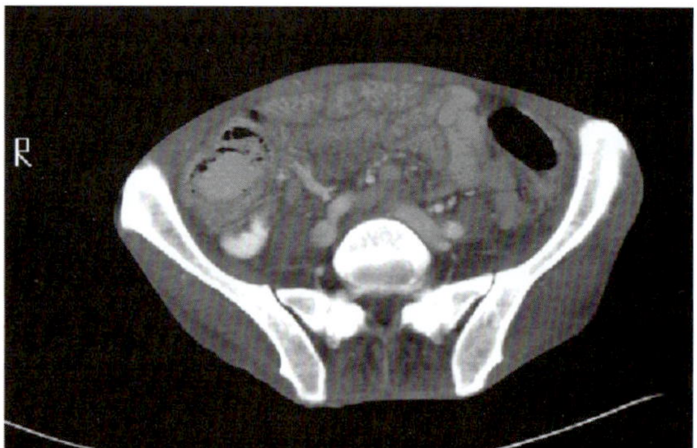

图 12-7 腹部/盆腔 CT 扫描-下腹部

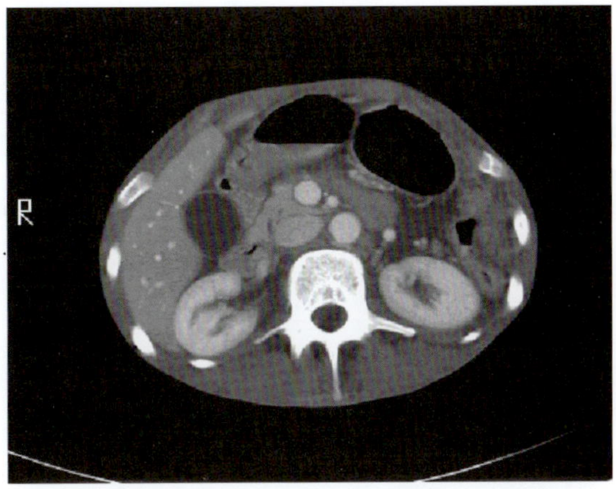

图 12-8　腹部/盆腔 CT 扫描-中腹部/肾脏

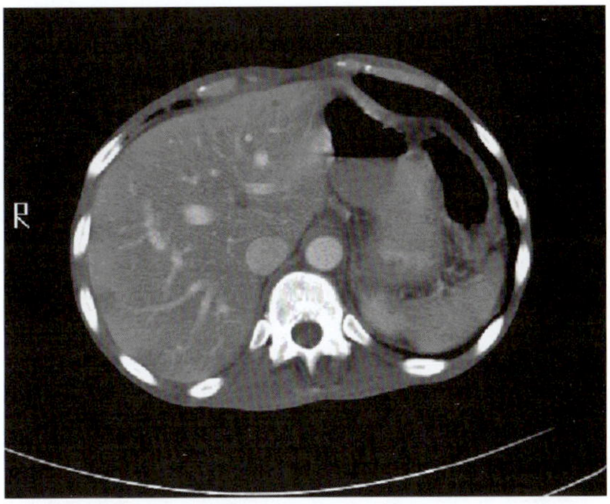

图 12-9　腹部/盆腔 CT 扫描-肝/脾

病理学检查

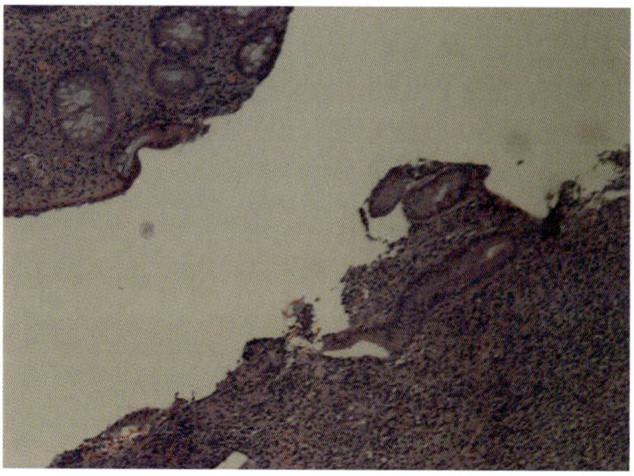

图 12-10 结肠活检（之一）

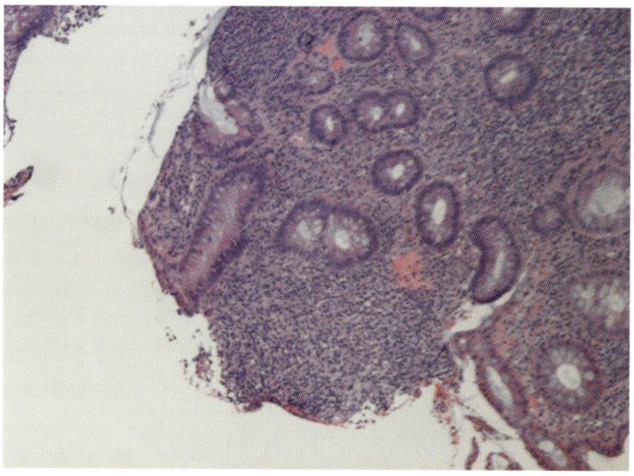

图 12-11 结肠活检（之二）

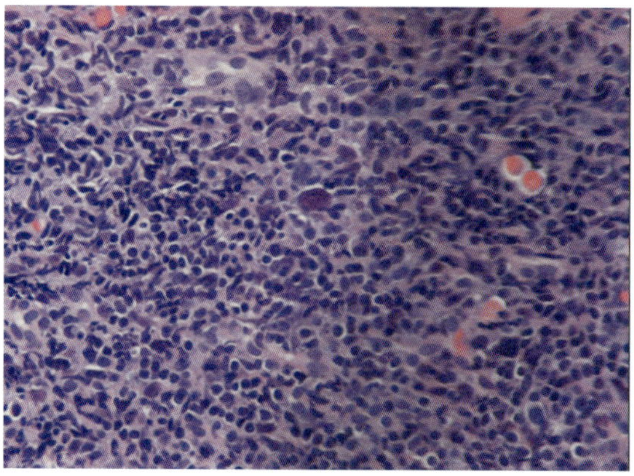

图 12-12 结肠活检（之三）

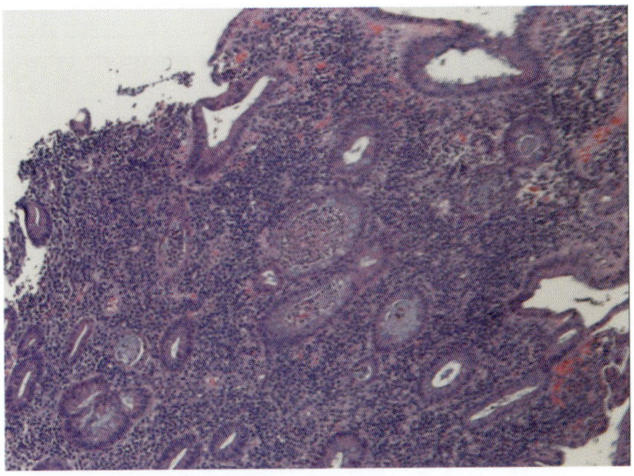

图 12-13　结肠活检（之四）

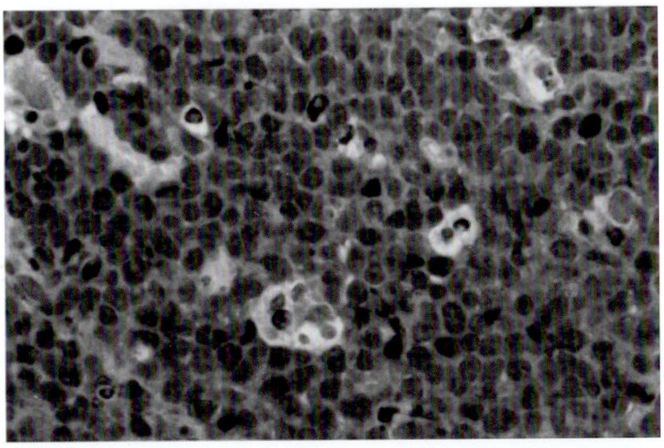

图 12-14　结肠活检（之五）

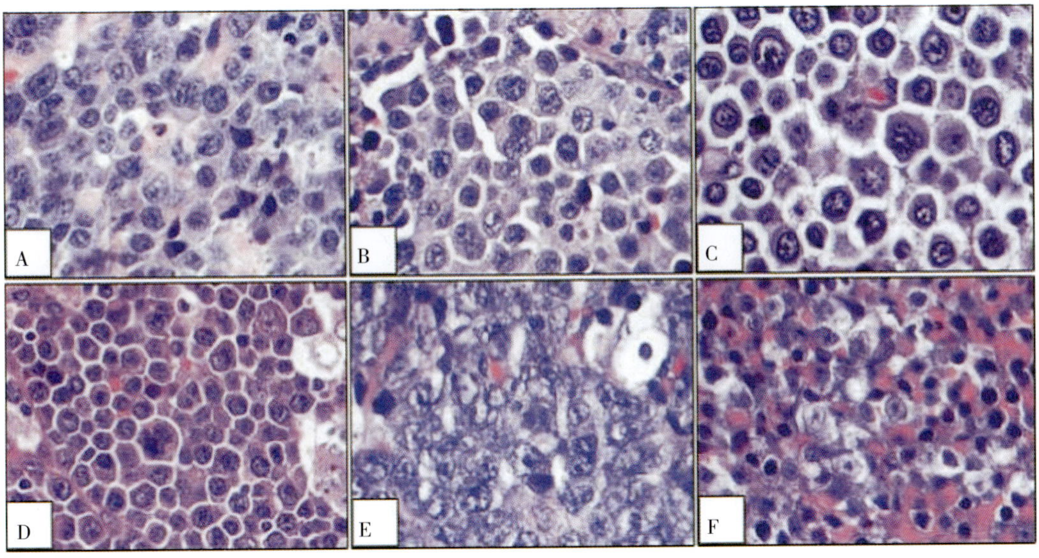

图 12-15　特殊染色（之一）

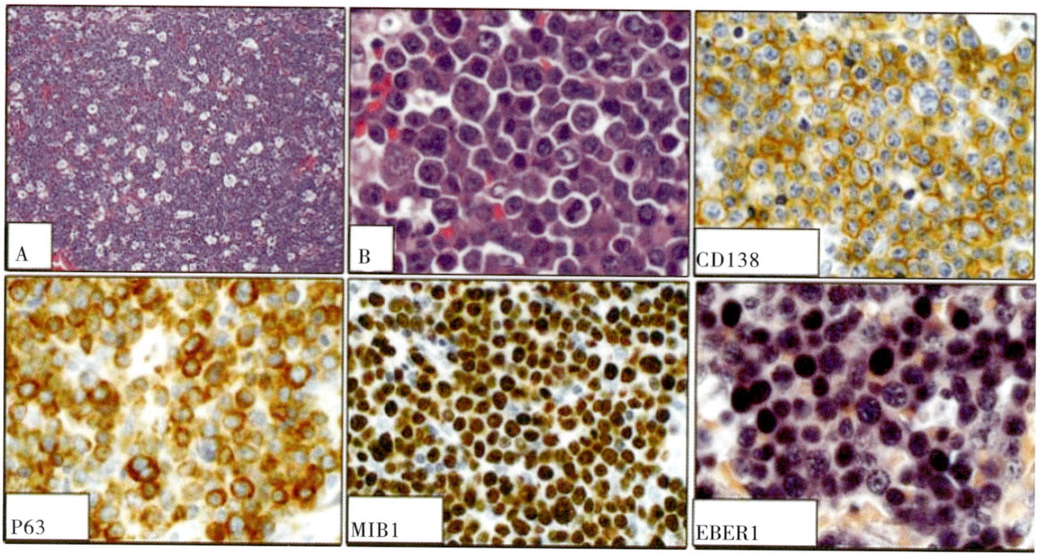

图 12-16 特殊染色（之二）

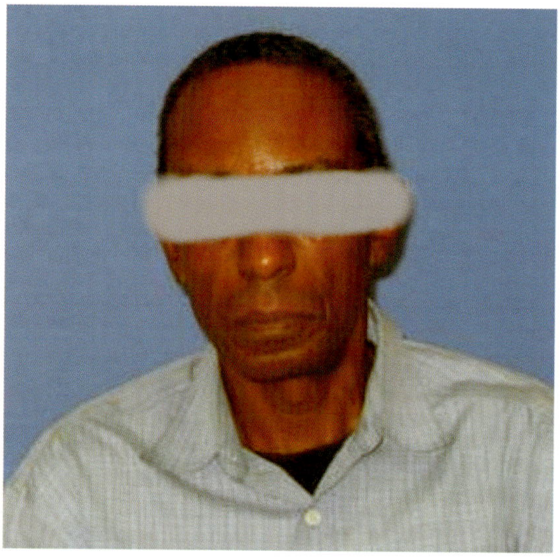

图 12-17 口颌面部皮肤表现

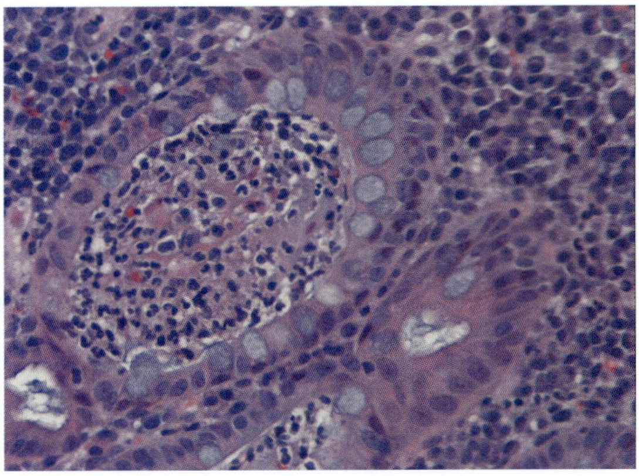

图 12-18　活检

诊断和讨论

最终诊断：原发性结肠浆母细胞淋巴瘤（AIDS 相关性）。

原发性结肠淋巴瘤：这是一种罕见病，占所有结直肠恶性病变的 0.5%。梅奥医院的一项回顾性分析发现过去 19 年内，原发性结直肠淋巴瘤占胃肠道淋巴瘤的 5.8%（表 12-4）。

表 12-4　非霍奇金淋巴瘤累计消化道部位的地域分布（Koniaris 等，消化道淋巴瘤的处理）

胃肠道淋巴瘤	纽约罗切斯特	加利福尼亚	约旦	新几内亚	尼日利亚
胃	48	56	23	24	19
小肠	26	25	59	55	62
结肠	12	10	15	21	19
胰腺	2	8	0	5	0
弥漫性	12	0	2	10	0
总病例数	43	99	99	115	100

活检提示淋巴瘤阳性，体检或高级影像学检查无腺病存在，外周血涂片或骨髓活检无白血病性异常细胞，无肝脾累及，剖腹探查仅有区域性淋巴结阳性时可以诊断（表 12-5）。

表 12-5　结肠淋巴瘤的 Dawson 标准

1. 初诊时，患者无浅表肿大淋巴结
2. 胸部 X 线或 CT 扫描无纵隔淋巴结肿大
3. 白细胞总数和分类计数正常

续 表

4. 剖腹探查，仅有局部淋巴结受累	
5. 肝脾未受累	

临床表现因淋巴瘤定位和疾病的侵袭性而异（表 12-6）。

表 12-6 结直肠 NHL 疾病定位和常见症状（Cai 等，SUNY Buffalo22 年间 PCL 病例的回顾性研究，N=43）

定位	病例数	症状	病例数
回盲部	21	腹痛	21
阑尾	2	便血	21
升结肠	4	排便习惯改变	10
横结肠	1	体重减轻	8
降结肠	2	畏食、恶心、呕吐	7
乙状结肠	4	疲劳	5
直肠	9		

穿孔、肠套叠和梗阻是常见的外科表现。影像学表现从离散的巨大包块、局灶的黏膜浸润，到弥漫性的结肠侵犯不等。影像检查结果（钡灌肠或 CT 扫描）对淋巴瘤的提示意义比其他恶性肿瘤或炎症更显著。

盲肠是最常见的受累部位（73%的患者），直肠次之。

危险因素包括年龄（中位发病年龄 50~70 岁），性别（大多数研究发现男性为主），免疫抑制状态（AIDS、移植患者、慢性激素使用者）以及炎症性肠病。

淋巴瘤与炎症性肠病的联系在 1928 年就已得到认识。典型的是，患者诊断已有 10 年，长期使用免疫调节剂治疗。弥漫性大 B 细胞淋巴瘤是最常见的淋巴瘤类型。克罗恩病患者受炎症累及的结肠段是淋巴瘤的常见部位。有许多病例报告结肠淋巴瘤被炎症性肠病诊断所掩盖。免疫组化技术的出现帮助减少了误诊。

原发性结肠淋巴瘤的治疗是典型的多学科性的。如果病灶局限且患者适合手术则推荐手术切除。有多种化疗方案被使用。若 CD20 阳性，最广泛应用的方案是 CHOP 或 R-CHOP 方案（表 12-7）。

单纯化疗患者穿孔的风险增加。

接受手术和辅助化疗的患者 5 年存活率为 27%~55%。对于 AIDS 患者，预后较差，诊断后中位存活时间为 6 个月，2 年存活率 10%~20%。

浆母细胞淋巴瘤

浆母细胞淋巴瘤是一种主要见于 AIDS 患者的弥漫性大 B 细胞淋巴瘤的侵袭性变种。常见淋巴结外，多数累及口颌面部。常伴随 EBV 和 HHV-8 感染。总体预后较差。1997 年最早报道的病例组 12 个月内病死率 100%。建议在 HAART 基础上联合化疗。没有关于手术的文献报道（表 12-8）。

表 12-7　患者临床、治疗以及存活特征（Doolabh 等，UT Southwestern 9 年间 7 例诊断 PCL 病例的回顾性研究）

病例	危险因素	年龄性别	症状	诊断方法	定位	手术方式	病理分期[a]	辅助治疗	预后
1	HIV	42，男	小细胞贫血	钡灌肠	横结肠	扩大右半结肠切除术	ⅡE	CHOP	NED，12 个月
2	HIV	35，女	腹痛/包块	剖腹探查（以为是附件包块）	盲肠	右半结肠切除术	ⅡE	无	失访
3	HIV	36，男	腹痛	结肠镜	盲肠	右半结肠切除术	ⅠE	CHOP	NED，25 个月
4	使用激素	72，女	腹膜炎	剖腹探查	乙状结肠	Hartmann 术	ⅡE	CHOP	NED，19 个月
5	不明	44，男	腹痛	结肠镜	盲肠	右半结肠切除术	ⅡE	CVP	NED，22 个月
6	不明	70，男	腹痛	结肠镜	盲肠	右半结肠切除术	ⅡE	CHOP	56 个月时死亡
7	不明	60，男	腹痛/包块	结肠镜	盲肠	右半结肠切除术	ⅡE	CHOP	35 个月时死亡

HIV，人免疫缺陷病毒；CHOP，环磷酰胺、长春新碱、多柔比星、泼尼松；CVP，环磷酰胺、长春新碱、泼尼松；NED，无疾病证据。

a 病理分期根据 Ann Arbor 分期系统进行。

表 12-8 患者临床、治疗以及存活特征（Sloan-Kettering 纪念癌症中心 2 年间 12 例浆母细胞淋巴瘤患者的回顾性分析）

病例	年龄	性别	HIV	原发部位	诊断时分期	诊断时 CD4 计数（细胞数/μl）	诊断时 HIV 病毒负载量（拷贝/ml）	诊断时抗逆转录病毒治疗	治疗方案	预后	随访末总存活数（月）
1	40	男	+	肛管	ⅠE	336	20749	是	电灼、放疗 5-FU、丝裂霉素[a]	NED	22
2	39	男	+	阴囊	ⅠE	10	未知	否	CHOP×4 个周期	NED	22
3	52	男	+	直肠	Ⅳ	450	15000	是	CODOX/M-IVAC	死亡（第 1 周期期间拒绝治疗）	4（死亡）
4	36	男	+	胃	Ⅳ	167（复发时）	98（复发时）	是	CHOP × 8 个周期（复发时）；自体 PBSCT 联合 Bu/Cy	NED	25
5	28	男	+	骨/直肠	Ⅳ	93	233000	是	CODOX/M-IVAC	NED	9（死亡）
6	35	男	+	下颚	Ⅳ	19	404713	否	CODOX/M-IVAC	NED	27
7	56	男	-	乙状结肠	Ⅳ	NA	NA	NA	CODOX/M-IVAC	死亡（与治疗相关）	3（死亡）
8	23	男	-	颈部包块、鼻窦骨质破坏	Ⅳ	NA	NA	NA	强化 CVAD × 2 但 POD；IVAC×3 自体 PBSCT 伴 BEAM	因病死亡	12（死亡）
9[b]	29	男	-	结肠	Ⅳ	NA	NA	NA	手术切除，COPP/BLAM × 2 个周期，CHOP×4 个周期	NED	15
10[c]	73	男	ND	皮肤（腿）	ⅠE	NA	NA	NA	RCHOP×6 个周期	治疗中	7
11	49	男	-	多处骨骼	Ⅳ	NA	NA	NA	CHOP×6 个周期	复发，治疗中	14
12	61	男	-	肺、肝	Ⅳ	NA	NA	NA	CODOX/M-IVAC	因病死亡	1（死亡）

a 患者同时诊断患有肛管鳞状细胞癌。对其治疗后，病理诊断做了补充，存在浆细胞性淋巴瘤。5-FU/丝裂霉素，放疗和化疗完成后，没有证据提示疾病残留。b 患者有溃疡性结肠炎病史。c 患者是一名术后 4 年的非亲缘异体肾移植供体。

5-FU，氟尿嘧啶；NED，无疾病证据；PBSCT，外周血干细胞移植；NA，未应用；ND，未定。

随访

诊断延迟导致该患者进一步衰弱。对他进行了化疗，事先告知，由于其较差的基础功能状态，疾病处于晚期，恶化的 HIV 状态，导致其更可能会有较差的结果。他拒绝了进一步治疗，要求姑息处理。

（杨桂元　张轶凡　译　苗毅　校）

参考文献

1. Cai S, Cannizzo F Jr, Bullard Dunn KM, et al. "The role of surgical intervention in non-Hodgkin's lymphoma of the colon and rectum." Am J Surg, 2007, 193 (3): 409-412.
2. Carbone A, A Gloghini. "AIDS-related lymphomas: from pathogenesis to pathology." Br J Haematol. 2005, 130 (5): 662-670.
3. Cuffy M, F Abir, W E Longo. "Management of less common tumors of the colon, rectum, and anus." Clin Colorectal Cancer, 2006, 5 (5): 327-337.
4. Doolabh N, Anthony T, Simmang C, et al. "Primary colonic lymphoma." J Surg Oncol, 2000, 74, (4): 257-262.
5. Fan CW, Changchien CR, Wang JY, et al. "Primary colorectal lymphoma." Dis Colon Rectum, 2000, 43, (9): 1277-1282.
6. Hall CH Jr, M Shamma. "Primary intestinal lymphoma complicating Crohn's disease." J Clin Gastroenterol, 2003, 36 (4): 332-336.
7. Kim YH, Lee JR, Yang SK, et al. "Primary colon lymphoma in Korea: a KASID (Korean Association for the Study of Intestinal Diseases) Study." Dig Dis Sci, 2005, 50 (12): 2243-2247.
8. Lee HJ, Han JK, Kim TK, et al. "Primary colorectal lymphoma: spectrum of imaging findings with pathologic correlation." Eur Radiol, 2002, 12 (9): 2242-2249.
9. McCullough JE, CH Kim, PM Banks. "Mantle zone lymphoma of the colon simulating diffuse inflammatory bowel disease. Role of immunohistochemistry in establishing the diagnosis." Dig Dis Sci, 1992, 37 (6): 934-938.
10. Mendelson RM, S Fermoyle. "Primary gastrointestinal lymphomas: a radiological-pathological review. Part 1: Stomach, oesophagus and colon." Australas Radiol, 2005, 49 (5): 353-364.
11. Ramasamy KA, Vignaraja R, Hastings AG, et al. "A case of primary non-Hodgkin's lymphoma of the transverse colon presenting as inflammatory bowel disease." Eur J Gastroenterol Hepatol, 2002, 14 (12): 1401-1403.
12. Romaguera J, FB Hagemeister. "Lymphoma of the colon." Curr Opin Gastroenterol, 2005, 21 (1): 80-84.
13. Seliem RM, Griffith RC, Harris NL, et al. "HHV-8+, EBV+ multicentric plasmablastic microlymphoma in an HIV+ Man: the spectrum of HHV-8+ lymphoproliferative disorders expands." Am J Surg Pathol, 2007, 31 (9): 1439-1445.
14. Urahashi T, Miura O, Otawa R, et al. "En bloc resection for primary non-Hodgkin's lymphoma of the descending colon with massive extension into the neighboring organs." Hepatogastroenterology, 2007, 54 (73): 144-147.
15. Weir AB, Poon MC, Groarke JF, et al. "Lymphoma simulating Crohn's colitis." Dig Dis Sci, 1980, 25

(1): 69-72.

16. Wong MT, KW Eu. "Primary colorectal lymphomas." Colorectal Dis, 2006, 8 (7): 586-591.
17. Yeguez JF, Maritinez SA, Sands LR, et al. "Colorectal malignancies in HIV-positive patients." Am Surg, 2003, 69 (11): 981-987.
18. Zighelboim J, MV Larson. "Primary colonic lymphoma. Clinical presentation, histopathologic features, and outcome with combination chemotherapy." J Clin Gastroenterol, 1994, 18 (4): 291-297.
19. Zinzani PL, Magagnoli M, Pagliani G, et al. "Primary intestinal lymphoma: clinical and therapeutic features of 32 patients." Haematologica, 1997, 82 (3): 305-308.

病例 13 肝移植术后腹背痛 3 年

病 史

特征和主诉：59 岁男性，肝移植术后，腹部和背部疼痛。

现病史：59 岁黎巴嫩男子，于 2003 年因乙型肝炎肝硬化行原位肝移植术，现因腹部绞痛 3 周至初级保健医生处就诊。疼痛与进食无明显关联，肠蠕动时不加剧，但越来越严重。否认恶心、呕吐、早饱、放射痛、黑便或便血。

就诊于初级保健医生后，进行了腹部超声及系列检查。结果报告正常。入院前一周，患者出现低位腰痛和左髋疼痛。疼痛严重到无支撑时即不能行走的程度。某风湿病专家看过后，给予肌内注射类固醇。但患者继续发展，出现发热寒战，疼痛日益加重，终至本院就诊。

系统回顾发现体重无意间减轻 2. 3kg，盗汗，没有消化性溃疡或肠道病变。否认黄疸、昏迷、腹胀或水肿。否认感觉异常。

既往史：慢性乙型肝炎肝硬化，2003 年行原位肝移植，糖尿病。

药物史：他克莫司（普乐可复），吗替麦考酚酯（骁悉）250mg bid，拉米夫定（益平维）150mg qd，乙型肝炎免疫球蛋白，每月一次，安妥良（Actonel）。

个人和社会史：患者是一名退休电气工程师。已婚，子女成年。近期没有外游。否认酒精、烟草或违禁药物使用史。

家族史：没有相关的严重疾病家族史。

体格检查

生命体征：BP：144/80mmHg，HR：94 次/分，RR：12 次/分，T：36. 9℃。SpO_2：98% RA。营养状况：体重：80. 74kg，身高：172. 72cm。一般情况：发育良好，营养良好，无急性应激。皮肤：干燥，完整，无淤斑或皮疹。四肢：正常，无关节异常。头颈耳鼻喉：黏膜湿润，无黄疸。肺：正常。心：正常。腹部：软，无压痛，无脏器肿大，中腹部胀满。淋巴结：无淋巴结肿大。神经系统：正常，无共济失调，末梢感觉及运动功能良好。

辅助检查

表 13-1 实验室检查

血常规	
Hb（g/dl）	13.2
Hct（%）	38.8
WBC（$\times10^9$/L）	12
Bands	10%
Pmn	71%
Lymph	7%
Mono	7%
Eos	2%
Plt（$\times10^9$/L）	172
MCV	80
肝肾功能	
Na（mEq/L）	133
K（mEq/L）	4.0
Cl（mEq/L）	97
HCO_2（mEq/L）	27
Glu（mg/dl）	126
Urea（mg/dl）	29
Creat（mg/dl）	1.3
TProt（g/dl）	7.4
Alb（g/dl）	3.7
TBili（mg/dl）	0.7
DBili（mg/dl）	0.2
AlkP（U/L）	178
ALT（U/L）	48
AST（U/L）	106

续　表

Amy（U/L）	19
Lip（U/L）	26
病毒指标	
HBsAg	阴性
HBsAb	阳性
HBV DNA	<160
EBV IgG	阳性
EBV IgM	阴性
EBV PCR	阳性
HSV DNA	阴性
其他	
AFP	<1. 3
HIV Ab	阴性
ANA	41
CRP	10. 5
FK506	4. 3
β2 微球蛋白	3. 87
INR	1. 1
ESR（mm/1h）	41
LDH	1672

问题

进行下一步前，思考下述问题：

1. 鉴别诊断和初步诊断是什么？
2. 如何进一步评估该患者？
3. 进一步收集资料前，继续思考主要诊断的问题。

影像学检查

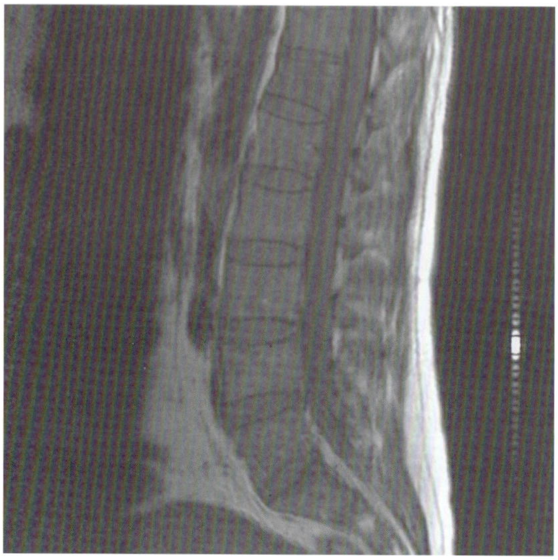

图 13-1　背部 MRI—骨髓信号密度不同程度减低，T_{11}和T_{12}椎体不同程度压缩性骨折。无脊髓挤压或马尾神经综合征。腹主动脉右侧淋巴结肿大

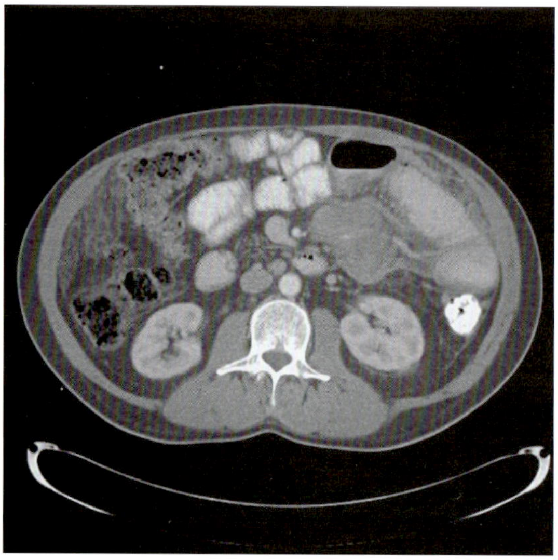

图 13-2　腹部/盆腔 CT—肠系膜大肿块，周围淋巴结肿大，空肠套叠可能

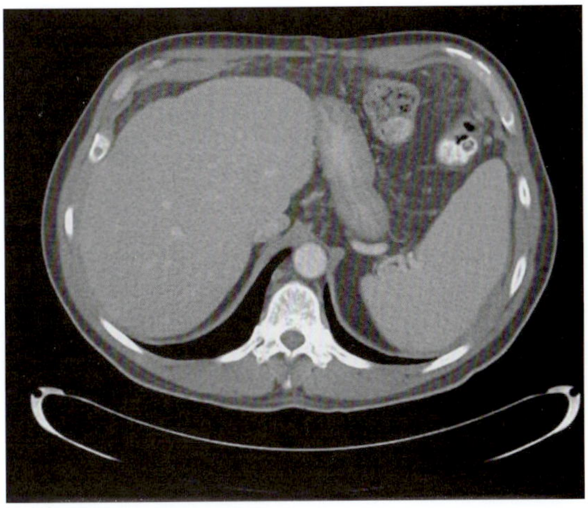

图 13-3　肝脏 CT

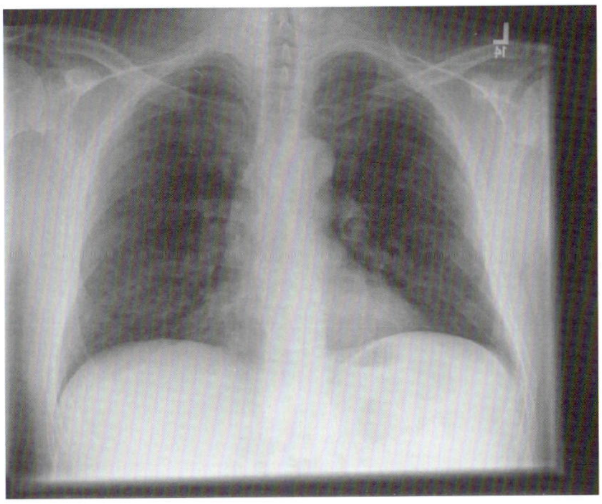

图 13-4　胸片

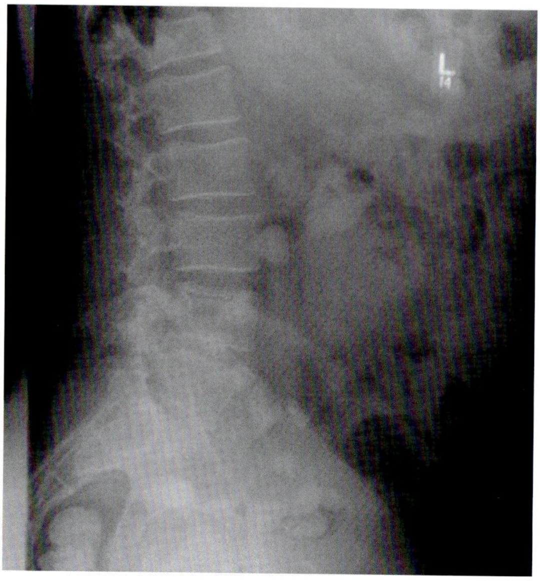

图 13-5　腰椎平片

病理学检查

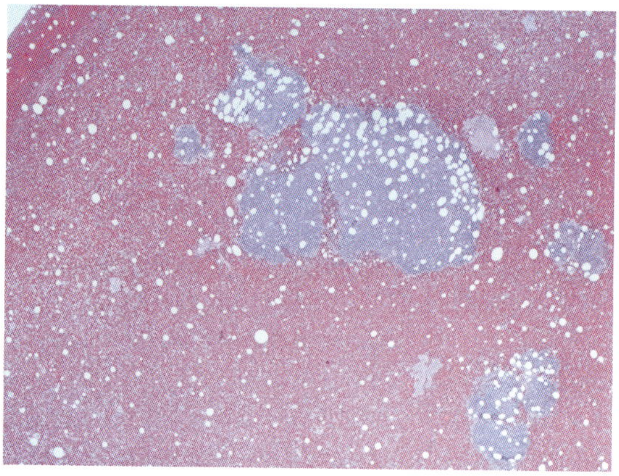

图 13-6　低倍镜

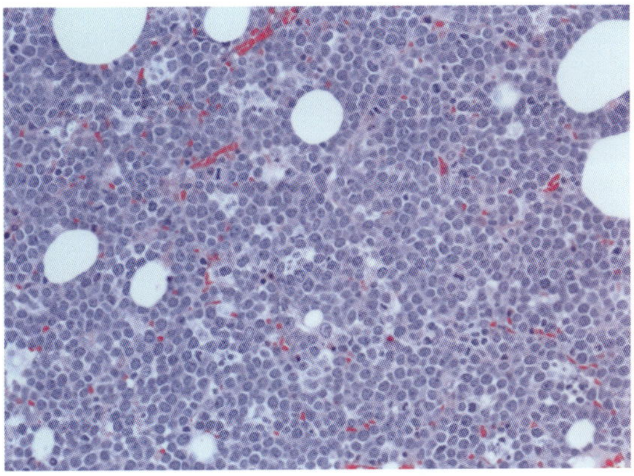

图 13-7　高倍镜

流式细胞检查结果：检测结果与 B 细胞非霍奇金淋巴瘤吻合。中等大小的细胞，核卵圆形，伴细小多数目核仁，细胞质含有许多囊泡。非典型淋巴细胞有丝分裂率高。$CD19^+$，$CD20^+$，$CD10^+$，$FMC7^+$，$CD38^+$，$CD22^+$，Bcl-2 阴性。增殖率高（表 13-2）。

表 13-2　流式细胞检查结果

B 淋巴细胞相关：	
CD19（Pan B cell）	97%
CD20（B cell mat.）	96%
CD22（B cell mat.）	81%
CD10（Calla）	97%
CD5/CD19（B-CLL）	0%
CD22/CD11c（HCL）	0%
CD 23（B cell）	0%
FMC7（B cell）	96%
sIg KAPPA	3%
sIg LAMBDA	92%
CD38/CD20	96%
T 淋巴细胞列举：	
CD2（E-rosette receptor）	0%
CD3（Pan T cell）	0%

续 表

CD5（T cell）	0%
CD16+56（Natural killer cells）	1%
CD4（T helper cells）	0%
CD8（T suppressor cells）	0%
CD7（Pan T cells）	0%

EB 病毒 EBER1 mRNA 原位杂交显示淋巴瘤细胞呈阳性。t（8；14）存在。

诊断和讨论

最终诊断：移植后淋巴组织增生性疾病与 Burkitt 淋巴瘤。

移植术后发生淋巴瘤是于 1968 年在一名肾移植受者身上首次发现的。移植术后淋巴组织增生性疾病（post-transplant lymphoproliferative disorder，PTLD）这一术语于 1984 年开始使用，是指实质性器官移植术后的一种严重的并发症，其死亡率为 30%~50%。

PTLD 涵盖了一组广泛的淋巴组织增生性疾病，包括由 EB 病毒（EBV）诱发的类似传染性单核细胞增多症的多克隆增生，具有高度侵袭性的单形性增殖性疾病，后者可能难于与侵袭性类型的淋巴瘤如弥漫性大 B 细胞淋巴瘤相鉴别（表 13-3）。

表 13-3 PTLD 分类法

PTLD 的现行 WHO 分类法
增生性 PTLD “早期病变”
反应性浆细胞增生
传染性单核细胞增多
非典型淋巴样增生
多形性 PTLD
淋巴瘤性 PTLD（单形性 PTLD）
B 细胞淋巴瘤
弥漫性大 B 细胞淋巴瘤
Burkitt/类 Burkitt 淋巴瘤
黏膜相关淋巴样组织淋巴瘤
T 细胞淋巴瘤
外周 T 细胞淋巴瘤，未分类

续　表

PTLD 的现行 WHO 分类法
间变性大细胞淋巴瘤（T/裸细胞）
肝脾 gamma-delta T 细胞淋巴瘤
其他（如 T-NK）
其他
浆细胞瘤
骨髓瘤
富含 T 细胞/类似 Hodgkin 病的大 B 细胞淋巴瘤

NK，自然杀伤细胞；PTLD，移植后淋巴组织增生性疾病。

除常规病理检查，包括：免疫表型（特别是 CD20 染色）和 EB 编码 RNA 分析外，克隆的分析可能有助于区分 PTLD 亚型并指导治疗。早期病变，包括浆细胞增生和类似传染性单核细胞增多症的病变通常是多克隆的，在减少免疫抑制后常会回归。

一般来说，PTLD 被认为是移植术后免疫抑制的一种医源性并发症，导致 EB 病毒特异性 T 细胞功能减低，而这反过来又可能会导致 EB 病毒感染的 B 细胞失控性增殖。但是，PTLD 也可以有 EB 病毒阴性变异种，常在移植后期发生。

移植后淋巴组织增生性疾病的发病率在不同类型的器官移植中有着显著的差异，其中发病率最高的是肺和小肠移植（50%）。与之相反，肾移植受者报告发病率则要低得多（1%）。发病率差异极有可能因为第一组患者移植术后早期更为积极的免疫抑制治疗所致。然而，由于每年有数以万计的肾移植手术，所以大多数 PTLD 还是在肾移植受者中发生（图 13-8）（表 13-4）。

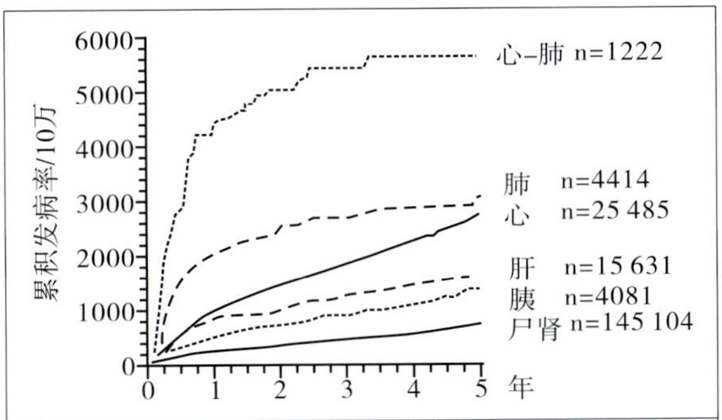

图 13-8　累积发病率

表 13-4 实质性脏器移植受者中 NHL 定位类型以及 5 年生存率

移植类型	定位						
	肾	肺	肝	中枢神经系统	淋巴结	消化道	弥漫性
肾（n=1094）							
频率*	10.3	4.4	4.9	11.7	9.5	15.3	14.0
%生存率†	65	29	39	38	60	43	22
肝（n=165）							
频率	0.0	4.2	21.8	4.2	9.7	12.1	13.3
%生存率	–	40	33	38	62	44	21
心（n=642）							
频率	0.6	16.0	8.9	4.0	4.4	14.3	14.5
%生存率	–	42	22	19	47	34	17
肺/心肺（n=146）							
频率	1.4	52.7	4.8	3.4	2.1	4.8	10.3
%生存率	–	43	–	–	–	–	24

*以特定部位淋巴瘤所占百分比数据表示。

†指淋巴瘤诊断确定后 5 年生存率。

多个淋巴结外部位诊断出淋巴瘤被计入“弥漫性”范畴。其他多种发生率较少的部位未列入。

移植后淋巴组织增生性疾病以累及淋巴结外组织为特征，经常波及移植物和消化道，但也可能出现在任何位置，其中包括如皮肤和中枢神经系统。

组织学对 PTLD 的诊断至关重要。PTLD 累及移植物和移植物排斥可以表现为类似的方式，这使得获取组织活检尤为重要。首选切除活检以便提供足够多的组织以评估细胞类型、克隆、病毒学研究和结构背景（图 13-9）。

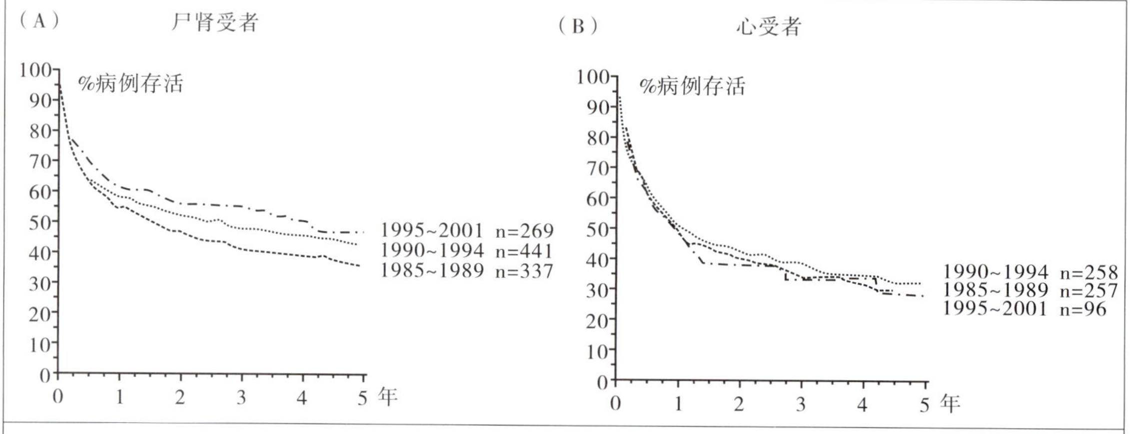

图 13-9 不同类型受者存活差异

风险因素

PTLD 发展的一个重要危险因素是给予患者的免疫抑制的强度和剂量。在这方面，使用 T 细胞抗体诱导和抗排斥治疗，尤其是 CD3 单克隆抗体（OKT3）和抗胸腺细胞球蛋白（ATG），可能导致发生 PTLD 的风险增加。肺和心/肺联合移植受者发生 PTLD 概率较高支持这一理论，因为这些患者更常使用免疫抑制诱导治疗。

没有确凿的证据表明 PTLD 的发展与某单个的免疫抑制稳定剂有关。近期一份回顾了 200000 多例移植术后（实质性器官）患者的综述显示，在肾移植亚组，接受 FK506 的患者与接受硫唑嘌呤和类固醇治疗患者相比，发生淋巴瘤的概率翻番。霉酚酸酯尚未证实与 PTLD 发生风险增加有关。

现在，可以得出的结论是免疫抑制包括诱导和抗排斥的总量，而非单一的某种免疫抑制稳定剂与 PTLD 的风险增加有关。

EB 病毒血清学阴性的实体器官移植受者发生 PTLD 的风险显著升高。在供体是 EB 病毒阳性的情况下尤其如此，因此导致 EBV 原发感染。这也是儿童移植受者移植术后早期观察到 PTLD 较高的主要原因，他们在移植时仍经常表现为 EB 病毒阴性。移植前对 EB 病毒免疫可能会减轻这种风险，但目前尚无疫苗可用。围手术期使用抗病毒药物的研究表明，PTLD 发生率无显著变化。

年龄是 PTLD 的一个危险因素。儿童发生率较高，所有恶性肿瘤中 PTLD 占 52%而在成年人群中，这一数字为 15%。这一情况与 EB 病毒阴性移植受者发生 PTLD 增加这一事实有关。50 岁以上的患者与一般成人相比风险较高。

移植后发病时间和 PTLD 发病部位

PTLD 的发病部位似乎与移植术后时间密切相关。在肺移植受者，移植后第一年内发生的 PTLD 超过 50%出现于移植物，而移植一年后则很少看到移植物定植（<15%）（图 13-10）。

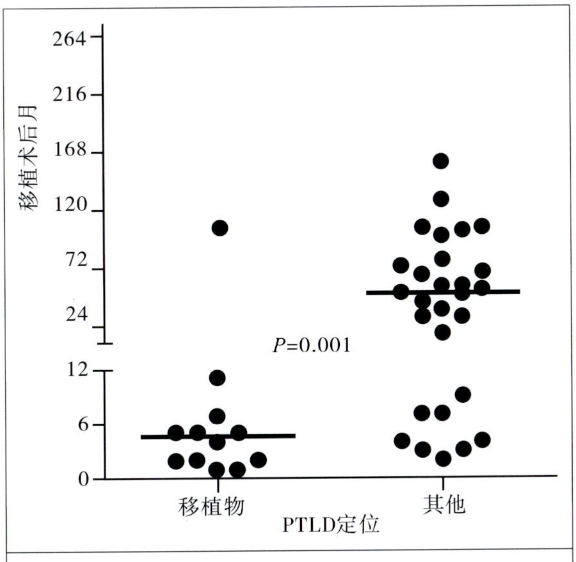

图 13-10　肾、肺移植术后 PTLD 原发部位差异

虽然不像肺移植受者那么明显，肾移植受者在移植后第一年移植物发生 PTLD 的概率也较高（30%）。

除了移植物受累，胃肠道是 PTLD 最常见的受累部位。而 PTLD 在胃肠道的发病时间和发展似乎没有任何关系。

早期诊断

症状出现可能先于 PTLD 的发展。胃肠道受累往往伴随着腹泻、出血、发热和淋巴结肿大。肝脏受累会导致肝功能指标异常。由于大多数指标都是非特异性的，现已有研究对使用 EB 病毒 DNA 进行移植术后监测进行了评估。多种不同的 EB 病毒 DNA 检测方法已被使用。其中包括带终点稀释的比较聚合酶链反应（PCR）法，定量、竞争 PCR 检测，以及实时定量 PCR 检测。后者被认为是敏感、准确、可重复的，适于广泛应用，是现有检测方法的普遍选择。

Wagner 等报告 EB 病毒 DNA 负载量超过 10000 拷贝/ml 血浆时，诊断 PTLD 的灵敏度和特异性为 100%。Stevens 等人对原位肝移植后 PTLD 患者和非 PTLD 患者进行了对比研究，发现每周测试全血 EB 病毒 DNA 能预测 PTLD 的诊断。EB 病毒复制率高，倍增时间为 56 小时，使得高风险患者需要更高的筛选频率（表 13-5）。

治疗

减少免疫抑制是 PTLD 治疗的标志特点。它能够使多达 60%的患者出现肿瘤缩小。虽然这确实增加了急性排斥反应的风险。似乎也对 T 细胞保护作用更好的新药提供了发挥的空间。此外，单克隆抗体疗法（利妥昔单抗）经常得到应用，并且现在已被广泛作为一线治疗。利妥昔单抗通常联合常规化疗使用。多药化疗通常是其他治疗方案失败或 CD20 阴性的 PTLD 患者的治疗选择。典型的方案包括 CHOP 方案或 hyperCVAD。手术只在肠梗阻或胆管狭窄等极少数情况下考虑使用。再次肝移植在 PTLD 仅限于移植物时可以考虑，虽然非常罕见。

必须做到密切随访以便及早发现复发。PET 扫描被研究用于协助分级。一些综述建议随访间隔为 3~6 个月，但没有任何指南给出具体的时间框架。

化疗和 HBV

化疗或免疫抑制治疗期间或之后乙型肝炎病毒再度激活有可能发生，可导致暴发性肝功能衰竭。接受淋巴瘤治疗的患者有多达 67%的比率再度激活。

表 13-5 6 例 PTLD 患者和 8 例非 PTLD LTx 受者外周血 EB 病毒 DNA 负载量

病例编号	PTLD，月	首次 EBV 样本，LTx 后月/天	随访期，月	总数		EBV DNA 载量范围，每毫升血拷贝数	PTLD 前样本		诊断 PTLD 时 EBV DNA 载量范围，每毫升血拷贝数
				检测数	高于 Q-PCR 临界值数（%）		检测数	高于 Q-PCR 临界值数（%）	
1	2	1 月	13	29	23（79）	3400～308000	7	4（57）	66600，95400，24800
2	19	2 月	19	38	34（89）	2400～98000	31	27（87）	15000
3	32	–	15	15	1（6）	5500	6	0（0）	<2000
4	55	48 * 月	17	23	19（83）	2700～108800	6	6（100）	29800†
5	67	61 * 月	13	19	5（26）	2400～11900	4	4（100）	4500
6	78	7 * 月	13	17	14（82）	2000～13600	9	9（100）	7000
7	–	11～25 天	15	16	3（19）	4500～6600	–	–	–
8	–	3 月	14	13	1（8）	4000	–	–	–
9	–	–	26	36	0（0）	–	–	–	–
10	–	–	6	17	0（0）	–	–	–	–
11	–	–	8	9	0（0）	–	–	–	–
12	–	–	8	8	0（0）	–	–	–	–
13	–	–	8	8	0（0）	–	–	–	–
14	–	–	6	10	0（0）	–	–	–	–

PTLD 以 LTx 后月份计。病例随访从 LTx 开始。

* 随访自第一次取得阳性标本开始。

† 因为 PTLD 诊断是外单位确定的，指 PTLD（诊断前 3 周）前最后一次标本检测值。

随访

该病例停用了骁悉，并且普乐可复减量。接受了一次利妥昔单抗治疗，继发了肿瘤溶解综合征。得到成功处理未产生近期后遗症。正接受 hyper-CVAD 和鞘内注射甲氨蝶呤治疗。症状缓解。影像学复查发现脾脏新的病变。肝功能指标保持正常。

（杨桂元　张铁凡　译　苗　毅　校）

参 考 文 献

1. Opelz Gerhard, Dohler Bernd. Lymphomas After Solid Organ Transplantation: A Collaborative Transplant Study Report. American Journal of Transplantation, 4 (2): 222-230.
2. Wagner HJ, Wessel M, Jabs W, et al. Patients at risk for development of posttransplant lymphoproliferative disorder: plasma versus peripheral blood mononuclear cells as material for quantification of Epstein-Barr viral load by using real-time quantitative polymerase chain reaction. Transplantation, 2001, 72 (6): 1012-1019.
3. Stevens E, Stevens SJ, Verschuuren EA, Pronk I, et al. Frequent monitoring of Epstein-Barr virus DNA load in unfractionated whole blood is essential for early detection of posttransplant lymphoproliferative disease in high-risk patients. Blood, 2001, 97: 1165-1171.
4. Davis JE, Moss DJ. "Treatment options for post-transplant lymphoproliferative disorder and other Epstein-Barr virus associated malignancies." Tissue Antigens, 2004, 63: 285-292.
5. Dufour JF, Fey MF. "What is the current treatment of PTLD after liver transplantation?" J Hepatol, 2006, 44 (1): 23-26.
6. Kohrt HE, Ouyang DL, Keeffe EB. et al. Antiviral prophylaxis for chemotherapy-induced reactivation of chronic hepatitis B virus infection. Clinics in Liver Disease, 2007, 11: 965-991.

病例 14 一例癌症患者腹痛的诊断

病 史

特征及主诉：47 岁男性因腹胀、嗳气和腹痛入住 MDACC。

现病史：患者既往有膀胱移行细胞癌病史，2006 年 1 月行膀胱前列腺切除术，并于之前在症状发现 6 周后行新辅助化疗。最近一次化疗在 2 个月前结束，使用甲氨蝶呤、长春碱、多柔比星和顺铂（M-VAC）。随后，患者开始有里急后重、轻度盆腔和下腹部痉挛和疼痛，最近 2~3 周内加重。疼痛为痉挛性，严重度按 10 分法达到 5~6 分。据患者称为弥漫性，但主要位于左下象限。只能解出少量稀水样粪便，因害怕疼痛加重不能耐受大多数固体饮食。在此期间，体重下降约 5. 5kg。否认恶心、呕吐、发热、寒战或便秘。无法回忆最近一次解成形大便是在什么时候，也无法回忆是否有大量排气。否认便血、黑便或呕血。值得注意的是，在他的症状出现前一天，他在圣安东尼奥的一家墨西哥餐厅和父亲一起用餐，他的父亲也有非常类似的症状，但不久之后就得到缓解。

既往疾病史：膀胱癌，高血压，阵发性室上性心动过速。

既往手术史：膀胱前列腺切除+新膀胱重建术，输精管切除术，扁桃体切除术。

药物史：美托洛尔 25mg po bid，氢吗啡酮 prn。

个人与社会史：患者是一位私人执业的矫正医师。已婚，有 3 个孩子。否认吸烟吸毒史。偶尔少量摄取酒精。

家族史：否认相关严重疾病家族史。特别是没有癌症病史，胃肠道或肝脏疾病史。

体格检查

生命体征：BP：137/86mmHg，HR：81 次/分，RR：20 次/分，T：37. 8℃。体重：68kg，身高：180. 34cm。一般状况：发育良好，营养良好，无明显急性应激。皮肤：正常。四肢：无水肿、杵状指或淤斑。头眼耳鼻喉：口咽清利。肺：双侧听诊清音。心：心率、心律正常，无杂音。腹部：软，无腹胀，无肝脾肿大，未扪及肿块，肠鸣音减弱，轻度弥漫性压痛，左下象限明显，但无肌卫或反跳痛。直肠：正常，未扪及肿块，大便褐色，隐血阳性。神经系统：正常。

辅助检查

表 14-1 血细胞分析、凝血及大便检查

血常规	2006 年 8 月 3 日	2006 年 8 月 6 日
Hb（g/dl）	12.5	12.3
Hct（%）	13.5	35.7
WBC（$\times 10^9$/L）	15.1	15.4
Pmn	78.1	
Lymph	47	
Mono	12.5	
Eos	4.4	
Plt（$\times 10^9$/L）	70	40
凝血功能		
PT（sec）	16.7	18.6
PTT（sec）	27.2	36.2
大便		
隐血试验	阳性	
WBC		阴性
难辨梭菌		阴性
卵和寄生虫		阴性
CMV		阴性
Histo		阴性
Blasto		阴性
Cocci		阴性
		MRSA

表 14-2 肝肾功能和病毒指标

肝功能	2006 年 8 月 3 日
TBili（mg/dl）	0.4
DBili（mg/dl）	0.2
AlkP（U/L）	123
ALT（U/L）	44

续 表

AST（U/L）	36
Amy（U/L）	26
Lip（U/L）	62
LDH	725
肾功能	
Na（mEq/L）	143
K（mEq/L）	4.6
Cl（mEq/L）	99
HCO_2（mEq/L）	28
Glu（mg/dl）	114
Urea（mg/dl）	17
Creat（mg/dl）	0.9
Ca（mg/dl）	8.9
Phos（mg/dl）	2.5
UA（mg/dl）	阳性
病毒指标	
HAV IgM	阴性
HAV IgG	阳性
HBsAg	阴性
HBsAb	阴性
HBcAb	阴性
HBeAg	阴性
HBeAb	阴性
HCV Ab	阴性

问题

进行下一步之前，思考下述问题：

1. 该患者的鉴别诊断是什么，你的主要诊断是什么？
2. 如何进一步评估该患者？
3. 进一步收集资料时，继续考虑你的主要诊断。

内镜学检查

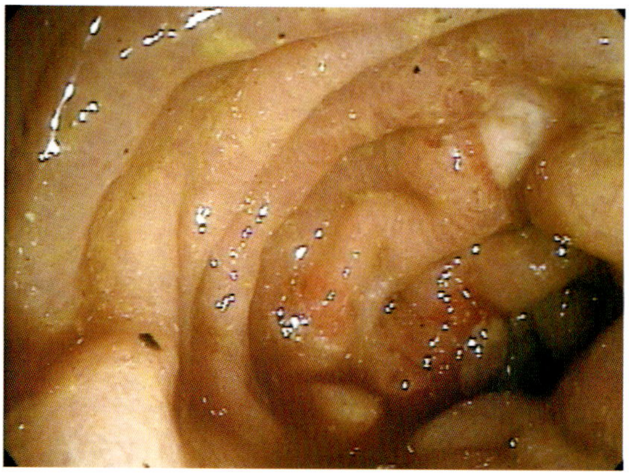

图 14-1　结肠镜（之一）

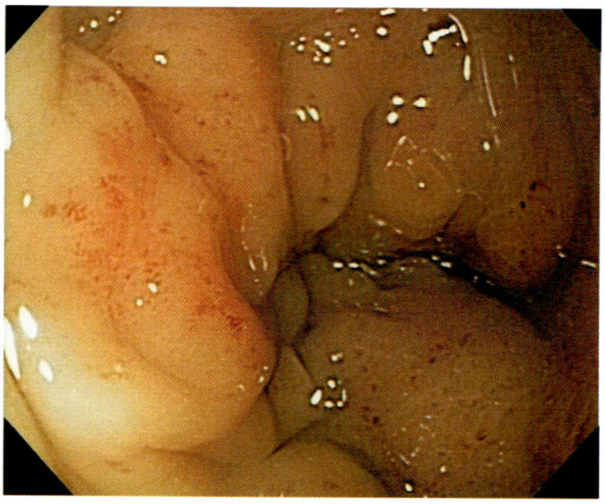

图 14-2　结肠镜（之二）

影像学检查

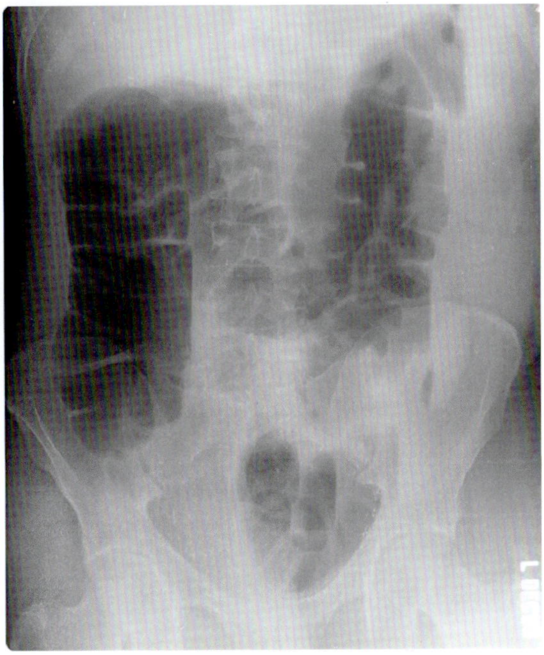

图 14-3　腹部肾-输尿管-膀胱摄片（之一）

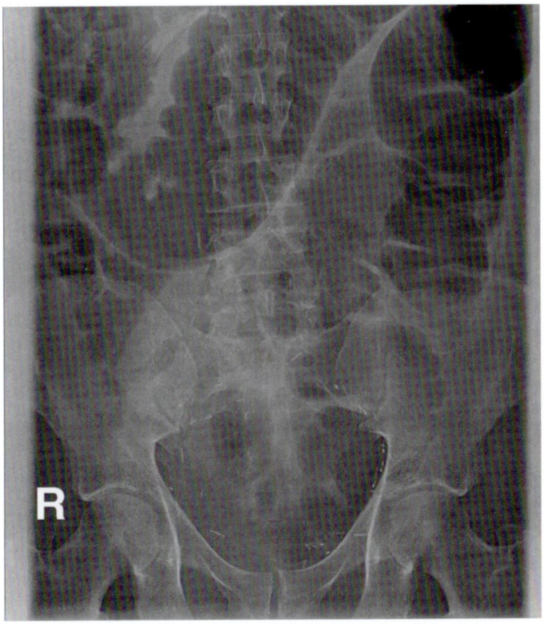

图 14-4　腹部肾-输尿管-膀胱摄片（之二）

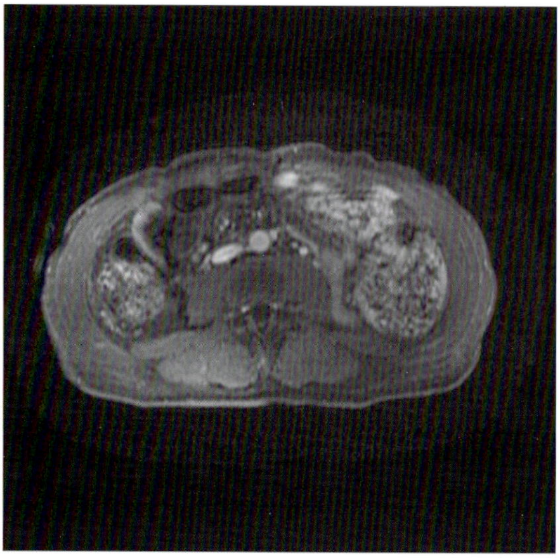

图 14-5 磁共振成像

影像学检查结论：

1. 骨性转移性疾病进展，盆腔特别明显。
2. 肝右叶至少 2 处转移灶，门静脉右支后段血栓导致持续灌注不良。
3. 多发双侧肾充盈缺损，提示梗死可能。
4. 新膀胱右侧软组织轻度突出样表现。
5. 直乙交界处软组织增厚。

病理学检查

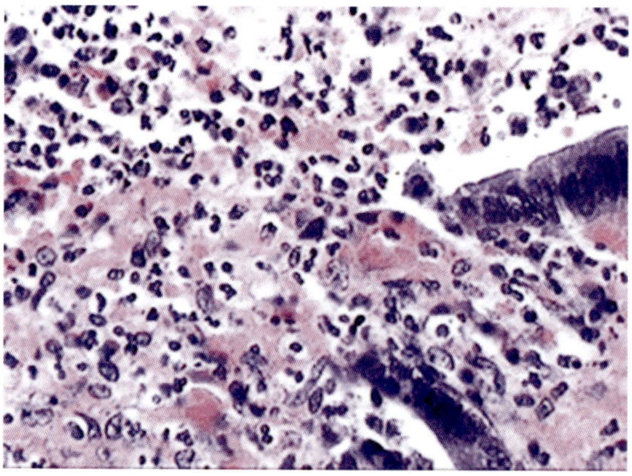

图 14-6 内镜结肠活检：上皮表面破碎，粉色纤维性渗出伴中性粒细胞浸润

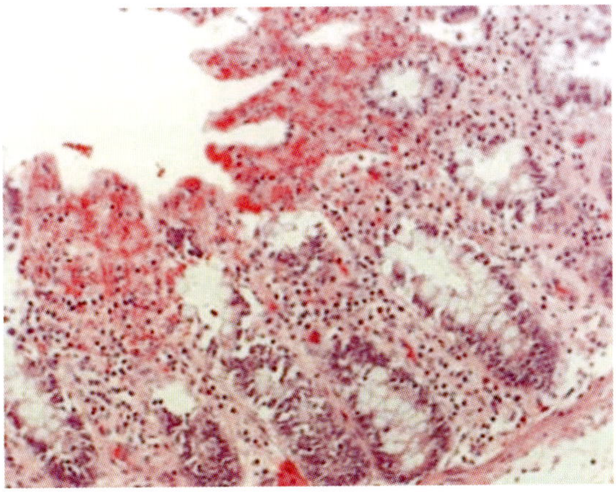

图 14-7　内镜结肠活检：隐窝畸形，出血伴黏膜固有层和上皮表层粉色缺血性坏死，中性粒细胞浸润

诊断和讨论

最终诊断：由于快速复发、广泛转移性疾病背景下高凝状态继发的栓塞事件导致的缺血性结肠炎。

肠缺血性疾病包括急性和慢性肠系膜缺血、肠系膜静脉血栓形成和缺血性结肠炎。后者是胃肠道存在缺血性损伤时最常见的形式。

人口统计

最易累及老年患者；由于常发生于多种基础疾病的患者，诊断具有挑战性；85%的患者发生非坏疽性、短暂性缺血；15%的患者发生可能危及生命的结肠坏疽。

结肠的血液供应

从主动脉起源，肠系膜上动脉（SMA）和肠系膜下动脉（IMA）提供大部分的结肠血液供应（图 14-8）。

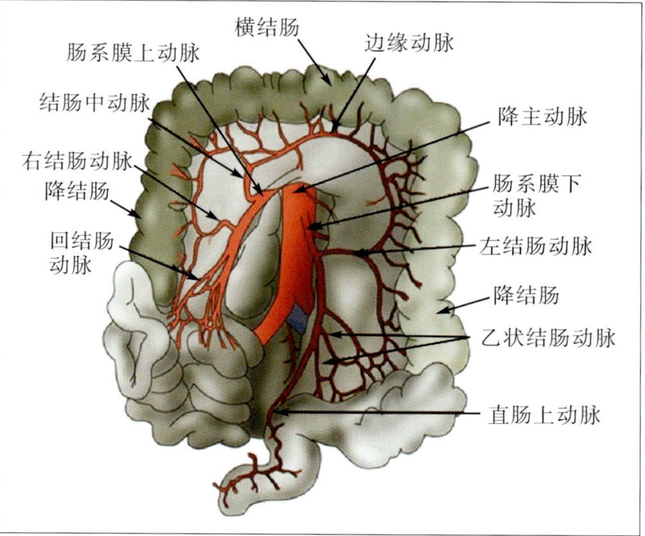

图 14-8 结肠的血液供应

除大部分的小肠外，SMA 还营养结肠的一部分。它有 4 个主要分支：胰十二指肠下动脉、结肠中动脉、右结肠动脉、回结肠动脉。回结肠动脉供应末端回肠、盲肠、阑尾和升结肠近端。其余的升结肠和肝曲由右结肠动脉供应。结肠中动脉供应横结肠近端。IMA 分支成左结肠动脉（供血给远端横结肠和脾曲），乙状结肠动脉（供血给乙状结肠和降结肠）和直肠上动脉（供血到直肠大部分）。直肠的其余部分从髂内动脉的阴部内动脉和直肠中动脉分支获得血液供应。尽管 SMA 和 IMA 之间有充足的血液供应、丰富的侧支血管，但这一血管结构有两处薄弱点，容易受缺血期间低血压影响，这即指分水岭地区（脾曲和直肠乙状结肠交界处）。

病理生理学

结肠缺血由结肠某一区段突发临时性血流量供应不足以满足代谢需求导致。这种减少由全身血液循环的变化或局部肠系膜血管的解剖或功能的变化导致。可能的病因很广泛（表 14-3）。

表 14-3 易感缺血性结肠炎的疾病

血栓形成
肠系膜下动脉血栓形成
栓塞
肠系膜动脉栓塞
胆固醇栓塞
心排出量减低或心律失常
休克（脓毒症、出血、低血容量、透析和胰腺炎）

续 表

创伤
绞窄性疝或扭转
药物
洋地黄类
雌激素
抗高血压药
可卡因和甲基苯丙胺
血管升压素和去氧肾上腺素
伪麻黄碱
免疫抑制剂
精神类药物
替加色罗
非甾体抗炎药
辛伐他汀
手术
心旁路手术
主动脉夹层和修补
主髂动脉重建
结肠切除结扎肠系膜下动脉
妇科手术
血管炎
系统性红斑狼疮
结节性多动脉炎（乙肝、丙肝）
血栓闭塞性脉管炎
风湿性血管炎
镰状细胞病
凝血疾病
蛋白 C 和 S 缺乏
阵发性睡眠性血红蛋白尿症
活化蛋白 C 抵抗
抗凝血酶Ⅲ缺乏
长距离奔跑
结肠镜或钡灌肠
特发性

但在大多数患者，往往隐匿发生，没有可识别的具体原因。往往有某处阻塞病变在血管造影下都不能明确的现象，这类患者被称为非闭塞性缺血。

1. 短暂性缺血性结肠炎：短暂的、可逆的动脉供血受损，引起黏膜脱落，2~3 天后黏膜再生愈合。

2. 狭窄性缺血性结肠炎：显著动脉供血受损，引起黏膜出血性梗死导致溃疡，黏膜纤维化愈合，导致狭窄的形成。

3. 坏疽性缺血性结肠炎：动脉血流完全丧失，导致肠管透壁梗死和坏疽，这可以进展为穿孔、腹膜炎甚至死亡。

精粹

由 Reeders 等进行的一项纳入超过 1000 例缺血性结肠炎患者的研究证明，75%的患者都有左半结肠受累，其中约 1/4 病变影响到脾曲，只有 5%影响到直肠。

主髂动脉重建术后，1%~7%的这类患者会发生缺血性结肠炎，其中有许多发展为需要行结肠切除术的透壁梗死。CABG 术后发生结肠缺血的比率低于 0.2%，但死亡率为 85%，是一种潜在的致命并发症。心脏栓塞或高凝状态导致缺血性结肠炎发病的程度区别并没有得到充分认识和明确的界定。一些研究表明，其比率可能分别为 20%和 30%。在急性心肌梗死后约 2 周内行结肠镜检查的患者发生缺血性结肠炎的比率约为 14%。

许多药物是缺血性结肠炎的罪魁祸首。阿洛司琼，获得批准用于治疗腹泻型肠易激综合征（IBS）后，曾因为可能导致缺血性结肠炎被 FDA 勒令暂时退出市场。现在，医生必须严格按照处方指南开药。替加色罗也被报告导致了数例缺血性结肠炎。

临床表现

- 一般情况下，有三个渐进阶段：反应活跃、麻痹和休克
- 弥漫性下腹疼痛急性发作
- 疼痛与体格检查不成比例
- 疼痛比缺血性小肠疾病程度弱
- 疼痛可为局限性（大多数为侧方）或弥漫性，绞痛或痉挛性疼痛，持续性或间歇性
- 血性腹泻或直肠出血在 24 小时内发生
- 恶心和呕吐、厌食、腹部胀满、腹胀
- 脱水、发热、呕血、心动过速、黑便、肠鸣音减弱或亢进
- 30%~50%的患者可能有腹膜炎体征
- 10%的患者可能会出现血流动力学不稳定，感染性或低血容量性休克，精神状态改变

诊断

诊断建立在体格检查、放射性和（或）内镜检查的基础上。鉴别诊断包括感染性结肠炎、肠易激综合征、X 线示踪剂结肠炎（XRT 结肠炎）、憩室炎、孤立性直肠溃疡综合征和结肠癌。

1. 实验室检查：粪便培养、沙门菌、痢疾杆菌、弯曲杆菌、耶尔森菌、大肠杆菌 O157：H7、虫卵和寄生虫以及难辨梭状芽胞杆菌毒素。难辨梭状芽胞杆菌结肠炎可类似缺血性结肠炎，出现结肠黏膜水肿和白细胞增多，但直肠出血较少。没有特定的实验室指标，

但下述实验室指标有提示意义，包括：血清 LDH、CPK，以及在后期淀粉酶升高。

2. 影像学检查：腹部平片往往是非特异性的。积气见于缺血后期。特征性的“拇纹征（thumbprinting）”（图 14-9）提示黏膜下水肿，30%可见出血。

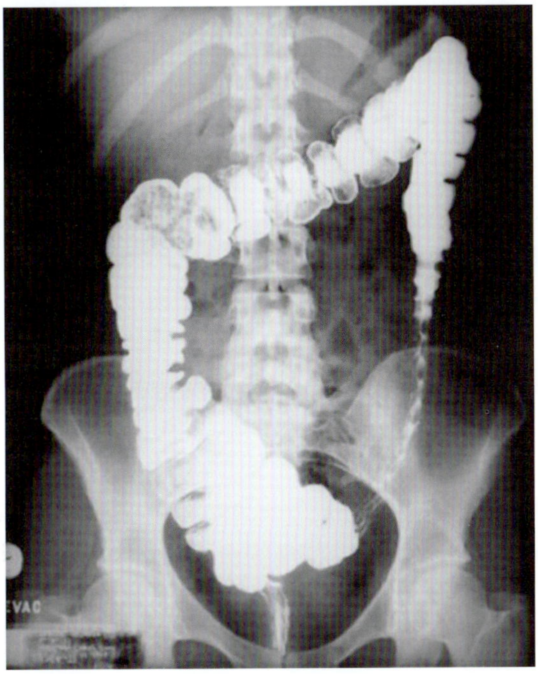

图 14-9　拇纹征

CT 扫描可能会有帮助，但结果一般都是非特异性的，最初可能完全正常。典型的表现是节段性肠管壁增厚。同样，积气在后期可见。

3. 结肠镜检查：如果没有腹膜炎或穿孔的临床或放射学证据，则可以考虑。可以发现下述表现，包括：黏膜苍白水肿，瘀点样出血，提示黏膜下出血的蓝色出血性结节，出血性溃疡，以及偶尔出现假膜性结肠炎伴淡黄色圆斑。节段性分布，受累和正常黏膜之间突然转变，直肠不受累，则更倾向于缺血而不是炎症性肠病。活检可能会有非特异性表现，如出血，隐窝破坏，毛细血管血栓，隐窝脓肿合并肉芽组织形成，以及假性息肉。

4. 钡灌肠：“拇纹征”是双重对比造影最具提示意义的表现。

5. 血管造影：帮助很少，因为多数患者的结肠血流在考虑行造影检查时已经恢复。

6. 腹腔镜检查：对有许多合并症不能耐受剖腹探查的患者有帮助。但气腹对肠系膜血流量的影响这一问题值得关注。

治疗方法

取决于症状的严重程度，患者的整体状况和临床表现。一般来说，取栓术，旁路移植术或动脉内膜剥除术极少用于治疗结肠缺血，因为大动脉阻塞并不是缺血的常见原因。

- 没有坏疽或穿孔的情况下，支持治疗是恰当的

- 有时建议使用经验性广谱抗生素
- 避免会加重缺血的药物
- 维持心排出量必不可少
- 临床症状恶化和坏疽性缺血性结肠炎，适宜剖腹探查、肠段切除
- 局部灌注血管扩张剂如罂粟碱的方法已有描述，但在人体内的疗效未得到证实

预后

出现下列情况时预后较差：
- 影像学检查发现“拇纹征”
- 右半结肠受累
- 有周围血管疾病病史
- 缺乏便血、心动过速、腹膜炎体征、贫血、低钠血症、狭窄等症状

本例患者：很不幸的是，患者持续出现大规模栓塞，结肠、肾和心、肺血管结构都有累及，导致病情迅速恶化和死亡。

经验教训

有关该例患者的主要经验教训是：

1. 腹部疼痛的患者应怀疑有缺血性结肠炎，可能会导致严重后果。
2. 由于大多数情况下是暂时性的，因此支持治疗是主要治疗措施。
3. 处于后期的病例，应尽早请求外科会诊。

（杨桂元　张轶凡　译　苗　毅　校）

参 考 文 献

1. Reeders JW, Tytgat GN, Rosenbusch G, et al. Ischaemic colitis. Martinus Nijhoff, The Hague, 1984 : 17.
2. Añón R, Boscá MM, Sanchiz V, et al. Factors predicting poor prognosis in ischemic colitis. World J Gastroenterol, 2006, 12 (30) : 4875-4878.
3. Sreenarasimhaiah J. Diagnosis And Management of Intestinal Ischaemic Disorders. British Medical Journal, 2003, 326 : 1372-1376.
4. Peter Grubel, J Thomas LaMont. Colonic Ischemia. Up-to-date online, www.uptodate.com.Accessed 9/18/06.

病例 15 高血清腹水清蛋白梯度的腹水急性发作的诊断

病史

特征及主诉：38 岁男性，腹胀及腹痛加剧。

现病史：38 岁白人男性，平素体健，2 周前发现弥漫性腹痛腹胀，逐渐加剧。疼痛初为痉挛性，无明显加重或减轻因素，伴有恶心和偶尔的干呕。找初级保健医生就诊后，认为是便秘，并开具了缓泻药。但疼痛和肿胀继续加重，2 天前的早上因剧痛难忍倒地，被妻子发现后送往医院。

患者被带到 Clear 湖某医院，影像学检查提示大量腹水，肝右叶不均匀强化，被认为是肝脏脂肪浸润。腹腔穿刺放出了 2.6 L 的腹水。腹水显示血清腹水清蛋白梯度升高，镜下可见少于 100 个有核细胞，没有淀粉酶或三酰甘油水平升高。转诊到卫理公会医院前在该院的其他测试结果如下：肝炎病毒指标阴性，铁蛋白 28，清蛋白 3.1，总胆红素 1.0，AST 199，ALT 281，碱性磷酸酶 163，INR 1.3。肝脏疾病危险因素：1992 年前无输血史，无静脉吸毒史，19 年前有过经鼻吸入可卡因史，无纹身或穿孔，偶尔社交性饮酒（每月喝 1~2 次啤酒），6 个月前完全停止。有过 7 个性伴侣。

既往史：甲状腺功能减低症，2 年前诊断性腺功能减退。在内分泌科就诊过并做过脑 MRI 检查，未发现有垂体病变。轻度阻塞性肺病。

药物史：左甲状腺素片 0.112mg qd，沙丁胺醇吸入 prn，普利马汀哮喘片（primatene）prn，草药/维生素：MetRx Tribulus Terrestris Zinc 50 mg，Humatropil REM（含卡瓦卡瓦、西番莲、缬草根、mucuma puricans、sumabolin、bioperine），Anabolic Xtreme Liver Support（包含 N-乙酰半胱氨酸和水飞蓟），Starch Blocker（含白芸豆提取物）。（译者注：此处未翻译的内容均指美国境内少数人群信任并使用的草药制品，均没有获得 FDA 的药物验证，仅被作为食品添加剂使用，不能保证实际效果且可能有害。）

个人与社会史：已婚，在一家化工厂做销售员。热衷举重运动，服用过不仅限于前述药物的多种药物。19 岁时曾经尝试过合成代谢类固醇，但目前没有使用。从不吸烟和已经戒酒。否认使用毒品。

家族史：无肝脏疾病或癌症家族史。

体格检查

生命体征：BP：112/79mmHg，HR：108 次/分，RR：21 次/分，T：36.6℃。体重：

107.05kg，身高：180.34cm，BMI：32.9。一般状况：清醒，无急性应激。皮肤：无任何皮肤病灶或蜘蛛痣。四肢：外周水肿（++），外周血管搏动良好，肌肉非常发达。头眼耳鼻喉：巩膜无黄疸。肺：听诊清音。心脏：心动过速，S1 和 S2 正常。腹部：张力性腹水，因腹水而难以评估肝脾大小，全腹触诊无压痛，肠鸣音正常。外生殖器/直肠：正常。神经系统：清醒，定向正常，神经系统检查无特殊，无扑翼样震颤。

辅助检查

表 15-1 血细胞分析、肝肾功能、凝血连续检查

血常规	2007 年 1 月 10 日	2007 年 1 月 11 日	2007 年 1 月 12 日	2007 年 1 月 14 日	2007 年 1 月 16 日
Hb（g/dl）	18.8	15.3	11.7	12.8	14.0
Hct（%）	57.0	47.3	35.4	38.1	42.9
WBC（$\times10^9$/L）	20.16	17.6	13.5	12.0	10.7
Plt（$\times10^9$/L）	225	233	173	139	202
Pmn	86%				
Lymph	8%				
Mono	6%				
肾功能					
Na（mEq/L）	142	134	131	137	138
K（mEq/L）	5.7	4.4	3.5	3.9	4.5
Cl（mEq/L）	108	102	100	106	107
HCO_2（mEq/L）	22	21	22	22	21
Glu（mg/dl）	98	105	175	68	92
Urea（mg/dl）	15	37	52	55	54
Creat（mg/dl）	1.7	3.9	4.8	5.6	5.5
Ca（mg/dl）	9.0				
肝功能					
TProt（g/dl）	5.6	5.4	4.6		
Alb（g/dl）	3.4	3.6	3.2		
TBili（mg/dl）	1.3	1.6	1.4	2.1	2.1
DBili（mg/dl）	0.8	1.3			
AlkP（U/L）	165	127	107	150	156
ALT（U/L）	316	8841	2895	1427	948
AST（U/L）	326	13818	2560	640	352

续　表

凝血					
PT（sec）	19.6				17.7
PTT（sec）	27.5				
INR	1.6				1.4

表 15-2　病毒指标等其他检查

肝炎病毒指标	2007 年 1 月 10 日
HAV IgM	阴性
HAV IgG	阴性
HBsAg	阴性
HBsAb	阴性
HBcAb	阴性
HBeAg	阴性
HBeAb	阴性
HBV-DNA	阴性
HCV Ab	阴性
HCV PCR	阴性
铁	
Iron（mic. g/dl）	2
TIBC（mic. g/dl）	245
%Sat	0.8
Ferritin（mic. g/L）	199
其他	
TSH	15
甲状腺过氧化物酶抗体（nl<35）	574
ANA	1∶80
ASMA	阴性

问题

进行下一步之前，思考以下问题：

1. 鉴别诊断和你的初步诊断是什么？
2. 如何进一步评估这个患者？

影像学检查

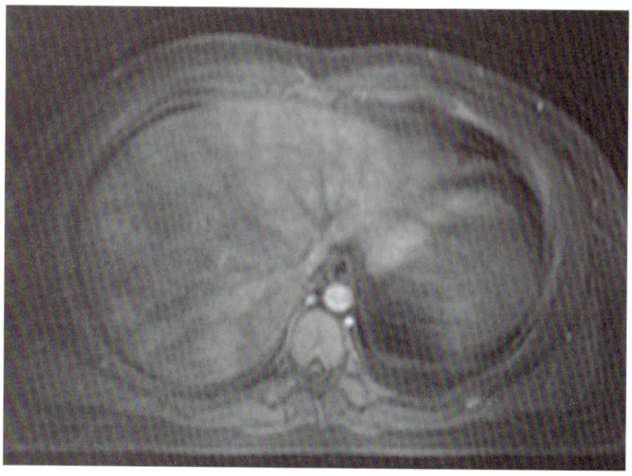

图 15-1　腹部 MRI（T1 加权）

显示肝脏不规则信号，特别是肝右叶。右肝静脉系统显示不清

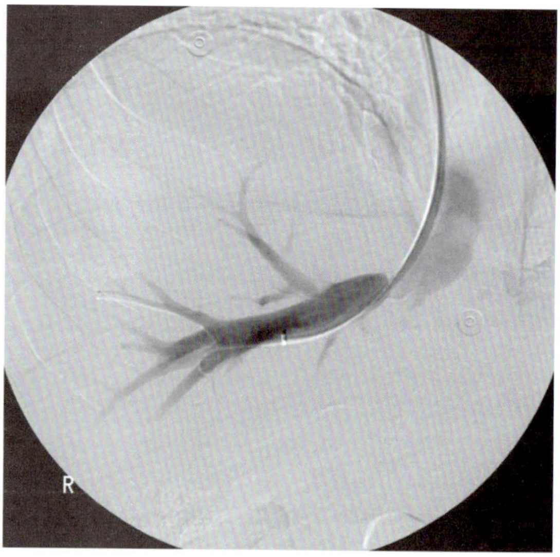

图 15-2　血管造影

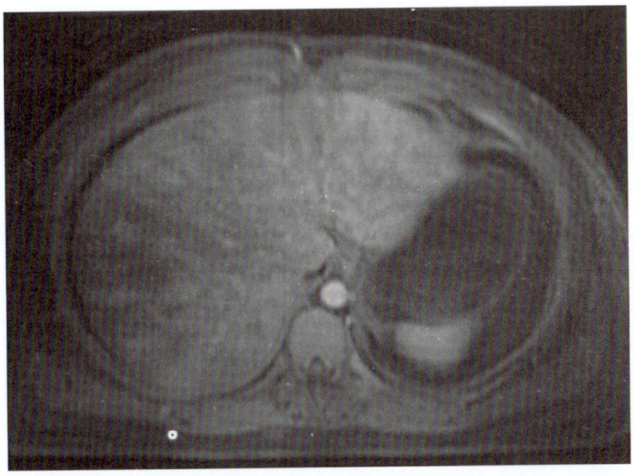

图 15-3　MRI

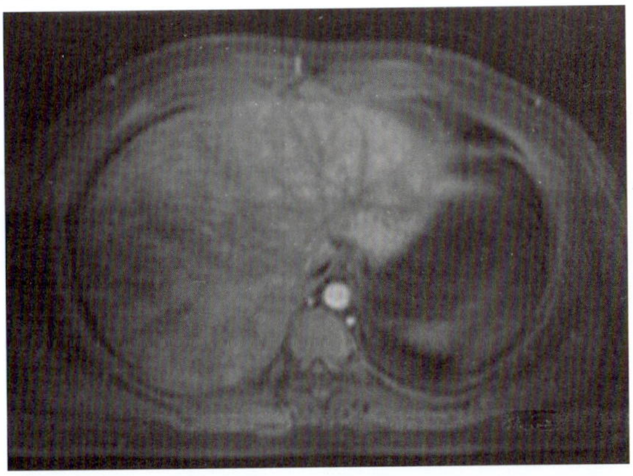

图 15-4　静脉造影

显示右肝静脉突然狭窄。压力计数如下：肝楔压 39mmHg，肝静息压 32 mmHg，右房压 7 mmHg

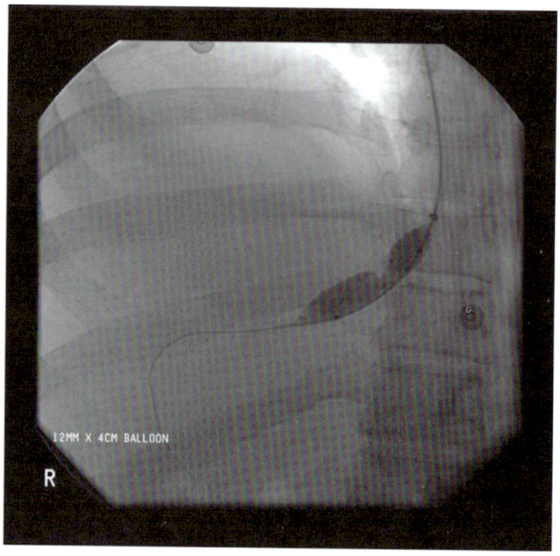

图 15-5 球囊血管成形

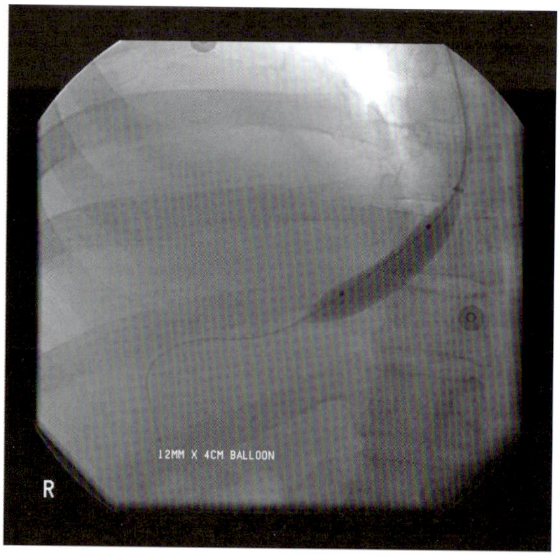

图 15-6 血管成形术后状态

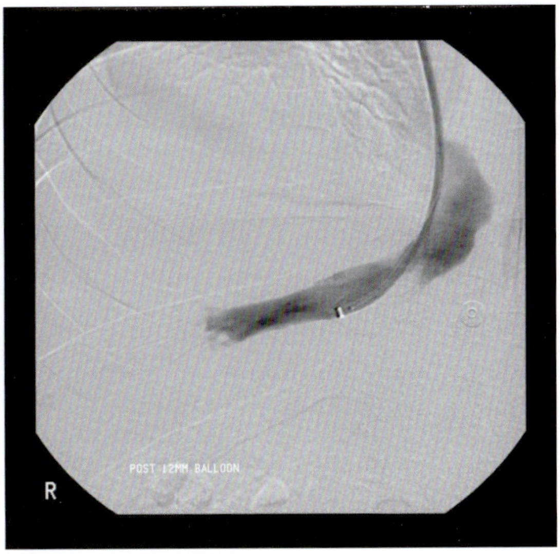

图 15-7　血管成形术后静脉造影

显示血流改善。重复测压示：肝静息压 18mmHg，右房压 12 mmHg

病理学检查

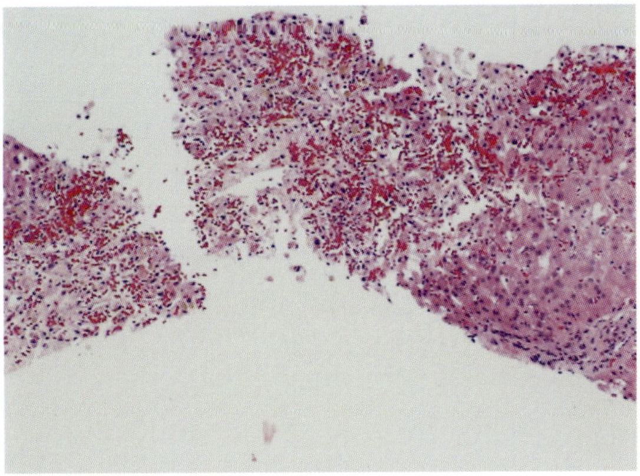

图 15-8　低倍镜显示受累肝脏

注意大体的出血区域，切片中央坏死及邻近的相对未受累区域

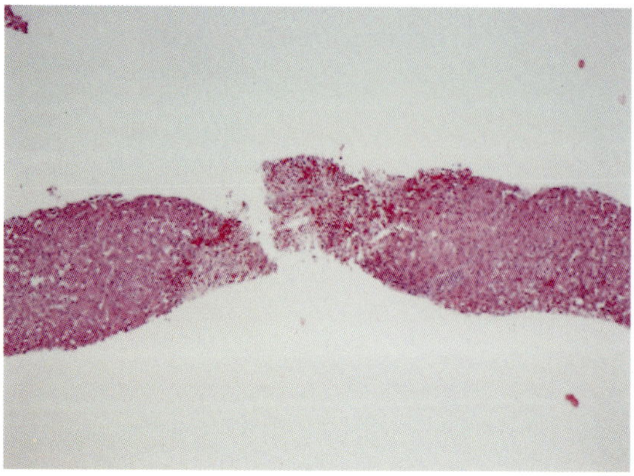

图 15-9 高倍镜显示受累区域

右侧仍可见小部分门脉管道。坏死主要见于 2、3 区

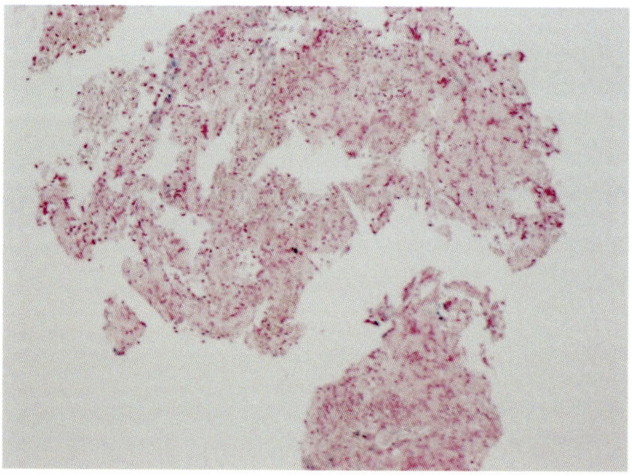

图 15-10 三色染色

注意中央静脉周围的坏死组织。静脉周围少量纤维化，更支持是急性而非慢性病程

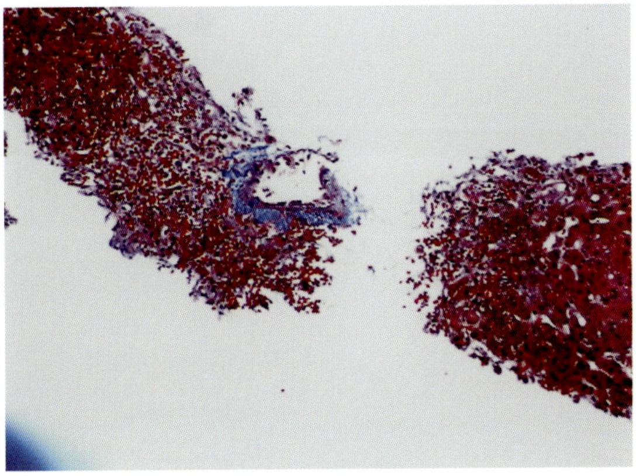

图 15-11　铁染色

显示该标本未见异常铁沉积

诊断和讨论

最终诊断：肝静脉膜性阻塞（静脉网）导致的急性布加综合征。

1. 布加综合征的特征和病因因素是哪些？

布加综合征（Budd-Chiari syndrome，BCS）描述的是一种肝血流减少相关的解剖和生理变化。从解剖角度讲，它可以发生在由右心房到小肝静脉的任何地方，但最典型的还是发生在肝静脉汇入下腔静脉（inferior vena cava，IVC）处。

BCS 的主要原因可分为 4 大类：高凝状态、感染、肿瘤和其他原因（表 15-3）。在西方国家，有 40%的病例是特发性的，约 25%都与血液系统情况有关，其余主要的原因（肿瘤、妊娠、感染）各占约 10%。

另一方面，亚洲报道的约 40%的病例起源于下腔静脉膜性阻塞。这种膜性梗阻的病理生理还不是很清楚。有人认为这是一种先天性病变，但这部分 BCS 发病高峰通常在 40 余岁，且可以有多种解剖变异，就这一点则支持其为后天获得性病变的理论。

表 15-3　布加综合征的病因

高凝状态	肿瘤
抗磷脂综合征	肾上腺癌
抗凝血酶Ⅲ缺乏	支气管起源的癌
原发性血小板增多症	肝细胞癌（包括纤维板层变异型）
V 因子 Leiden 突变	平滑肌肉瘤

续 表

狼疮抗凝物	白血病
骨髓增生性疾病	肾细胞癌
阵发性睡眠性血红蛋白尿	横纹肌肉瘤
真性红细胞增多症	**其他原因**
产后血小板减少性紫癜	贝赫切特综合征
蛋白 C 缺乏	慢性腹泻
蛋白 S 缺乏	克罗恩病
凝血酶原突变 G20210A	腹腔镜胆囊切除术
镰状细胞病	腔静脉膜性梗阻
感染	口服避孕药
阿米巴肝脓肿	多囊性疾病
曲霉菌病	妊娠
丝虫病	结节病
产脓性肝脓肿	创伤
包虫囊肿	
盆腔蜂窝织炎	
血吸虫病	
梅毒	
结核	

BCS 可表现为暴发性、急性或慢性。

暴发性 BCS 通常出现于妊娠时的有关情况中，表现为剧烈疼痛、肝大、黄疸、腹水、肝功能迅速恶化。这些患者经常性发生脑病，不经过及时干预通常会死亡。

急性非暴发性 BCS 以腹水、痛性肝大和腹痛为主要特点。脑病不是该型的特点。急性非暴发性 BCS 病程常迁延几个星期，有的患者有缓解期。此型实验室指标异常变化范围较广，但肝细胞损害比胆汁淤积更为常见。25%~30%的 BCS 病例为急性。

慢性 BCS 最常见，患者可有慢性失代偿性肝硬化表现。肝脏通常增大实变。腹水可有可无。患者通常有可以追溯到几个月甚至几年前的肝脏疾病的证据。

2. 静脉网如何形成的？

有关静脉网形成最普遍的理论认为这是一种先天性病变。

下腔静脉的胚胎发育是一个复杂的过程，其中包括形成、退缩以及 3 对纵行静脉的融合：后主静脉、下主静脉和上主静脉。这一过程发生于妊娠第 5~7 周。

最终 IVC 是由 5 个不同的胚胎部分组成的（图 15-12）。这些部件从足侧至头侧分别为：后主静脉，右上主静脉，右上主静脉和下主静脉吻合段，右下主静脉，以及肝心静脉导管。

静脉隔膜形成导致 IVC 内血流受阻可能会出现在这些部件未能形成或者两个部件融合失败的情况下。

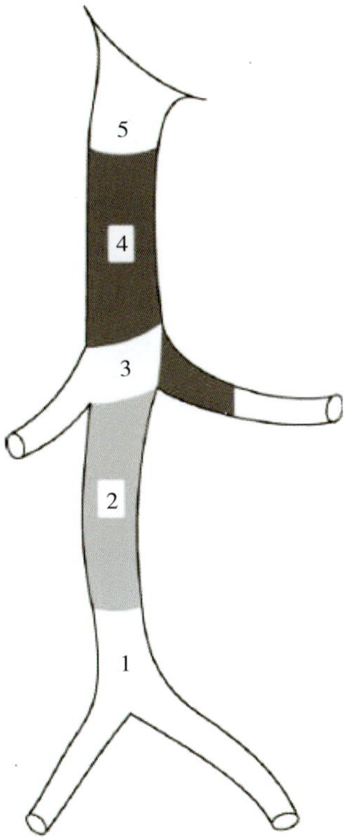

图 15-12 冠状面图示下腔静脉最终结构和胚胎起源

第 1 部分指起源于后主静脉的髂段；第 2 部分指起源于右上主静脉的肾下段；第 3 部分指起源于右上主静脉与下主静脉融合部的肾段；第 4 部分指起源于右下主静脉的肾上段；第 5 部分指起源于肝心静脉导管的肝段。

3. 静脉膜性阻塞导致的布加综合征可以有哪些治疗方法?

一般来说，治疗很大程度上取决于病因、解剖位置和病情发展速度。手段包括药物（抗凝、治疗原发病、支持治疗），外科手术（门腔分流术、肝移植）和介入放射的方法（TIPS、血管成形术）。

在静脉膜性阻塞的情况下，有一种治疗方法是经皮腔内血管成形术（PTA）。先天性狭窄的 PTA 治疗有效率是 81%。由于这种疾病极为罕见，因此没有相关的使用这种技术的大型随机研究。

Martin 在 Emory 大学于 20 世纪 80 年代进行了一项早期观察性研究，6 例 BCS 患者进行了血管成形术，病变确定位于下腔静脉或肝静脉内，且可以介入干预。患者的特征和结局归纳在表中（表 15-4）。

表 15-4 布加综合征患者资料概况

编号	年龄（岁）	性别	合并症	PTA 部位	病变类型	PTA 日期	压力梯度 术前/后（mmHg）	末次 PTA 后随访月数	末次随访情况		抗凝药
									血管	临床	
1[a]	37	女	PRV	IVC	狭窄	1985 年 11 月	17/5	25	再狭窄	改善	无
						1986 年 2 月	23/5				
						1987 年 2 月	17/10				
2[b]	22	女	产后	IVC	狭窄	1985 年 2 月	17/4	29	堵塞	改善	无
						1985 年 2 月[c]	8/2				
						1985 年 9 月	14/3				
						1986 年 2 月	30/6				
						1986 年 5 月	17/4				
3	31	男	腹部创伤	IVC	堵塞 1cm	1986 年 1 月	29/7	23	堵塞	改善	华法林
						1986 年 3 月	15/6				
						1986 年 6 月	25/12				
						1986 年 8 月	18/8				
4	50	男	无	RHV	静脉网	1980 年 9 月	24/0	84	通畅	治愈	华法林
						1980 年 12 月	23/6				
						1981 年 8 月	?				
5[d]	30	男	无	2 处 RHV	狭窄	1985 年 2 月	28/15 和 27/15	36	通畅	门脉高压致胃肠道出血	无
						1985 年 8 月	16/4 和 20/7				
6[e]	24	男	PRV	肠系膜心房分流	分流近端狭窄	1988 年 8 月	28/4	6	通畅	改善	无
						1989 年 2 月	? /11				

注：PTA=经皮腔内血管成形术，FU=随访，PRV=真性红细胞增多症，IVC=下腔静脉，RHV=右肝静脉，? =未知

a 肠系膜心房分流，1984 年 9 月；肠系膜-左肾静脉分流，1985 年 6 月。b 肠系膜心房分流，1982 年 9 月；门体分流，1983 年 2 月。c 第一次 PTA 术后 4 天。d 等待肝移植。e 冠状静脉经分流栓塞，1985 年 9 月。

一些专家认为，尽管血管成形术有直接的近期疗效，但大型中央静脉的长期通畅率不佳。这可能是静脉狭窄的纤维化，血管回缩，低流量状态和腔内血栓形成等本质特征决定的。有人主张支架置入是一个更好的长期选择，但这种病例可能更为严重复杂。已发表的资料显示下腔静脉支架通畅率为 70%~80%。

在中国，Zhang 等于 1994~2001 年间成功进行了 97 例 BCS 患者经皮支架置入术。主要是通过超声引导经肝径路完成。指征分解和总体结果如图所示（图 15-13）。这些患者中大多数人的主要症状获得改善或彻底缓解，包括：腹水、肝脾大、肝功能指标异常（表 15-5）。

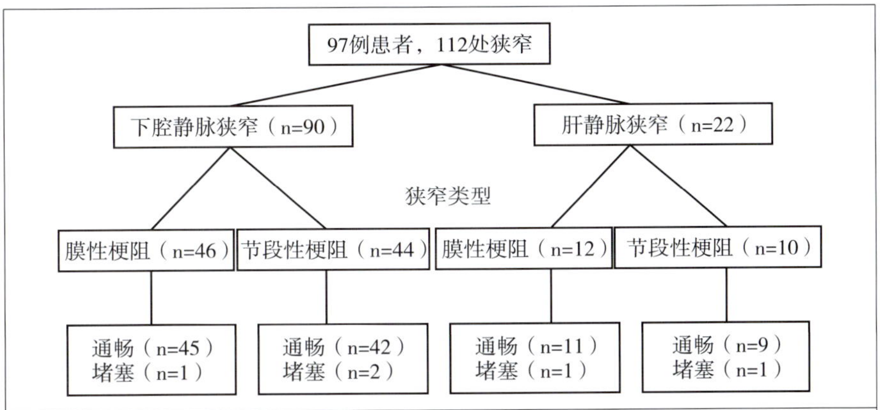

图 15-13 病例资料

表 15-5 97 例支架置入患者的远期随访结果

	IVC 组	HV 组	两者并存组
病例数	75	7	15
随访（月）			
平均	49	45	45
范围	7~84	9~78	9~78
腹水			
术前	29	7	11
消失	21	5	8
改善	7	2	3
肝大			
术前	73	7	15
消失	38	3	6
改善	33	3	7
脾大			
术前	67	7	15

续 表

	IVC 组	HV 组	两者并存组
消失	9	1	3
改善	46	3	8
肝功能异常			
术前	53	7	15
消失	21	3	4
改善	29	3	9
恢复工作	68	6	14
支架梗阻	3	1	1

在韩国，Lee 等回顾性研究了 7 年间的 28 例膜性阻塞性 BCS 病例。在传统的药物治疗不起作用的情况下，17 例患者接受血管腔内治疗（9 例单纯血管成形术，6 例血管成形术附加支架植入术）。结果如表所示（表 15-6）。这项研究显示血管成形术是否附加支架置入术比较下来总体结果相似。

表 15-6　28 例原发性布加综合征临床治疗结果的总结

1. 药物治疗组（n=9）；随访 4.9 年
    - n=6：维持临床稳定
    - n=3：逐步恶化，但拒绝其他治疗
    - n=1：后续发生肝癌
2. 腔内治疗组（n=17）；随访 4.5 年
    - A. 单纯球囊血管成形（n=9）
        - n=8：即时效果优秀或良好，门脉高压缓解
        - n=1：初次单纯血管成形手术反应良好。后虽经支架置入压力得到明显缓解但发生肝癌
        - n=2：病变复发或进展后加做支架置入，结果良好
    - B. 球囊血管成形加支架置入（n=6）
        - n=5：即时效果优秀，门脉高压缓解
        - n=1：反应差并持续恶化，二次支架置入失败，后发生肝癌
        - n=2：病变复发或进展后再次加做支架置入，1 例失败
    - C. 经颈肝内门体分流（n=2）
        - 即时效果优秀，门脉高压缓解，临床改善
3. 手术治疗（n=2）
    - n=1：肠系膜心房分流，结果良好并能维持，门脉高压充分缓解；随访 4.6 年
    - n=2：肝移植，结果良好并能维持，无布加综合征复发证据；随访 4.2 年

随访

本例患者在血管成形术后恢复良好，肝功能检查指标显著改善。术后当天腹水也有消退，目前无腹部疼痛。多普勒超声检查随访提示肝静脉和下腔静脉血流通畅。

经验教训

本例主要的经验教训是：

1. 急性布加综合征是一种严重疾病，表现从肝硬化到暴发性肝衰竭不等。

2. 在西方国家，静脉网是 BCS 罕见的病因，但在亚洲和非洲较为常见，被认为是一种先天性病变。

3. 早期诊断后，急性 BCS 可以通过血管腔内技术治疗，获得良好效果。

（杨桂元　张铁凡　译　苗　毅　校）

参考文献

1. Schafer D, Sorrell M. Vascular Diseases of the Liver. Sleisenger and Fordtran's Gastrointestinal and Liver Disease. 7th edition. 2002. 1364-1367.
2. Koc Z, Oguzkurt L. Interruption or congenital stenosis of the inferior vena cava: Prevalence, imaging, and clinical findings. Eur J Radiol (2006) doi: 10.1016/j. ejrad. 2006. 11. 028.
3. Kwaśniewska-Rutczyńska A, et al. Budd-Chiari syndrome: current options in interventional radiology treatment exemplified by three selected cases. Med Sci Monit, 2006, 12 (1): CS4-12.
4. Sato M, Yamada R, Tsuji K, et al. Percutanous transluminal angioplasty in segmental obstruction of the hepatic inferior vena cava: long-term results. Cardiovasc Intervent Radiol, 1990, 13 (30): 189-192.
5. Martin LG, et al. Angioplasty for long-term treatment of patients with Budd-Chiari syndrome. Am J Roentgenol, 1990, 154 (5): 1007-1010.
6. Thompson CS, et al. Endovascular treatment of obliterative hepatocavopathy with inferior vena cava occlusion and renal vein thrombosis. J Vasc Surg, 2006, 44: 206-9.
7. Zhang CQ, et al. Long-term effect of stent placement in 115 patients with Budd-Chiari syndrome. World J Gastroenterol, 2003, 9 (11): 2587-2591.
8. Lee BB, et al. Primary Budd-Chiari syndrome: Outcome of endovascular management for suprahepatic venous obstruction. J Vasc Surg, 2006, 43: 101-108.

病例 16 慢性呃逆一例

病 史

特征及主诉： 62 岁，男性，顽固性呃逆。

现病史： 患者 7 年前因顽固性呃逆多次住院治疗。1 年前无明显诱因症状加重，出现每日持续性呃逆，伴失眠、胸痛、气短、反酸、胃灼热，偶尔呕吐咖啡样胃内容物。否认有任何加重或减轻因素。针对呃逆予甲氧氯普胺（胃复安）和氯丙嗪治疗后，出现震颤、强直、运动迟缓和步态异常（药源性帕金森综合征）。请神经内科会诊后建议避免使用这类药物。

既往史： 既往门诊或急诊治疗呃逆 40 余次。2 年前行腹主动脉瘤修复术。有冠心病史多年，2 年前行冠脉形成术治疗。有周围血管病变史。高血压病史。

药物史： 巴氯芬 10mg tid，兰索拉唑 30mg bid，阿司匹林、硝酸异山梨酯片、氢氯噻嗪片、喹那普利片、可乐定和辛伐他汀。

个人与社会史： 已婚，铲车操作员，有稳定的经济收入。无饮酒史。既往吸烟史，30 包/年，已戒（1999 年）。无药物滥用史。

家族史： 母亲有脑卒中病史。

体格检查

生命体征： BP：160/96mmHg，HR：72 次/分，RR：20 次/分，T：36.9℃。体重：87kg，身高：175.26cm。一般情况：生长发育良好，有顽固性呃逆。皮肤：正常。四肢：正常。头眼耳鼻喉：正常。肺：呼吸音清，呼吸运动正常。心脏：正常。腹部：腹软、无压痛，无器官肿大，无肿块。直肠：正常。神经系统：呃逆伴随头、颈、唇裂周围和手臂肌肉的运动；语速缓慢伴口吃，静止性震颤，拖步、宽基步态伴中轴性肌张力增高。

辅助检查

表16-1　实验室检查

血细胞分析	
Hb（g/dl）	11.4
Hct（%）	35
WBC（$\times10^9$/L）	9
Pmn	78
Lymph	12
Mono	8
Eos	2
Plt（$\times10^9$/L）	283
MCV	82
肾功能	
Na（mEq/L）	138
K（mEq/L）	3.8
Cl（mEq/L）	103
HCO_2（mEq/L）	29
Glu（mg/dl）	85
Urea（mg/dl）	7
Creat（mg/dl）	1.2
Ca（mg/dl）	8.1
Phos（mg/dl）	2.6
Mg（mg/dl）	1.9
肝功能	
TProt（g/dl）	7
Alb（g/dl）	3.5
TBili（mg/dl）	0.4
DBili（mg/dl）	0.4
AlkP（U/L）	86

续 表

ALT（U/L）	24
AST（U/L）	14
其他	
Amy（U/L）	56
Lip（U/L）	86

问题

进行下一步之前，思考以下问题：

1. 顽固性呃逆的病因是什么？哪些检查适用于顽固性呃逆？
2. 如何控制顽固性呃逆患者的症状？
3. 替代疗法在顽固性呃逆治疗中的作用是什么？

内镜学检查

上消化道内镜（图片未提供）：食管上段食管炎Ⅱ级。Z 线距离门齿的长度为 40cm。胃组织活检无明显病理学异常。幽门轻度畸形伴陈旧性消化性溃疡。十二指肠无明显异常。

食管测压

平均最低食管负压偏低，测量值为 6～8 mmHg。食管体部活动完全停止：食管测压示吞咽后食管体部压力无明显变化。基线波动（压力峰值的变化）由呃逆时人为因素造成，每 3～4s 出现一次。

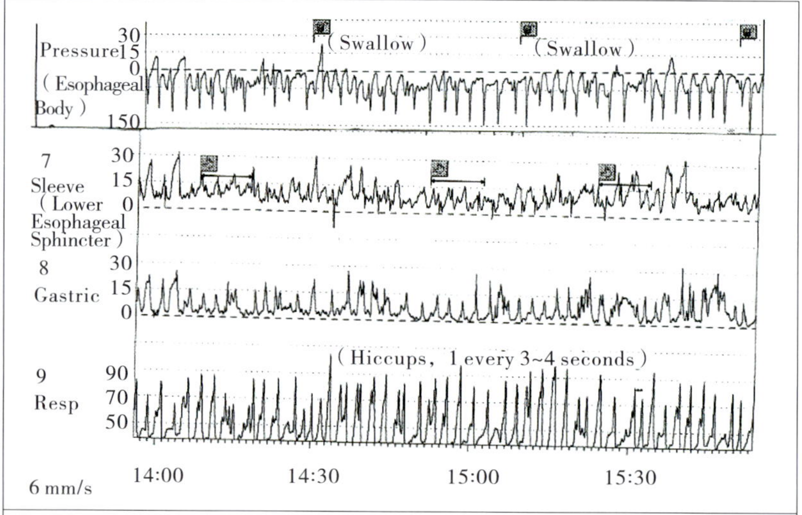

图 16-1 食管测压

影像学检查

头颅 MRI（图片未提供）：慢性微血管缺血性改变。
食管钡餐（图片未提供）：正常。
胸部 X 线片（图片未提供）：正常。

病理学检查

食管上段组织活检（图片未提供）：病理变化与胃食管反流病病理表现相似（上皮下纤维化，食管鳞状上皮内嗜酸性粒细胞和淋巴细胞浸润，基底细胞层增生、水肿，乳头状结构增加）。

诊断和讨论

最终诊断：原因不明的顽固性呃逆。

1. 顽固性呃逆的病理学和神经解剖学表现。

呃逆定义为在一次吸气肌突然收缩后紧随着突然的声门关闭（拉丁文呃逆解释为：哭泣时突然屏住呼吸）。通常为短暂的自限性发作，持续几分钟。然而呃逆持续或频繁发作48 小时以上，通常提示呃逆可能由潜在的物理、结构、代谢和感染因素导致。在少数情况下，呃逆表现为顽固性，持续发作数个月。这样的顽固性呃逆会导致严重脱水、乏力、失眠、长期心理应激甚至死亡。导致顽固性呃逆的确切病理性质仍不清楚，现有研究根据造成慢性呃逆的原因分成五类：①脊神经反射兴奋型；②神经回路的刺激性损害；③代谢性；④精神性；⑤特发性。目前已有的解释认为，呃逆反射的传入神经由迷走神经、膈神经和 $T_6 \sim T_{12}$ 发出的交感神经构成，反射中枢位于 $C_3 \sim C_5$ 脊髓节段。膈神经在呃逆反射的传入神经中占主要部分，其次包括支配声门肌和辅助呼吸肌的神经（据报道，患者在切断双侧膈神经后仍存在持续性呃逆）。Souadjian 和 Cain 研究了美国梅奥医院 1935~1963 年 220 例呃逆病例（男性 181 例，女性 39 例），将发病超过 48 小时的呃逆定义为顽固性呃逆。在 220 例患者中，40 例为神经外科、胸部、腹部和泌尿外科术后患者。呃逆通常在术后 1~4 天出现，早期针对呃逆治疗后 65% 的患者无明显疗效，多数患者数天后呃逆逐渐缓解。将 220 例患者分为治疗组和对照组，治疗组患者中 33 例（共 129 例）与膈疝有关，更多患者与其他疾病（如冠心病、脑血管病、十二指肠溃疡和胆结石等）有关。其中 44 例伴血管病；38 例患者有中枢神经系统疾病；11 例患者有代谢性疾病（4 例为糖尿病）；11 例为十二指肠溃疡；只有 1/5 患者不伴随其他疾病。但是他们的研究设计并未涉及这些疾病与呃逆的相关性研究，无法得出与呃逆的相关关系。其他与呃逆可能相关的情况包括：纵隔瘤、肺肿瘤、心包炎、喉炎、膈下脓肿、脑积水、痛风、癫痫、脑出血或心肌梗死和肠梗阻。顽固性呃逆与胃食管反流之间有密切联系，但二者因果关系并不清楚。食管测压检查发现，呃逆过程中食管正常收缩活动短暂停止，食管内呈负压，食管下段括约肌压力降低（类似啤酒比赛时反复的快速吞咽呈现的食管运动功能下降）。其他与呃逆有关的胃肠病包括胃出口梗阻、胃扩张和上消化道肿瘤。

2. 顽固性呃逆有什么适当的评价方法？

顽固性呃逆的诊断需要通过详细的病史询问、体格检查，选择适当的辅助检查，如胸部平片、腹部平片、血常规、横膈的荧光透镜检查、胸腹部和中枢神经系统 CT 及上消化道内镜检查来做出判断。必要时需耳鼻喉科与神经内科共同参与。其他检查包括一系列完整的食管运动功能检查。然而，目前还没有诊断性评价方法能够对顽固性呃逆治疗的选择和患者预后提供有力证据。多数严重呃逆患者有与该例患者类似的特征：如伴有动脉粥样硬化的老年男性，病因可能为呃逆反射中枢的缺血损伤。临床经验显示呃逆虽然有一系列显著的胃肠道表现（如：胃食管反流病、恶心、呕吐、食欲缺乏和脱水），但不应该被认为是一种胃肠病。许多病例并不能找到特异性的病因。我们的病例就是一个典型的例子：诊断性检查并不能指导治疗。

3. 顽固性呃逆的治疗。

目前还没有一种能治愈慢性呃逆的方法是被证实有效的。

历史/家庭治疗：希波克拉底——打喷嚏；柏拉图——突然击打背部、屏住呼吸、饮水；Eryxmachus（公元 5 世纪古希腊医生，著名的菲德洛斯对话主要参与者）——屏住呼吸，用水漱口，打喷嚏；Paulus Aegineta（公元 7 世纪希腊医生）——使用催吐药；Lupton——堵住耳朵屏气，饮水，吞咽砂糖或吃花生酱。

物理疗法（表 16-2）：需要达到以下目标：在呃逆时抵抗膈肌收缩；缓解胃胀；刺激迷走神经传入；中断呼吸节律；切断膈神经或舌咽神经。但瑞典两例患者使用膈神经刺激器后并未成功缓解。直接的膈神经刺激需要进一步研究证实。

表 16-2 物理疗法策略

刺激悬雍垂或鼻咽部	缓解胃胀
强制牵拉舌部	洗胃
用勺子抬举悬雍垂	鼻胃管胃肠减压
导管刺激	催吐药催吐
用水漱口	
喝冰水	阻断膈神经/舌咽神经
吸吮硬糖	神经传导阻滞
干吞白砂糖	电刺激
吞硬面包或花生酱	挤压
喝刺激性味道饮料（醋，苦酒）	横断
刺激性有害液体灌注（氨，醚，乙基氯化物）	
	迷走神经反刺激
	压迫眶上神经
中断呼吸节律	颈动脉窦按摩
瓦氏动作	去除鼓膜上的毛发或刺激物

续 表

倒抽气（有害气味或突然惊吓）	手指直肠按摩
打喷嚏	
呼吸道持续性正压通气	针灸
屏气	韩国手针
按压甲状软骨	电针
呼吸中枢兴奋剂	精神疗法
吸入 5%二氧化碳	催眠术
通气过度	行为矫正
屏气	试着从玻璃杯较远的一边喝水
在一个纸袋或密闭管腔内呼吸	
横膈反刺激	
将膝盖顶到胸部	
向前挤压胸部	
在膈肌附着点施加压力	

药物疗法（表 16-3）：当物理疗法无效时，几种药物被用于顽固性呃逆的治疗，但多数报道目前还没有临床证据支持。巴氯芬，一种类似抑制性氨基酸递质 γ-氨基丁酸（gamma-amino-butyric acid，GABA）的拟似物，其抗痉挛作用在 Ramirez 和 Graham 的随机安慰剂对照临床试验中得到证实。研究包括 4 名男性（平均年龄 64 岁）患者，有 6 个月顽固性呃逆病史，过去治疗无效，胃镜检查和其他实验室检查无明显异常。巴氯芬治疗后，以 15mg/d 服用者，呃逆间歇时间延长 69%，以 30mg/d 服用者，呃逆间歇时间延长 120%（$P=0.003$）。虽然患者和护士主观评价巴氯芬缓解了呃逆程度（$P=0.003$），但实际呃逆频率未发生改变。所以巴氯芬仅仅改变了患者主观痛苦情绪的感受，使之感到治疗有效。

表 16-3 药物治疗方法及相应参考剂量

抗痉挛药	抗抑郁药
巴氯芬，5~20mg，po q6~12h	阿米替林，10mg，po tid
强安定剂	5-HT 拮抗剂
氯丙嗪，25~50mg，iv q6h；如果有效，改为同等剂量口服	昂丹司琼，4~32mg，iv 或 8mg，po tid
氟哌啶醇，2~12mg/d，po	多巴胺受体拮抗剂
	胃复安，10mg，po q6h 或 5~10mg，im/iv q8h
抗惊厥药	
苯妥英钠，200mg，iv 或 100mg po qid	促多巴胺释放药

续　表

丙戊酸钠，15mg/kg/d，po 或直肠给药	金刚烷胺，100mg/d，po
卡马西平，200mg，po qid	
硫酸镁，5ml 配成 25%溶液，im	抗胆碱酯酶药
	腾喜龙，5mg，iv
中枢兴奋药	
哌醋甲酯，6~20mg，iv	抗胆碱能药
硫酸右旋苯异丙胺，10~20mg，po bid	阿托品，1mg，iv
麻黄碱，5mg，iv	奎尼丁，0.648g，po 或 im q3~4h
静脉全麻药	抗心律不齐药
氯胺酮，0.4~0.5mg/kg，iv 麻醉使用持续静脉泵入	利多卡因，1mg/kg iv 负荷剂量为 2~4mg/min
钙通道阻滞药	
硝苯地平，10mg，po bid（增加到 20mg tid）	

4. 替代治疗（或补充治疗）是否对呃逆有效？

Schlager 报道了一例韩国手针治疗有效的病例。患者男性，70 岁，有支气管癌、冠心病、反流性食管炎和食管裂孔疝。常规药物治疗无效。针刺双侧手部穴位 K-F3 和 K-A12（图 16-2）。

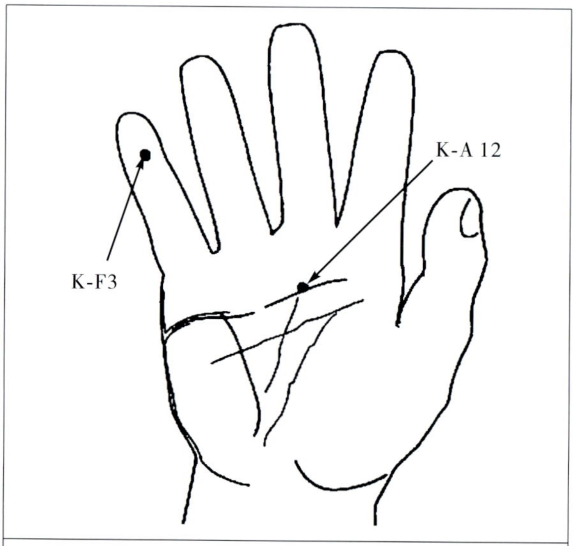

图 16-2　韩国手针治疗顽固性呃逆选用穴位

刺激 K-F3，经气通达膈肌，刺激 K-A12 后，经气运行至胃部。针灸 2 次后患者呃逆完全止住，直到 3 周后胃镜复查时再次复发。之后又经手针治疗 2 次后呃逆消失。近期另一篇个案报道也显示针刺缓解呃逆的有效作用。催眠术在一些呃逆患者中也起到有效缓解作用。但这些研究缺乏规范的评价方法。

经验教训

本例主要的经验教训是：

1. 顽固性呃逆的明确病因尚不清楚。

2. 虽然目前有大量病因诊断的原理基础，但缺乏有利于评估该类患者的诊断性评价方法。

3. 多数严重顽固性呃逆患者为有血管病史的老年男性，他们可能存在呃逆反射中枢的缺血性损伤。

4. 巴氯芬可能对顽固性呃逆有效。

（朱黎婷　译　杨桂元　校）

参 考 文 献

1. Lewis JH. Hiccups and their cures. Clin Perspect in Gastroenterology，2000：277-283.
2. Souadjian JV，Cain JC. Intractable hiccup：etiologic factors in 220 cases. Postgrad Med，1968，43：72-77.
3. Lipsky MS. Chronic hiccups. Am Fam Physician，1986，34：173-177.
4. Shay SS，Myers RL，Johnson LE. Hiccups associated with reflux esophagitis. Gastroenterology，1984，87：204-207.
5. Fisher MJ，Mittal RK. Hiccups and esophageal reflux：cause and effect? Dig Dis Sci，1989，34：1277-1280.
6. Graham DY. Esophageal motor abnormality during hiccup. Gastroenterology，1986，90：2039（letter）.
7. Marshall JB，Landreneau RJ，Beyer KL. Hiccups：esophageal manometric features and relatioship to gastroesophageal reflux. Am J Gastroenterol，1990，85：1172-1175.
8. Triadafilopoulos G. Hiccups and esophageal dysfunction. Am J Gastroenterol，1989，84：164-169.
9. Fodstad H. The Swedish experience in phrenic nerve stimulation. Pacing Clin Electrophysiol，1987，10：246-251.
10. Ramirez FC，Graham DY. Treatment of intractable hiccup with baclofen；results of a double-blind randomized，controlled，crossover study. Am J Gastroenterol，1992，87：1789-1791.
11. Schlager A. Korean hand acupuncture in the treatment of chronic hiccups. Am J Gastroenterol，1998，93：2312-2313.
12. Schiff E，River Y，Oliven A，et al. Acupuncture therapy for persistent hiccups. Am J Med Sci，2002，323（3）：166-168.

病例 17 急性严重上腹痛

病 史

特征及主诉： 38 岁男性，腹痛。

现病史： 患者 3 周前上腹不适间歇发作。无明显诱因，首次突发急性进行性上腹痛伴腹胀，不能自行缓解，当天遂至当地医院急诊就诊。疼痛性质难辨，疼痛评分 10 分，无明显加重或缓解因素。数小时后腹痛稍缓解，否认放射痛。患者否认有恶心、呕吐、黑便和便血、体重减轻或排便习惯的改变。

既往史： 缺铁性贫血（2 个月前结肠镜示：小管状腺瘤）。既往有高血压病和高胆固醇血症史。

药物史： 阿司匹林肠溶片、硫酸亚铁、美托洛尔、雷尼替丁。

个人与社会史： 已婚，家庭生活健康规律。无饮酒史、无吸烟史，无物质滥用史，无旅行史。

家族史： 家庭成员无重大疾病史。

体格检查

生命体征： BP：106/60mmHg，HR：102 次/分，RR：18 次/分，T：36.6℃。体重：108.86 kg。身高：180.34 cm。一般情况：患者肥胖，无其他疾病。皮肤：正常。四肢：正常。头眼耳鼻喉：结膜苍白，巩膜无黄疸，无黏膜损伤。肺：正常。心脏：正常。腹部：腹平软、无压痛、无腹胀、无器官肿大，无肿块，肠鸣音正常。直肠：正常。神经系统：正常。

辅助检查

表 17-1 血细胞分析动态

血常规	入院第 1 天	入院第 3 天	入院第 24 天
Hb（g/dl）	6.4	8.1	8.1
Hct（%）	21.6	26.2	24.4

续 表

血常规	入院第 1 天	入院第 3 天	入院第 24 天
WBC（$\times 10^9$/L）	11.9	11.7	6.9
Bands	12		
Pmn	80		
Lymph	6		
Plt（$\times 10^9$/L）	401	264	352

表 17-2 其他实验室检查

肾功能	入院第 1 天
Na（mEq/L）	137
K（mEq/L）	3.9
Cl（mEq/L）	105
HCO_2（mEq/L）	22
Glu（mg/dl）	104
Urea（mg/dl）	22
Creat（mg/dl）	1.6
Ca（mg/dl）	9.0
肝功能	
TProt（g/dl）	7.2
Alb（g/dl）	3.7
TBili（mg/dl）	0.7
AlkP（U/L）	1.5
ALT（U/L）	23
AST（U/L）	15
Amy（U/L）	23
Lip（U/L）	156
凝血	
PT（sec）	15.1
PTT（sec）	25.5
其他	
Iron（mic. g/dl）	17
TIBC（mic. g/dl）	381
Ferritin（mic. g/L）	5
便隐血试验	阳性

内镜学检查

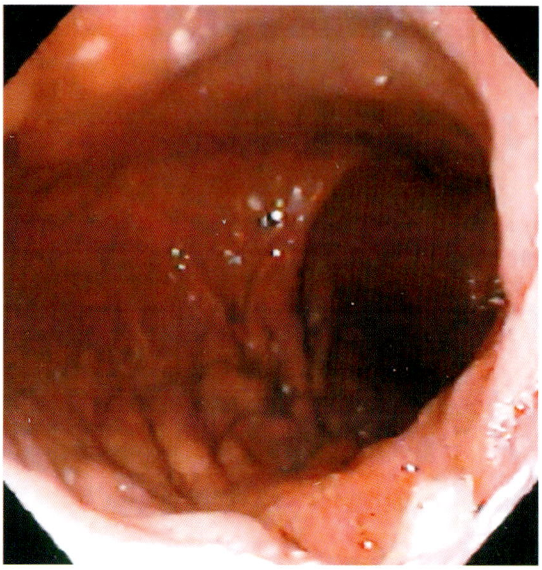

图 17-1　内镜示食管裂孔疝，横膈水平见一溃疡灶

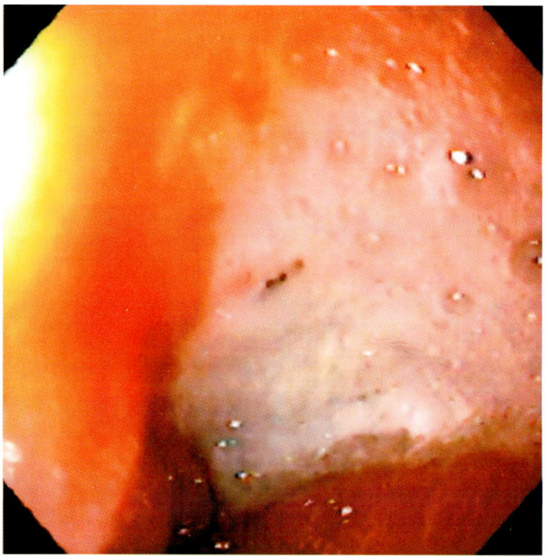

图 17-2　溃疡外观呈良性，无近期出血征象，无穿孔

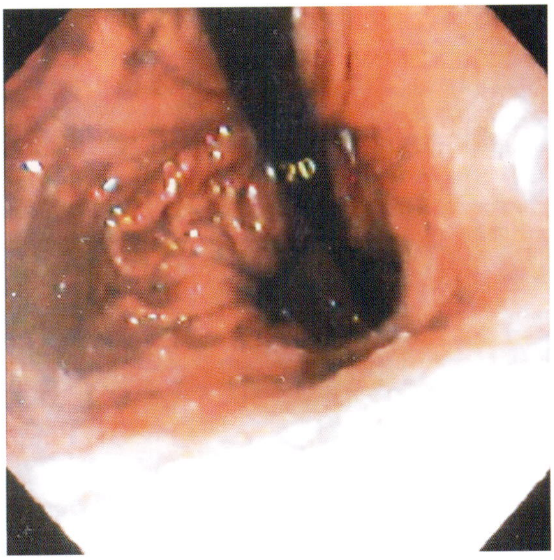

图 17-3 翻转视图示食管裂孔疝，溃疡面被内镜轴遮住

影像学检查

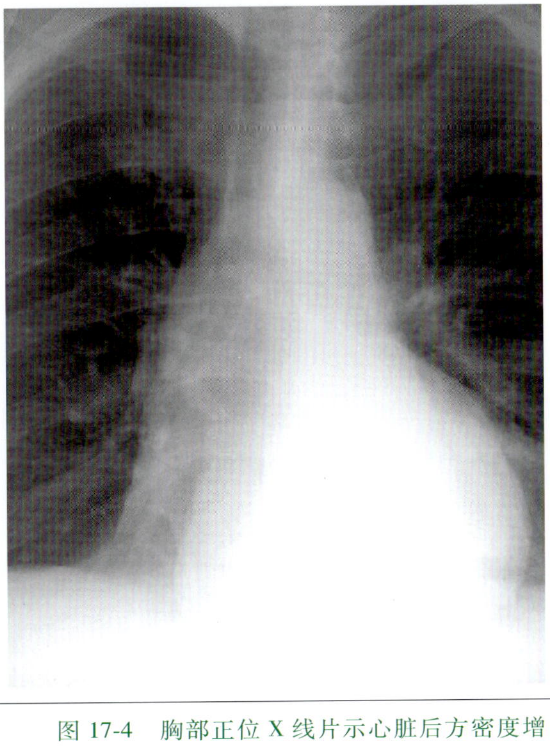

图 17-4 胸部正位 X 线片示心脏后方密度增加，为胸廓内胃底影与心影重叠

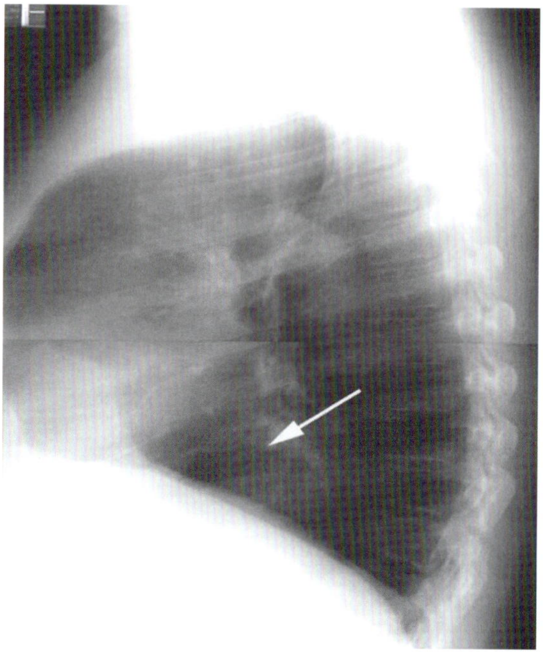

图 17-5 胸部侧位 X 线片示横膈上方胃泡影（箭头处）

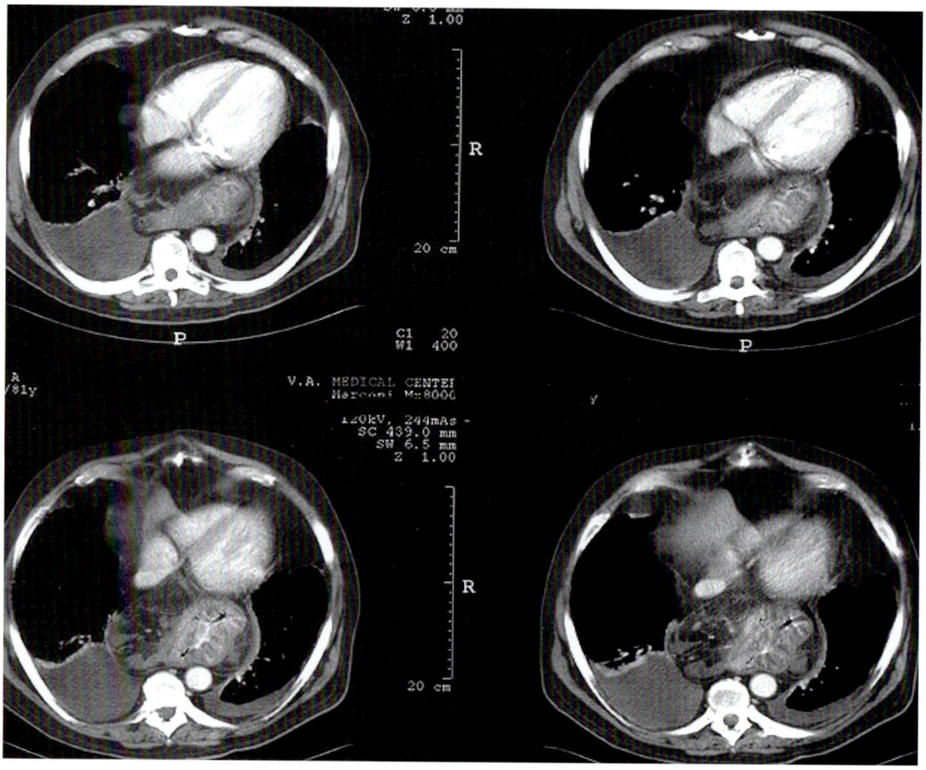

图 17-6 胸骨下端水平 CT 平扫

示中线部位一较大的食管裂孔疝，伴胃壁增厚，周围肠系膜水肿。右侧胸腔中等量积液，左侧胸腔少量积液。

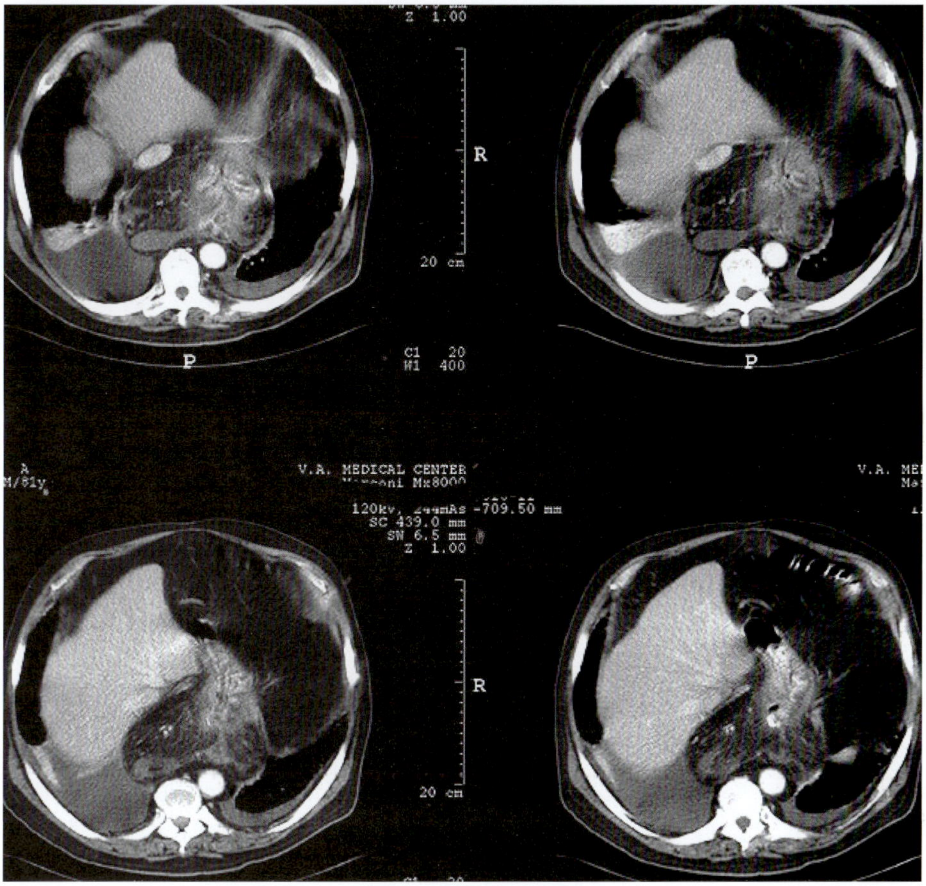

图 17-7 腹部 CT 平扫（之一）

示肠系膜轮廓和增厚的胃壁，腹腔未见气体，无造影剂外渗征象

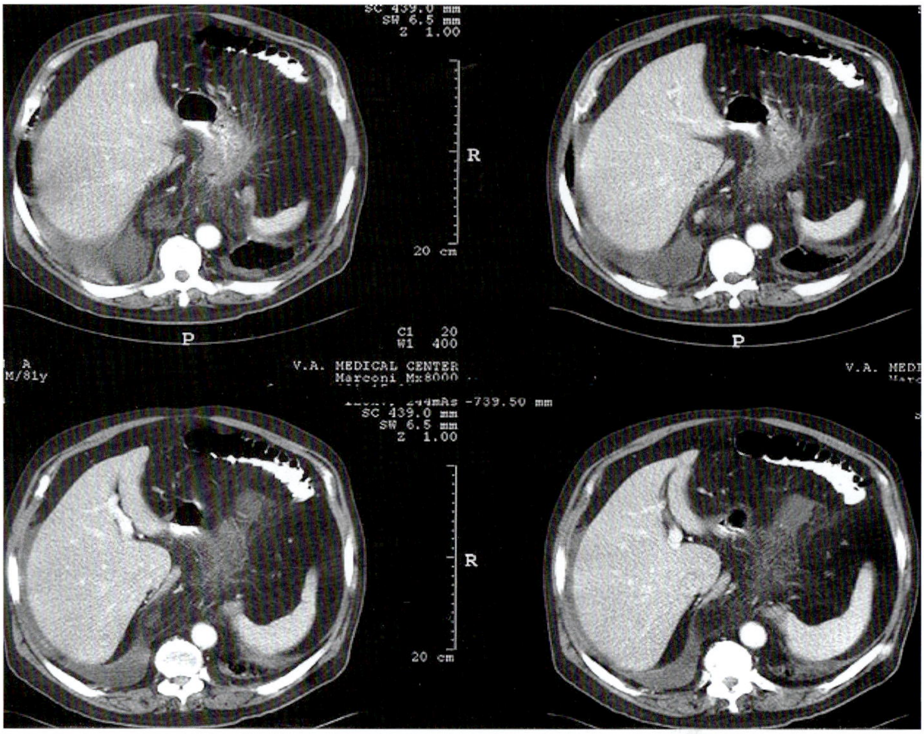

图 17-8　腹部 CT 平扫（之二）

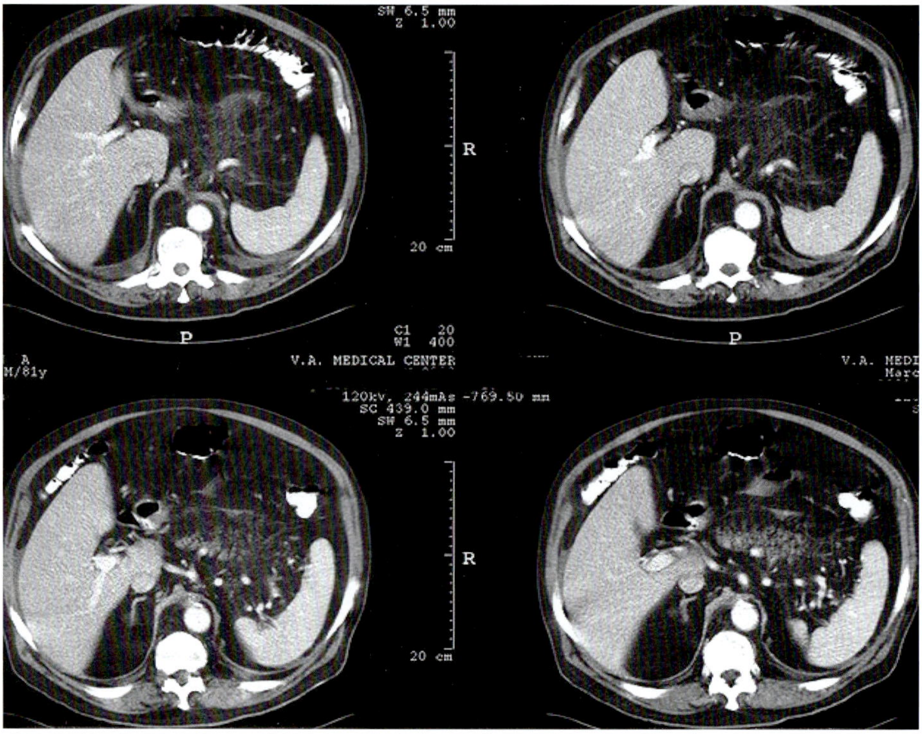

图 17-9　腹部 CT 平扫（之三）

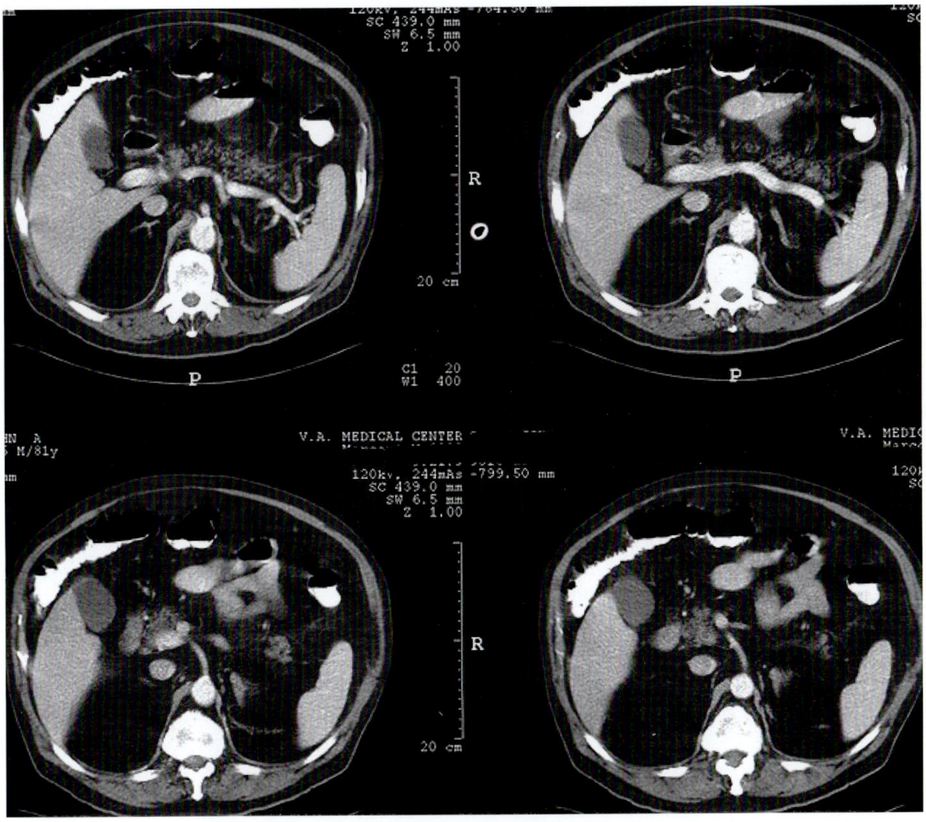

图 17-10 腹部 CT 平扫（之四）

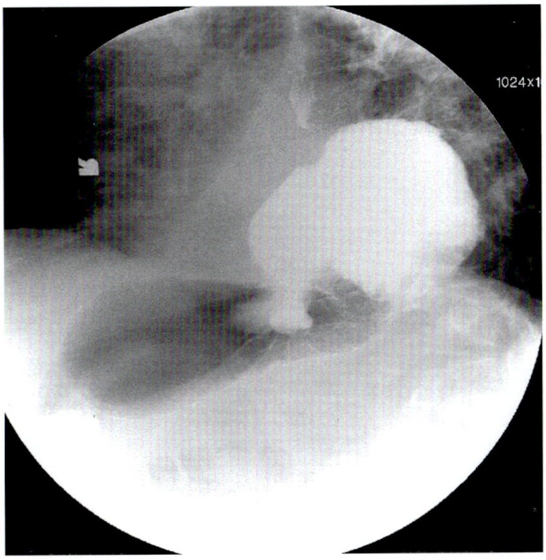

图 17-11 X 线钡餐（之一）

示膈裂孔水平一龛影，即溃疡灶，溃疡周围黏膜皱襞增厚。未行胃外对比。

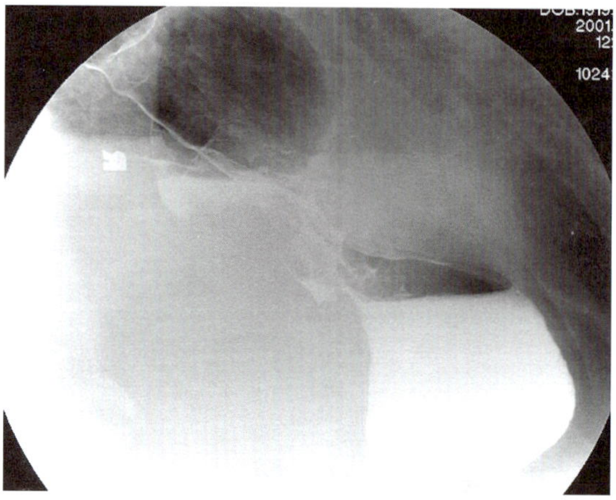

图 17-12　X 线钡餐（之二）

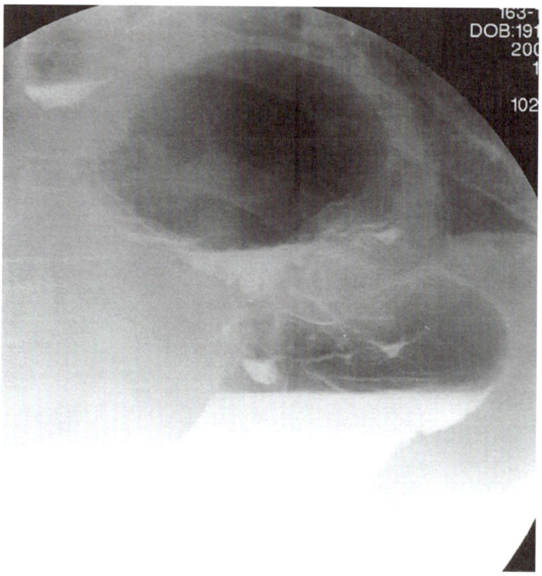

图 17-13　X 线钡餐（之三）

病理学检查

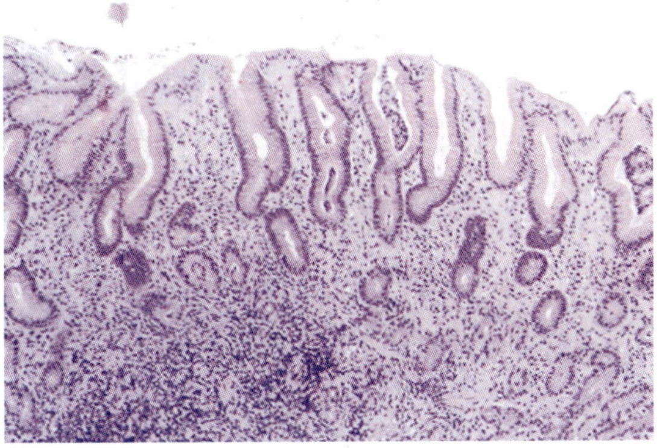

图 17-14 病理切片示活动期慢性胃炎

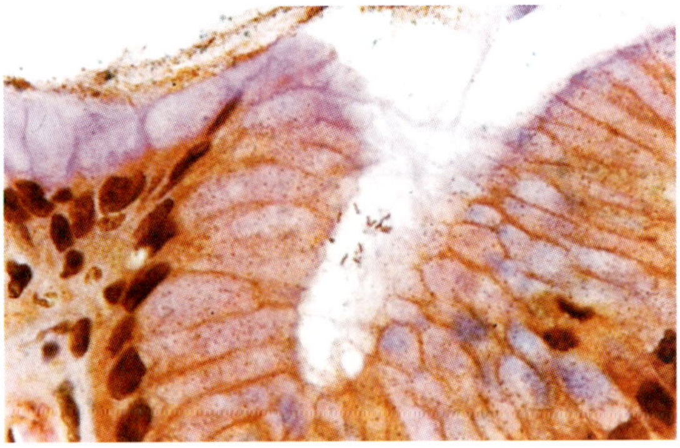

图 17-15 可见幽门螺杆菌（Helicobacter Pylori，Hp）菌体（Genta 染色）

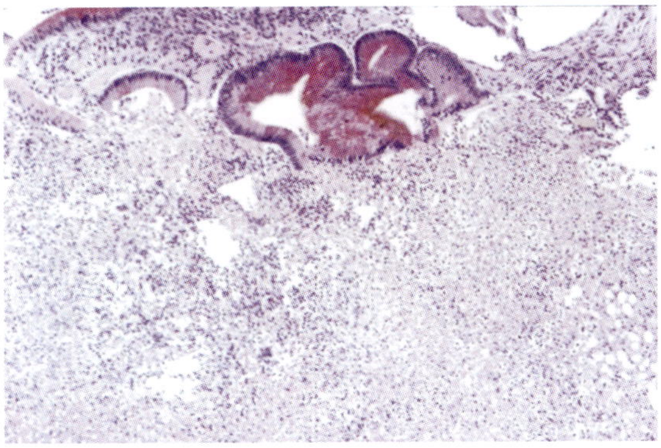

图 17-16 溃疡组织活检示炎症和坏死组织碎片，无恶性肿瘤依据

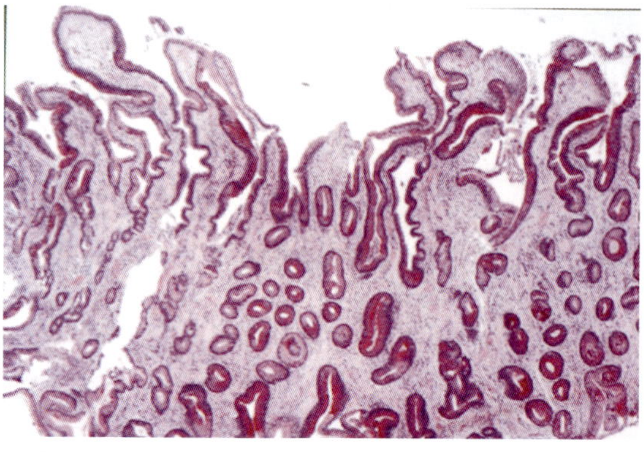

图 17-17 胃底和胃体部分区域可见小凹上皮增生，与非类固醇抗炎药相关性胃病表现一致

问题

基于前述信息，诊断为：滑动性食管裂孔疝和胃溃疡伴微穿孔。

进行下一步之前，思考以下问题：

1. 该患者患胃溃疡的病因是什么？
2. 消化性溃疡穿孔的危险因素有哪些？
3. 消化性溃疡穿孔的非手术治疗的作用是什么？

诊断和讨论

最终诊断：急性胃溃疡伴微穿孔。

患者经鼻胃管进行胃肠减压，静脉输液，质子泵抑制剂（proton pump inhibitor，PPI）和抗生素治疗后完全康复，Hp 根除，NSAID 停用。续予 PPI 治疗 8 周，胃镜示溃疡面愈合。

1. 该患者患胃溃疡的病因是什么？

多数胃溃疡由 Hp 或 NSAID 使用引起。该患者存在这两种危险因素。此外，患者有轻度的消化不良和缺铁性贫血，提示溃疡为慢性或反复发作。持续性或复发性溃疡，是典型的由这两种因素引起的溃疡。然而，胃小弯部的溃疡并不是这两种因素引起溃疡的常见部位。卡梅隆溃疡（Cameron ulcer，又称 intra-hernial ulcer，内疝性溃疡）是合并滑动性食管裂孔疝的溃疡。该病例有内疝性溃疡的特征性表现：位于胃小弯，与慢性失血有关，常伴随炎症，与周围胸腔结构发生粘连。卡梅隆溃疡确切的发病机制并不清楚，但因膈肌中心腱与溃疡常见部位毗连，推测其发病可能与膈肌运动有关。在此部位常见的病理表现是透壁性炎症，而不是穿孔。另外 Hp 或者 NSAID 使用与卡梅隆溃疡发病频率、严重程度的相关性还不清楚。

2. 消化性溃疡穿孔的危险因素有哪些?

美国每年有近50万人被诊断为消化性溃疡病，其中十二指肠溃疡和幽门前溃疡患病率是胃溃疡的5倍。虽然溃疡病的总体患病频次下降，但溃疡出血或穿孔人数无明显变化。吸烟和NSAID使用是溃疡穿孔的两大危险因素，分别使溃疡风险增加了10倍和5~8倍。

该患者有微穿孔，腹部CT平扫未见腹腔气体，无外渗征象（图17-7），提示在空气进入前或胃内容物渗出到肠系膜前已经愈合。穿孔和胃内容物渗出至邻近结构多数情况与中下腹部疼痛和炎症有关。

3. 消化性溃疡穿孔的非手术治疗的作用是什么?

消化性溃疡病穿孔的非手术治疗最早在1835年由Wangensteen提出。非手术治疗原则主要遵循泰勒在1946年提出的治疗指南：①使用鼻胃管直至腹痛减轻、腹膜炎征象减少；②纠正电解质紊乱，维持电解质平衡；③实施吗啡镇痛的管理；④抗生素注射治疗。目前，静脉用H_2受体阻断剂或PPI是治疗计划的主要部分。

Kristensen报道了一项含151例消化性溃疡穿孔病例的回顾性分析。患者均予非手术治疗，统计死亡率为7.9%。而以往手术治疗病例中：总死亡率在6%~18%，其中手术死亡率在3%~9%。在Kristensen的研究中，治疗后并发症的发生率为31%，高于以往非手术治疗和手术治疗后并发症的发生率（约20%）。实际上，很多非手术治疗的病例显示有轻微肺部感染，腹腔脓肿的发生率为9%，接受手术治疗的患者，其腹腔脓肿发生率为7%~8%。

Marshall等研究49例经过药物治疗的消化性溃疡穿孔患者。患者予置鼻胃管，静脉给予抗生素和雷尼替丁，以及静脉补液后，复发率和死亡率分别为24%和8%。首次治疗为手术治疗的患者，其复发率和死亡率分别为24%和14%。

Crofts等在1989年进行了一项前瞻性随机试验，该试验将消化性溃疡穿孔的非手术治疗与手术治疗对比，发现二者复发率相似，但非手术治疗患者的住院时间较手术治疗者长。两组死亡率也相似（均为4.8%），非手术治疗有效率为73%。非手术治疗组中治疗无效者和需要在非手术治疗后接受手术治疗的患者，虽然住院时间有所延长，但没有增加复发率。70岁以上患者治疗有效率不如年轻患者。因此Crofts等总结认为溃疡穿孔患者早期非手术治疗包括仔细的住院观察较安全，但是对老年患者这种方法更可能达不到治疗目的。

经验教训

本例主要的经验教训是：

1. 常见的各类型胃溃疡（NSAID使用相关、Hp相关和卡梅隆溃疡）可能出现穿孔和穿透渗出。

2. 吸烟和NSAID使用是溃疡穿孔的两大危险因素。

3. 消化性溃疡穿孔患者通过禁食水、鼻胃管胃肠减压、静脉补液，使用广谱抗生素，静脉抑酸治疗后，有效率可超过70%。治疗失败组中，70岁以上的老年患者比较多。

4. 非手术治疗组中，治疗无效和需要进一步接受手术治疗患者，住院时间延长但不增加复发率。

（朱黎婷　译　杨桂元　校）

参 考 文 献

1. Barksdale AR, et al. Current management of perforated peptic ulcer. Current Surgery, 2000, 57：594-599.
2. Crofts TJ, et al. A randomized trial of nonoperative treatment for perforated peptic ulcer. N Engl J Med, 1989, 320：970-973.
3. Jamieson GG, et al. Current status of indications for surgery in peptic ulcer disease. World J Surg, 2000, 24：256-258.
4. Kristensen ES. Conservative treatment of 155 cases of perforated peptic ulcer. Acta Chir Scand, 1980, 146：189-193.
5. Marshall C, et al. Evaluation of a protocol for the nonoperative management of perforated peptic ulcer. Br J Surg, 1999, 86：131-134.
6. Taylor H. Aspiration treatment of perforated ulcers. Lancet, 1951, 1：7-12.

病例 18 心绞痛样胸痛

病史

特征及主诉：45 岁女性，非心源性胸痛。

现病史：患者 1~2 年前出现胸痛，曾因胸痛多次住院治疗接受全面的心脏检查，包括心导管术，但未显示有任何冠状动脉病。患者胸痛发作时表现为胸骨后压榨性疼痛，无放射痛。疼痛在静息和活动时均出现，每次持续 15~20 分钟，舌下含服硝酸甘油后胸痛缓解。否认有恶心、呕吐、出汗、呼吸困难，偶尔有胃灼热但无吞咽痛或吞咽困难。

既往史：既往有高血压病（1995 年）。

药物史：阿替洛尔；硝酸甘油，舌下含服 prn。

个人与社会史：离婚，家庭主妇，育 3 个子女，子女已成年。无吸烟史、无饮酒史，无非法药物使用。

家族史：无家族重大疾病史。

体格检查

生命体征：BP：128/72mmHg，HR：74 次/分，RR：16 次/分，T：36.8℃。体重：68kg。身高：167.64cm。一般情况：正常。皮肤：正常。四肢：正常。头眼耳鼻喉：正常。肺：正常。心脏：心律正常，心音正常，无心脏杂音、心包摩擦音和奔马律。腹部：腹平软、无压痛、无器官肿大，无肿块。直肠：正常。神经系统：正常。

辅助检查

表 18-1　实验室检查

血细胞分析	
Hb（g/dl）	13.7
Hct（%）	43

续 表

WBC（$\times 10^9$/L）	7.8
Plt（$\times 10^9$/L）	248
肾功能	
Na（mEq/L）	142
K（mEq/L）	3.9
Cl（mEq/L）	108
HCO_2（mEq/L）	23
Glu（mg/dl）	102
Urea（mg/dl）	17
Creat（mg/dl）	0.9
Ca（mg/dl）	9.3
肝功能	
TProt（g/dl）	8.3
Alb（g/dl）	4.0
TBili（mg/dl）	0.8
AlkP（U/L）	79
ALT（U/L）	21
AST（U/L）	20
Lip（U/L）	34
凝血	
PT（sec）	11.8
PTT（sec）	32
其他	
ANA	阴性
Stool Guaiac	阴性
TSH	1.8

问题

基于前述信息，诊断为：非心源性胸痛。

进行下一步之前，思考以下问题：

1. 非心源性胸痛的鉴别诊断是什么？
2. 非心源性胸痛的病理生理学基础是什么？

3. 非心源性胸痛价-效比最高的评估和治疗方法是什么?

诊断和讨论

最终诊断: 非心源性胸痛（noncardiac chest pain，NCCP）。

1. NCCP 的临床表现

NCCP 是一种常见的、使人虚弱乏力，花费较高的临床疾病。美国每年至少 18 万人被诊断为 NCCP，每年花费超过 7.5 亿美元。临床病史并不足以鉴别食管炎和心源性疼痛，但二者均能在使用钙离子通道阻滞剂或硝酸酯类药物后缓解，均为劳累时疼痛发作。食管炎更典型的表现为吞咽困难、吞咽痛、反胃和胃灼热，NCCP 中 83%为食管疾病。但食管症状在鉴别食管源性和心源性胸痛的价值并不大。

2. 食管源性胸痛的病理生理学基础

食管源性胸痛的特异性机制尚不清楚。目前认为与食管表面多种受体接受外界刺激有关。食管滴酸试验和动态 pH 检测显示胃食管反流可能导致胸痛，但是仅 20%的胃食管反流出现症状。多数胸痛发作与胃食管反流和食管动力障碍（esophageal motility disorders，EMD）均无关。另外内脏痛觉过敏可能起到重要作用。一些研究通过球囊扩张试验显示 NCCP 患者痛阈和敏感度较对照组显著降低。

3. NCCP 的鉴别诊断

食管疾病例如胃食管反流病（gastroesophageal reflux disease，GERD），EMD 和食管易激惹（irritable esophagus）是目前已知的可辨别的 NCCP 病因。一些研究得出 NCCP 中，GERD 患者可达到 66%，少数患者为 EMD，但是 EMD 与 NCCP 发病的相关性还不确定。其他心脏疾病（如微血管性心绞痛/心脏 X 综合征）和精神疾病也可能导致 NCCP 发病或与其症状有关。它们的共同病理生理机制为内脏高敏感性。一些研究者提出假设，认为功能性疼痛综合征与精神疾病（抑郁症、焦虑症和惊恐发作等）、心脏疾病（心脏 X 综合征/微血管性心绞痛、二尖瓣脱垂等）和食管疾病（GERD、EMD）有关，涉及到内脏高敏感性。

4. NCCP 的评估和治疗

NCCP 死亡率很低（平均 10 年内<1%），但发病率很高。因此 NCCP 诊断试验中两大重要因素不能忽略：①诊断试验的异常结果是否与症状发生有相关性？②诊断评估是否有较高的价-效比？在进一步诊断之前应该排除冠状动脉病。GERD 是 NCCP 中最常见的疾病。24 小时动态 pH 监测是 GERD 诊断最敏感的特异性指标。内镜检查并不适合 NCCP，仅 10%~25%的 GERD 患者出现内镜下阳性表现。同样的，使用食管测压联合激发试验对 NCCP 或 GERD 的检出率也很低。

NCCP 患者在使用针对 GERD 的药物或手术治疗后，有效率为 50%~80%。GERD 对大剂量 PPI（如奥美拉唑、埃索美拉唑、兰索拉唑、雷贝拉唑、泮托拉唑）这样的酸抑制剂普遍有效。因此研究者考虑使用双倍剂量的 PPI 作为 NCCP 评估的临床试验。Achem 等将 36 例患者分为治疗组和安慰剂对照组，分别使用奥美拉唑 20mg bid 和安慰剂治疗 8 周后，治疗组患者 81%症状改善，远高于安慰剂组（6%）。Fass 等对 37 例 GERD 患者经验性的使用高剂量奥美拉唑对照安慰剂治疗后，发现奥美拉唑治疗使54%患者的症状改善超过50%，总有效率高达78%。Fass 等还将 NCCP 的传统诊疗策略对比奥美拉唑经验疗法进行经济分析，得出经验性治疗较传统治疗人均节省 573 美元。Borzecki 等用决策分析研究 H_2 受体阻断剂或 PPI 的经验疗法和 NCCP 胃肠检查的价-效比，发现早期抑酸剂的价-效比最高。

基于以上数据，Fang 等提出了 NCCP 的诊疗策略。一旦心源性原因排除，其他可能存在的疾病为 GERD（80%）、骨骼肌肉系统疾病（10%）、精神疾病（10%）。但骨骼肌肉系统疾病和精神疾病的临床特征（压痛点/运动相关的疼痛或抑郁症/焦虑症/惊恐发作），很少被考虑为 NCCP。患者通过 PPI 一日两次治疗两个 8 周后，如果有效率达到 80%，即可诊断为 GERD 相关性 NCCP，并维持该治疗。如果有效率模棱两可或疗效不显著，但仍然疑似 GERD，可用食管 pH 监测（必要时检查食管运动功能）。另外在忽略其他潜在疾病的情况下，三环类抗抑郁药对内脏高敏感性有一定作用。

经验教训

本例主要的经验教训是：

1. GERD 是 NCCP 最常见的疾病。
2. 消化内镜检查不适合 NCCP 的评估。
3. 早期高剂量 PPI 是 NCCP 的评估和治疗最具价-效比的方法。

（朱黎婷　译　杨桂元　校）

参 考 文 献

1. Achem SR, et al. Effects of omeprazole versus placebo in treatment of noncardiac chest pain and gastroesophageal reflux. Dig Dis Sci, 1997, 42 : 2138-2145.
2. Borzecki AM, et al. Should noncardiac chest pain be treated empirically? Arch Intern Med, 2000, 160 : 844-852.
3. Fang J, et al. A critical approach to noncardiac chest pain: pathophysiology, diagnosis, and treatment. Am J Gastroenterol, 2001, 96 : 958-968.
4. Fass R, et al. The clinical and economic value of a short course of omeprazole in patients with noncardiac chest pain. Gastroenterology, 1998, 115 : 42-49.
5. Hewson EG, et al. Twenty-four-hour esophageal pH monitoring: the most useful test for evaluating noncardiac chest pain. Am J Med, 1991, 90 : 576-583.

病例 19　腹泻与全身毒性作用

病　史

特征及主诉： 63 岁男性，腹胀、腹痛。

现病史： 患者因左腿坏疽住院治疗，遂行左膝关节以下截肢术。术后一周，患者始现腹泻伴恶心、呕吐胆汁样物质。术后两周，患者出现精神状态异常，低血压和心动过速，并与腹胀程度相关。无便血与黑便。

既往史： 患者既往有糖尿病、高血压病、周围血管病，腹主动脉瘤修复术（1998 年）。

药物史： 加替沙星、克林霉素、哌替啶 prn、异丙嗪 prn、雷尼替丁、苯扎托品、胰岛素（按比例使用）。

个人与社会史： 有吸烟史，平均每天 1 包。无饮酒史，无药物滥用史。

家族史： 家庭成员无重大疾病史。

体格检查

生命体征： BP：100/53mmHg，HR：135 次/分，RR：24 次/分，T：35.1℃。体重：58.97kg，身高：167.64cm。一般情况：体型偏瘦，痛苦貌伴呻吟。皮肤：正常。四肢：左下肢截肢，残端无引流物；左拇趾干性坏疽。头眼耳鼻喉：黏膜干燥，其他正常。肺：正常。心脏：心动过速，心律齐；无心脏杂音，无摩擦音，无奔马律。腹部：腹胀，压痛、有抵抗感，无反跳痛，无肠鸣音，无移动性浊音。直肠：便溏。神经系统：人物定向力正常，时间、空间定向力差；四肢能自主运动，欠灵活。

辅助检查

表 19-1　实验室检查

血细胞分析	
Hb（g/dl）	9.0
Hct（%）	26.1

续　表

WBC（$\times 10^9$/L）	46. 4
Pmn	93
Lymph	2
Mono	5
Plt（$\times 10^9$/L）	519
MCV	83
肾功能	
Na（mEq/L）	138
K（mEq/L）	3. 2
Cl（mEq/L）	111
HCO_2（mEq/L）	16. 5
Glu（mg/dl）	201
Urea（mg/dl）	64
Creat（mg/dl）	3. 2
Ca（mg/dl）	7. 2
Phos（mg/dl）	3. 9
UA（mg/dl）	10. 0
肝功能	
TProt（g/dl）	5. 7
Alb（g/dl）	2. 1
TBili（mg/dl）	0. 2
AlkP（U/L）	138
ALT（U/L）	18
AST（U/L）	19
Amy（U/L）	30
Lip（U/L）	25
凝血	
PT（sec）	15. 7
PTT（sec）	39
其他	
HAV IgM	阴性
HAV IgG	阴性
HBsAg	阴性
HBsAb	阴性
HBcAb	阴性

续 表

HCV Ab	阴性
HIV Ab	阴性
便隐血试验	阳性
便 WBC	阳性
便难辨梭菌	阳性

问题

进行下一步之前，思考以下问题：

1. 腹胀、腹泻的鉴别诊断是什么？
2. 如何解释患者的精神症状、血流动力学不稳定、酸中毒和白细胞增多症？
3. 下一步还需要做哪些检查？
4. 得到进一步检查结果后，考虑主要诊断是什么？

内镜学检查

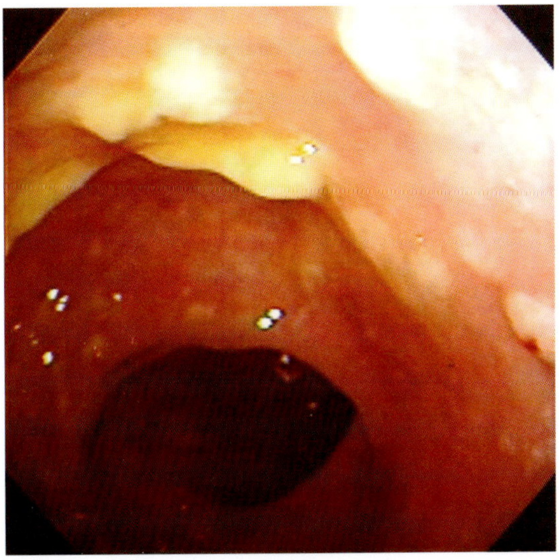

图 19-1　结肠镜检查

结肠镜在距肛门 20cm 处，未用灌肠液，未注入空气。有明确可见的诊断特点

影像学检查

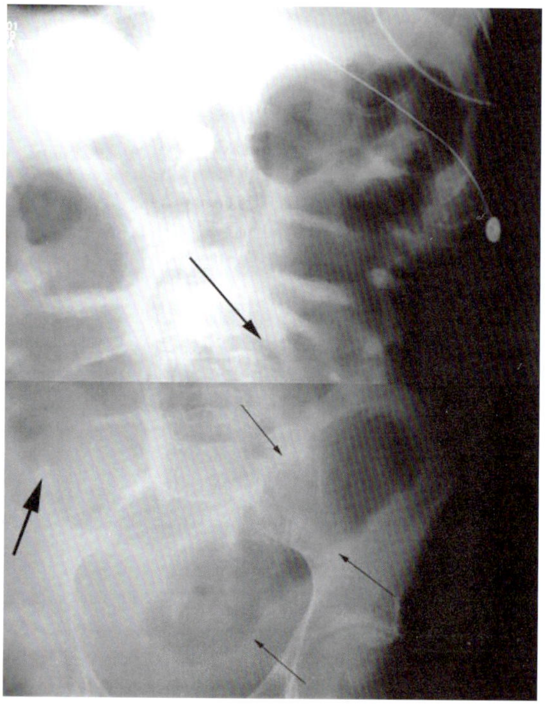

图 19-2　腹部平片

直立位腹腔未见游离气体。另一张平片也未见游离气体

病理学检查

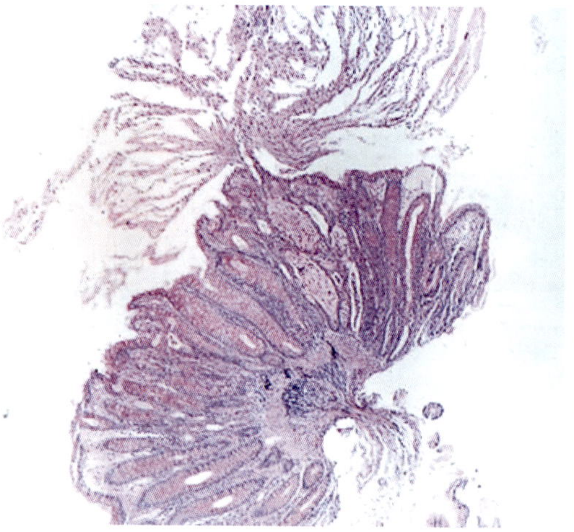

图 19-3　直肠活检示直肠的特征性结构

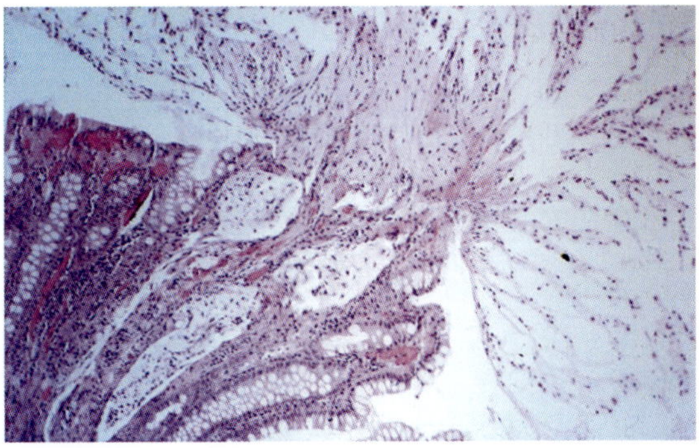

图 19-4 高倍镜视野

诊断和讨论

最终诊断：难辨梭菌结肠炎（clostridium difficile colitis，又称假膜性肠炎）继发中毒性巨结肠。

本病患者病史包含以下要点：

中毒性巨结肠是一种严重的结肠炎发作，炎症涉及大肠，伴结肠全部或部分扩张。两大典型的特征为：全身毒性和大肠扩张。虽然是炎症性肠病（inflammatory bowel disease，IBD）的一种常见并发症，但中毒性巨结肠和缺血性结肠炎、憩室炎、肠扭转和梗阻性结肠癌一样，是一种复杂的感染性结肠炎（表 19-2）。

表 19-2 中毒性巨结肠相关肠炎

炎症
溃疡性结肠炎
克罗恩肠炎
感染
（1）细菌感染
难辨梭菌：难辨梭菌结肠炎（假膜性肠炎）
沙门菌：伤寒或非伤寒
志贺菌
弯曲菌
耶尔森菌属
（2）寄生虫感染
组织阿米巴
隐孢子虫
（3）病毒感染
巨细胞病毒肠炎
自限性结肠炎
（4）其他
继发于甲氨蝶呤治疗的假膜性肠炎
Kaposi 肉瘤

难辨梭菌结肠炎（有症状的）在住院患者中发病率为1%，低热、腹痛和水样便是发病初期最常见的症状，通常在住院后5天，使用抗生素治疗后发病。其中一些患者可能发展为严重的结肠炎和中毒性巨结肠，该患者属于其中之一。为什么一些患者发展成重症而其他患者仅为轻度感染或无症状感染是与宿主相关，而不是与菌株差异相关呢？Rubin等将下列因素归为重症难辨梭菌结肠炎的因素：恶性肿瘤、慢性阻塞性肺疾病、肾衰竭、克林霉素和逆蠕动药使用。无症状携带状态与机体产生血清毒素抗体有关。体内抗毒素抗体有助于防止疾病发生，但不影响定植或感染。

体格检查中包含以下要点：

该患者出现的中毒性巨结肠相关症状为腹胀、压痛、发热、心动过速和体位性低血压，并有精神状态异常变化。在难辨梭菌结肠炎患者，这些症状与不良预后相关。局部压痛、反跳痛提示穿孔先兆，腹部广泛压痛伴腹肌紧张、剧烈的反跳痛提示完全穿孔。右上腹肝浊音界消失可能为复杂中毒性巨结肠穿孔的首要临床依据。Jalan等制订了目前临床广泛使用的中毒性巨结肠诊断标准（表19-3）。

表19-3 中毒性巨结肠诊断标准

1. 结肠扩张的影像学依据
2. 至少满足以下3条特征：
体温>38℃（101.5°F）
HR>120次/分
中性粒细胞>10.5×10^9/L
贫血
3. 除上面两项以外，还需至少满足以下中一条：
脱水
精神状态改变
电解质紊乱
低血压

辅助检查具有以下要点：

辅助检查提供了患者结肠炎病因学依据和严重全身反应依据。所有伴全身毒性的严重结肠炎患者都应该进行便培养（沙门菌、志贺菌、弯曲杆菌）、显微镜观察（阿米巴）和难辨梭菌毒素检验。白细胞核左移仅出现在免疫反应紊乱（艾滋病、免疫抑制）的情况。电解质紊乱较常见，受多因素影响。代谢性碱中毒继发于血容量不足和低钾，因此导致了不良预后。

影像学检查显示了以下特征：

腹部平片显示结肠广泛充气，分别在直肠-乙状结肠交界（图19-2小箭头），横结肠（图19-2中箭头）和盲肠（图19-2大箭头）。虽然直肠-乙状结肠交界处肠壁增厚，但未见明显的指压痕。患者腹部平片示结肠最大直径为6cm（横结肠正常宽度上限为6cm）。腹部X线片是中毒性巨结肠诊断和治疗的关键指标。最具特征性表现为结肠扩张。许多患者在X线片检查后会有较该病例更典型的表现，例如广泛扩张的结肠、结肠皱襞完全消失。结肠扩张本身为非特异性表现，因此，即使结肠最大直径意味巨结肠可能，从患者整体临床表现推断更支持中毒性巨结肠，而不是从绝对扩张直径单一考虑诊断。超声和CT对中毒性巨结肠的诊断、治疗的必要性不大。一项近期研究显示，腹部放射性影像学提示结肠扩张在严重溃疡性结肠炎预后估计中是一项非常重要的因素。

内镜检查显示以下特征：

结肠镜检查能很快诊断患者为难辨梭菌结肠炎，但对治疗方案无较大作用。患者首次出现结肠炎症状时，肠镜可提供大量有利诊断信息，也有助于鉴别诊断（如感染性结肠炎与IBD）。如果进行肠镜检查，内镜伸入不应该超过20cm，也不能有气体注入。全结肠镜检查风险较大，尽可能避免。

病理切片显示有以下重要诊断要点：

病理学检查主要以教学为目的。难辨梭菌结肠炎的特征病变——黏膜炎症和隐窝脓肿，与细菌性结肠炎和IBD形成鲜明对比。

其他重要的知识点包括以下方面：

中毒性巨结肠的治疗目标是减轻结肠炎症的程度，恢复正常结肠运动，降低穿孔可能。患者应该禁食水，予鼻胃管胃肠减压。停用所有减慢肠道蠕动药、麻醉药品和抗胆碱能药。难辨梭菌结肠炎初期治疗禁用抗生素，应静脉用甲硝唑或者口服万古霉素。Present等报道通过改变IBD继发中毒性巨结肠患者体位成功减压（19名患者均有效减压）。研究中，患者在药物治疗基础上，采用屈曲俯卧位，每2~3小时一次，每次10~15分钟。极少部分研究显示肠镜对中毒性巨结肠有减压作用。Banez等报道了一例溃疡性结肠炎、中毒性巨结肠患者，在结肠镜检和留置肛管有效减压。结肠次全切除术适用于治疗48~72小时，对治疗无反应患者或有穿孔依据者。Trudel等对1968~1992年难辨梭菌结肠炎继发的中毒性巨结肠患者进行流行病学研究，得到总死亡率为31%~35%，其中包括42%的手术治疗患者和18%药物治疗患者。

经验教训

本例主要的经验教训是：

1. 中毒性巨结肠是难辨梭菌结肠炎潜在的致命性并发症，以全身毒性相关的全部或部分结肠扩张为特征。

2. 应尽早用甲硝唑或万古霉素治疗，如果治疗48~72小时患者无治疗反应或存在穿孔可能，应采用结肠次全切除术治疗。

3. 内镜对中毒性巨结肠的减压作用尚缺乏依据。

（朱黎婷　译　杨桂元　校）

参考文献

1. Sheth SG, et al. Toxic megacolon. Lancet, 1998, 351：509-513.
2. Present DH, et al. Medical decompression of toxic megacolon by "rolling". J Clin Gastroenterol, 1988, 10（5）：485-490.

3. Trudel JL, et al. Toxic megacolon complicating pseudomembranous enterocolitis. Dis Colon Rectum, 1995, 38：1033-1037.

4. Morris JB, et al. Role of surgery in antibiotic-induced pseudomembranous enterocolitis. Am J Surg, 1990, 160：535-539.

5. Banez AV, et al. Endoscopic colonic decompression of toxic megacolon, placement of colonic tube, and steroid colonclysis. Am J Gastroenterol, 1987, 82：692-694.

6. Present DH. Toxic megacolon. Med Clin N Amer, 1993, 77：1129-1148.

7. Rubin MS, Bodenstein LE, Kent KC. Severe Clostridium difficile colitis. Dis Colon Rectum, 1995, 38：350.

8. Latella G, Vernia P, Viscido A, et al. GI distension in severe ulcerative colitis. Am J Gastroenterol, 2002, 97（5）：1169-1175.

9. Siemann M, Koch-Dorfler M, Rabenhorst G. Clostridium difficile-associated diseases. The clinical courses of 18 fatal cases. Intensive Care Med, 2000, 26（4）：416-421.

病例 20 急性下消化道出血一例

病 史

特征及主诉：81 岁女性，间断性便血。

现病史：在入院前 2~3 天，该患者注意到在用力排便后有大量鲜血排出，无腹泻、腹痛症状。随后两天，该患者多次解鲜血便或棕褐色便。患者于急诊室行胃镜检查未见出血，直肠镜检查可见棕褐色便。患者入院后，再次出现解鲜血便症状，遂请胃肠病相关科室会诊。患者否认有发热、体重下降、黑便、呕血、腹痛等症状，既往无类似发作。

既往史：消化性溃疡。

药物史：阿司匹林；呋塞米；地高辛。

个人史及社会史：无酒精或烟草滥用；无药物滥用；无旅游史；家庭及财务稳定。

家族史：家族中无类似病史，无重大疾病史。

体格检查

生命体征：BP：109/61mmHg，HR：110 次/分，RR：18/分，T：37℃。体重：54kg，身高：160cm。一般状况：老年女性，轻度应激。皮肤：正常。四肢：正常。头眼耳鼻喉：正常。肺部：正常。心脏：正常。腹部：腹软，无肌紧张，无脏器增大，腹部未及包块。直肠：色泽正常，可见少量鲜血，未见肿块。神经系统：正常。

辅助检查

表 20-1　实验室检查

血细胞分析	
Hb（g/dl）	9.6
Hct（%）	27

续　表

WBC（$\times 10^9$/L）	6.0
Plt（$\times 10^9$/L）	165
肾功能	
Na（mEq/L）	136
K（mEq/L）	4.6
Cl（mEq/L）	100
HCO_2（mEq/L）	25
Glu（mg/dl）	120
Urea（mg/dl）	10
Creat（mg/dl）	0.6
肝功能	
TProt（g/dl）	7
Alb（g/dl）	3.3
TBili（mg/dl）	0.8
DBili（mg/dl）	0.6
AlkP（U/L）	80
凝血	
PT（sec）	13
PTT（sec）	31
其他	
Iron（mic. g/dl）	80
TIBC（mic. g/dl）	320
%Sat	40

内镜学检查

胃镜检查未见异常（未提供图片）。

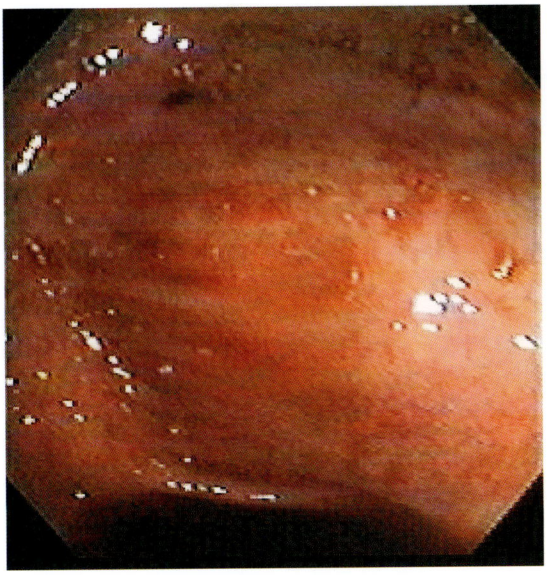

图 20-1　结肠镜检查于盲肠探及新鲜血液

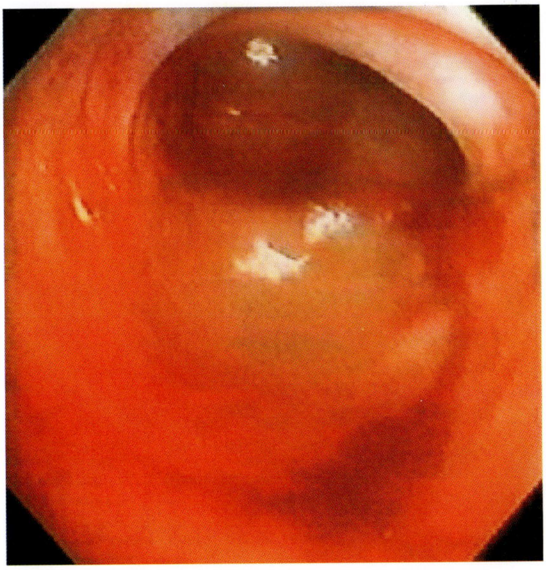

图 20-2　回肠末端探及少量血液，黏膜未见病损

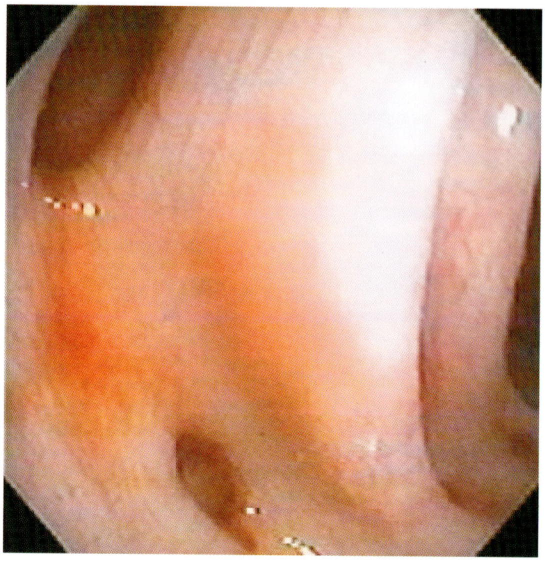

图 20-3　右半结肠探及多个憩室（之一）

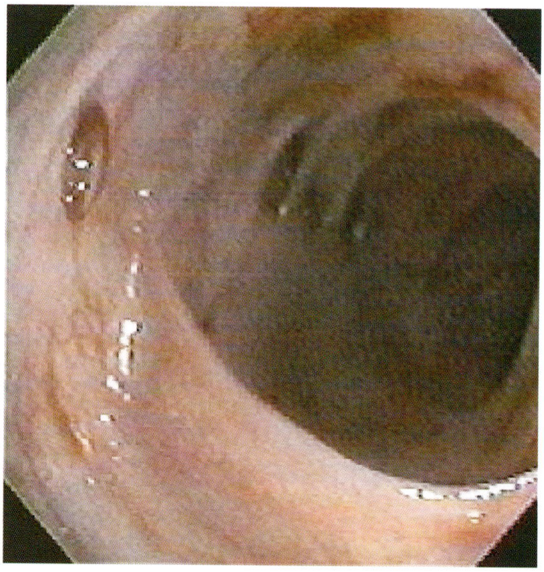

图 20-4　右半结肠探及多个憩室（之二）

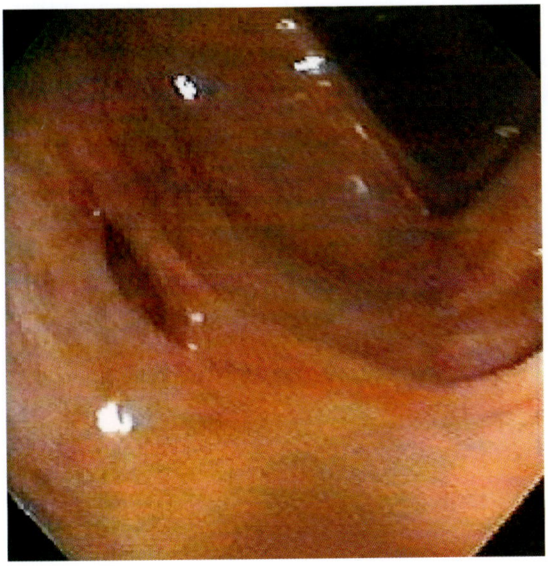

图 20-5　右半结肠探及多个憩室（之三）

问题

基于前述信息，诊断为：憩室出血。

进行下一步之前，思考以下问题：

1. 该患者还应做哪些检查？
2. 内镜能否在憩室出血的患者中发挥治疗作用？
3. 该患者应该直接手术治疗或血管造影还是继续保守治疗、密切观察？

诊断和讨论

最终诊断：憩室出血。

1. 一旦怀疑患者有憩室出血，应该立即行哪些检查？

几乎所有怀疑有憩室出血的患者都会有便血症状，提示病变可能位于下消化道（屈氏韧带远端）。在适当的复苏治疗以及放置鼻胃管以排除上消化道来源病变后，常用的诊断方法包括核素扫描、血管造影或结肠镜检查。选择何种方式取决于当地的医疗条件及临床经验。内镜检查是下消化道出血的首选检查方法。只要患者在操作前经过充分的复苏治疗，结肠镜检查对于急性下消化道出血的患者是安全可行的。目前，已有 4 项关于结肠镜检查在诊断下消化道出血的应用报道。结肠镜检查的诊断正确率在 69%～80%之间。其中两项研究报告中指出，憩室病是最常见的消化道出血来源。Rossini 等人报道的最大的一项研究中指出，消化道出血最常见的原因是溃疡型胃癌和憩室病。美国胃肠病学会有关出血的记录中，有一项对1235名胃肠病专家的调查表明，憩室病是下消化道出血的最常见原因。由Longstreth等进行的另一项研究显示，下消化道出血最常见的原因是结肠憩室病（研究的219个病例中91例与结肠憩室病有关，占41.6%）。出血的常见原因及发病率如下：疑似由憩室引起-50%；确定由憩室引起-10%；血管畸形-15%；结直肠肿瘤-15%；痔疮-5%；结肠炎-5%。

几乎所有的病例都采用结肠镜检查以明确诊断。血管造影一般应用于因大量的活动性出血而无法行内镜检查的患者，或结肠镜检查无法明确病因的持续性或复发性便血患者。核素扫描通常应用于反复出血，但血管造影尚无法观察到的患者。本例患者血流动力学稳定，所以急诊行结肠镜检查以确定出血部位，操作前2小时使用聚乙二醇电解质液进行肠道准备。虽没有明确出血的部位，但在右半结肠探及多个处于炎症期的憩室。这也是最常遇到的情况，怀疑但无法明确诊断为憩室出血。出血不活跃，血管造影无法明确诊断，但又非必须行核素扫描检查。大多数患者的憩室出血可以自行停止（70%~80%）。

2. 内镜能否在憩室出血的患者中发挥治疗作用?

结肠镜在憩室出血的患者中主要起到诊断作用，然而，也有一些报道指出，肠镜也可用来治疗憩室出血，特别是对一些不能耐受手术的患者。在Jensen等人进行的一项研究中，121例患者进行了急诊肠镜检查，至少有1/5的患者证实为憩室出血（可观察到憩室出血或憩室中有血凝块）。在第一部分的研究中，73例患者中有17例明确憩室出血并随即予以内镜治疗。其中有9例患者持续出血或出血复发，在这9例患者中有6例需要急诊行结肠部分切除术，2例术后出现并发症。第二部分的研究中有48例患者，10例在内镜下明确诊断并予以内镜治疗（注射或热处理），无出血复发或需手术治疗的患者。目前尚没有比较不同治疗方法或比较内镜治疗与其他疗法的随机试验报道。

3. 对疑似憩室出血的患者需要行手术治疗吗?

对于危及生命的出血患者，应急诊手术以控制出血。然而，在大多数情况下，无法明确出血的确切位置，憩室出血只是怀疑为出血的原因。Gianfrancisco和Abcarian报告了实践长达9年的有趣经验。10位考虑为憩室来源的下消化道出血患者，接受了剖腹探查术。仔细探查后，有4例术中证实为其他原因的出血，其中3例经过适当的处理后恢复良好，1例术中死亡。其余6例患者在未明确出血部位的情况下实施了结肠次全切除术，术后仍有出血，其中3例死亡。在McGuire与Haynes的报道中，41位患者在未明确出血部位的情况下实行了结肠切除术，术后有25例患者继续出血。这些研究者指出，唯一安全有效的手术方式是将有憩室的结肠完全切除，而这常需要切除全结肠并行回肠-直肠吻合，在行此种手术方式的34例患者中，均无出血复发。

经验教训

有关该例患者的主要经验教训是：

1. 下消化道出血的老年患者最常见的原因为憩室出血。
2. 对无大量活动性出血的患者，应首选内镜检查明确出血原因。
3. 对有大量活动性出血的患者，应行血管造影或核素扫描明确出血部位，然后行介入或手术治疗。

4. 非随机的研究表明，内镜是治疗憩室来源的下消化道出血的有效手段。

5. 对未能明确出血部位的下消化道出血，包括疑似憩室来源出血的患者，不推荐采用“盲目”的结肠部分切除术。对疑似憩室来源的出血患者，最好的处理方法是切除全部有憩室的结肠，常需行全结肠切除+回肠-直肠吻合术。

（彭　泉　译　钱祝银　校）

参考文献

1. McGuire HH，Haynes BW. Massive hemorrhage from diverticulosis of the colon；Guidelines for therapy based on bleeding patterns observed in fifty cases. Ann Surg，1972，175：847-853.
2. Zuccaro Gregory. Management of the adult patient with acute lower gastrointestinal bleeding. Am J Gastroenterol，1998，93：1202-1207.
3. Peura DA，et al. The American College of Gastroenterology Bleeding Registry：Preliminary Findings. Am J Gastroenterol，1997，92：924-928.
4. Longsteth GF. Epidemiology and outcome of patients hospitalized with acute lower gastrointestinal hemorrhage：A population-based study. Am J Gastroenterol，1997，92：419-423.
5. Jensen DM，Machicado GA，Jutabha R，et al. Urgent colonoscopy for the diagnosis and treatment of severe diverticular hemorrhage. N Engl J Med，2000，342：78-82.
6. Gianfrancisco JA，Abcarian H. Pitfalls in the treatment of massive lower gastrointestinal bleeding with “Blind” subtotal colectomy. Dis Col Rectum，1982，25：441-445.

病例21 枪伤术后胆漏

病史

特征及主诉：47岁男性，腹部枪伤。

现病史：该患者既往无特殊疾病，曾因腹部枪伤急诊行剖腹探查术，术中探查发现胆囊挫伤并行胆囊切除术。术后1周，该患者仍可观察到胆囊床下放置的腹腔引流管中引流出大量胆汁样液体（500~600ml/d）。

既往史：无特殊疾病史。幼年时行阑尾切除术。

药物史：规律饮食。依诺肝素。

个人与社会史：无酗酒及吸烟史，无药物滥用史。

家族史：家族中无相关严重疾病史。

体格检查

生命体征：BP：128/72mmHg，HR：74次/分，RR：16/分，T：37℃。体重：95.25kg，身高：187.96cm。一般状况：正常。皮肤：正常。四肢：正常。头眼耳鼻喉：正常。肺部：正常。心脏：正常。腹部：腹软，无肌紧张，无脏器增大，腹部未及包块，腹腔引流管可见胆汁引出。直肠：正常。神经系统：正常。

辅助检查

表21-1 实验室检查

血细胞分析	
Hb（g/dl）	14
Hct（%）	40.4

续 表

WBC（$\times 10^9$/L）	7.4
Plt（$\times 10^9$/L）	244
肾功能	
Na（mEq/L）	135
K（mEq/L）	4
Cl（mEq/L）	102
HCO_2（mEq/L）	17
Urea（mg/dl）	14
Creat（mg/dl）	1.6
肝功能	
TProt（g/dl）	5.1
Alb（g/dl）	2.4
TBili（mg/dl）	1.4
DBili（mg/dl）	0.5
AlkP（U/L）	69
ALT（U/L）	248
AST（U/L）	124
凝血	
PT（sec）	12.1
PTT（sec）	23.8
其他	
Amy（U/L）	46

内镜学检查

该患者考虑为胆漏，首先做了 CT 检查，然后行 ERCP，无内镜检查图片。

影像学检查

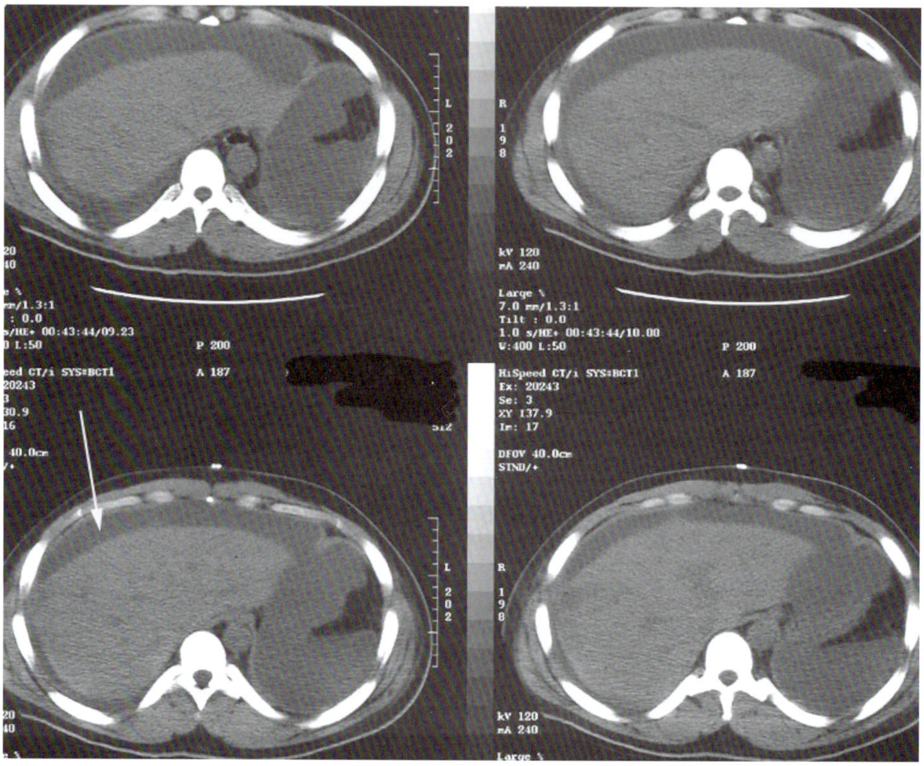

图 21-1　CT 检查提示肝周积液

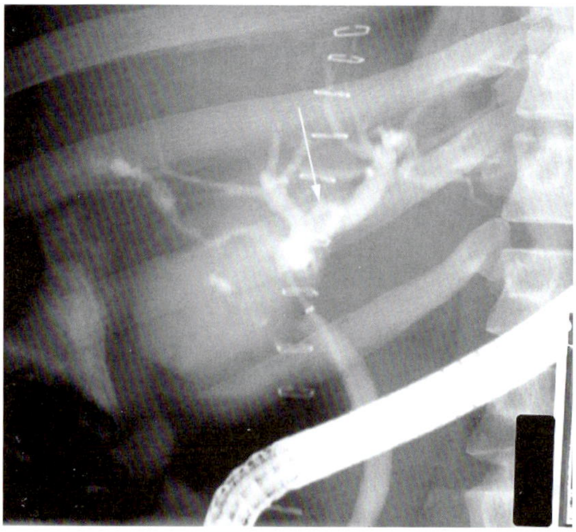

图 21-2　ERCP 检查提示左右肝管分叉处胆漏，可见造影剂外溢并与肝外积液相通

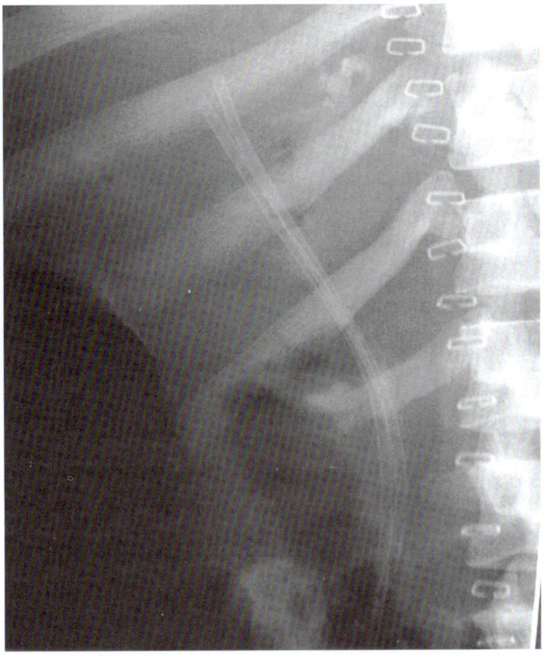

图 21-3　于左右肝管内分别放置一根 8.5F，12 cm 胆管支架

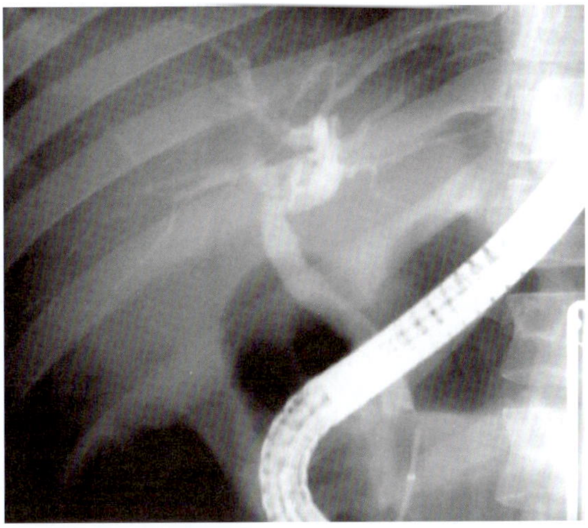

图 21-4　该患者 6 周后再次行 ERCP 检查，支架已移位，胆管造影示无造影剂外漏

问题

基于前述信息，诊断为：枪伤术后胆管损伤。

进行下一步之前，思考以下问题：

1. 该患者有哪些症状提示胆漏，何种检查可以确诊？
2. 内镜在治疗胆漏中可起到什么作用？
3. 创伤后胆漏与术后胆漏在处理上有何不同？

诊断和讨论

最终诊断：腹部枪伤术后胆漏。

1. 何种情况考虑为胆漏，如何确诊？

腹腔引流管中有胆汁溢出即可诊断为胆漏。该患者出现胆漏的原因可能是原发枪伤或胆囊切除术中损伤，或是术中对肝脏的牵拉造成的损伤。CT 检查示除肝周积液外无其他异常。如果怀疑有术后或创伤后胆漏，应行腹部 CT 或 B 超检查明确有无腹腔积液，ERCP 可以明确胆漏的位置和范围。本例患者胆漏的位置在左右肝管分叉处（图 21-2 箭头所示），胆囊切除术一般不会损伤到该部位，考虑术中牵拉损伤或弹片损伤可能性较大。

2. 该患者胆管损伤属何种类型？应如何处理？

开腹胆囊切除术中胆道损伤的发生率大约为 0.1%，经腹腔镜的手术造成的胆道损伤大约为 2%。胆道损伤按照损伤的部位和大小可分为 3 种类型：胆漏、小胆管损伤、主胆管离断，可以通过胆管造影明确。主胆管损伤需要手术修补，术前常需行经肝内胆管造影全面评估。小的损伤或胆漏经充分引流即可治愈。Oddi 括约肌是胆汁排出的主要阻力，可行括约肌切开或植入支架，或二者兼用解除阻力。一些学者更支持解除胆汁排放阻力联合胆管支架支撑。我们对该患者也采取了联合处理的办法，不仅做了括约肌切开，而且因为该患者胆漏的位置在左右肝管分叉处，我们在胆漏的近端置入了两根支架，分别置入左右肝管内，2 天后该患者的胆漏症状即消失。

对胆漏患者而言，联合胆管支架置入要优于仅行括约肌切开。Marks 等人对 14 只杂交犬进行开腹胆囊切除术，但未结扎胆囊管。组一（$n=5$）设为对照组，未行括约肌切开，也未置入支架；组二（$n=4$）行括约肌切开，组三（$n=5$）行括约肌切开并在胆管内置入 7F，5cm 的胆管支架，三组均在胆囊管残端附近放置引流管。三组胆漏症状缓解所需时间分别为：组一（7.60±0.8）天；组二（6.75±0.8）天；组三（2.6±0.2）天（$P<0.005$）。但对犬类所做的研究结果并不能明确何种方法才是治疗胆漏的最佳手段。

3. 非医源性胆漏应如何处理？

临床上胆漏的发生常与手术损伤相关。钝器伤、刀刺伤或枪伤也可造成胆漏，但发生率较低，对此类患者的处理也没有对照研究报道。发生主要胆管离断的患者应早期手术治疗，术前行 ERCP 联合 PTC 可用来评估损伤的范围。

Harrell 等回顾分析了 5 例腹部创伤后发生胆漏的患者，其中有 3 例发生肝内胆漏（2 例钝器伤，1 例枪伤），1 例为枪伤后胆囊外瘘，还有 1 例腹部钝器伤后出现胆汁血管瘘。所有患者经内镜下置入胆道支架后，2~6 个月内胆漏症状完全消失，个别患者需多次置管治疗。Sheik-Gafoor 等人指出 ERCP 检查对枪伤后胆道胸腔瘘有诊断意义，Bade 等人还报道了 8 例经手术治疗的肝外胆管损伤。

经验教训

有关该例患者的主要经验教训是：

1. 随着急诊腹腔镜下胆道手术的开展，手术引起的胆管损伤越来越多。
2. 非手术因素造成的胆漏虽不常见，但都有详细描述。
3. ERCP 检查对明确胆漏部位及其严重程度有很大作用。
4. 大多数的小损伤和胆漏都可通过内镜下置入胆管支架和（或）括约肌切开治愈。
5. 联合内镜下胆道置管要优于仅行 Oddi 括约肌切开。

（彭　泉　译　钱祝银　校）

参 考 文 献

1. Harrell DJ, et al. Selective role for ERCP in abdominal trauma. Surg Endosc, 1998, 12 : 400-404.
2. Sheik-Gafoor MH, et al. Traumatic thoracobiliary fistula: Report of a case successfully managed conservatively, with an overview of current diagnostic and therapeutic options. J Trauma, 45 : 819-21.
3. Bade PG, et al. Surgical options in traumatic injury to the extrahepatic biliary tract. Br J Surg, 1989, 762 : 256-258.
4. Ponsky JL. Endoscopic approaches to CBD injuries. Surg Clin N Amer, 76 (3) : 505-513.
5. Marks JM, et al. Biliary stenting is more effective than sphincterotomy in the resolution of biliary leaks. Surg Endosc, 1998, 12 : 327-330.
6. De Luca N, Bourke M, Williams SJ. Endoscopic treatment of bile leak caused by gunshot injury. Gastrointest Endosc, 2001, 53 (7) : 778.

病例 22 全胃肠外营养导管相关感染

病 史

特征及主诉：30 岁男性，家庭全胃肠外营养（total parenteral nutrition，TPN）治疗后出现发热伴寒战。

现病史：该患者有严重的常见变异型免疫缺陷病，嘴唇及胃部巨细胞病毒感染，全消化道萎缩伴有严重的营养吸收障碍综合征，既往多次入院治疗。现患者诉发热伴寒战 7 天。过去 3 个月，该患者一直采用 TPN 治疗，未出现异常。3 周前患者曾因感染更换过中心静脉导管。

既往史：常见变异型免疫缺陷病，嘴唇及胃部巨细胞病毒感染。

药物史：维生素 E，碳酸钙，多种维生素注射液，硫酸锌，甲地孕酮，全胃肠外营养。

个人史及社会史：否认酗酒及吸烟史，否认静脉药物滥用史。失业，与母亲及姐姐同住。

家族史：无特殊疾病史。

体格检查

生命体征：BP：85/45mmHg，HR：130 次/分，RR：24 次/分，T：38.3℃。体重：46.72kg，身高：170.18cm。一般状况：瘦长型，无淋巴结肿大。皮肤：正常。四肢：下肢轻度水肿。头眼耳鼻喉：上下唇均有结痂，颈软。肺部：正常。心脏：心动过速。腹部：腹软，无脏器增大，腹部未及包块，无压痛。直肠：正常。神经系统：正常。

辅助检查

表 22-1 实验室检查

血细胞分析	
Hb（g/dl）	8
Hct（%）	25

续　表

WBC（$\times 10^9$/L）	13
Pmn	74
Lymph	20
Mono	4
Eos	2
Plt（$\times 10^9$/L）	255
肝肾功能	
Na（mEq/L）	134
K（mEq/L）	4.4
Cl（mEq/L）	104
HCO_2（mEq/L）	23
Urea（mg/dl）	16
Creat（mg/dl）	0.6
Ca（mg/dl）	8.0
Phos（mg/dl）	2.8
UA（mg/dl）	阴性
TProt（g/dl）	6.2
Alb（g/dl）	3.3
TBili（mg/dl）	0.6
AlkP（U/L）	167
ALT（U/L）	68
AST（U/L）	50
血培养	凝固酶阴性葡萄球菌
凝血	
PT（sec）	12.4
PTT（sec）	35.4

问题

进行下一步之前，思考以下问题：

1. TPN 的适应证是什么？
2. 静脉置管有哪些并发症？
3. 经皮下隧道静脉置管有哪些优点？

诊断和讨论

最终诊断：TPN 导管相关感染。

以下针对 TPN 导管相关感染的问题展开讨论：

1. TPN 的适应证是什么？

TPN 以葡萄糖的形式供给碳水化合物，以氨基酸的形式供给蛋白质，以三酰甘油的形式供给脂类，此外还可提供维生素、矿物质和微量元素。肠外营养的主要适应证是一些无法或不可以进行肠内营养的患者，或是无法耐受足量肠内营养的患者。如果肠外营养提供患者的全部代谢需求，就称之为全胃肠外营养，即 TPN。而如果提供了超过正常代谢所需的营养，就称之为高营养治疗。TPN 对切除过多肠袢或是肠道弥漫性病变导致的肠衰竭患者尤为重要，还可应用于重大手术前的重度营养不良患者的术前准备。而对一些危重患者或是处于术后恢复期的患者进行 TPN 治疗则是有害的。

2. TPN 静脉置管相关的并发症有哪些？

有因静脉置管操作者经验不足、穿刺部位不当或导管材质选择不当引起的机械性损伤，其他的相关并发症还有感染、动脉损伤、气胸、锁骨下静脉或上腔静脉血栓形成、血栓性静脉炎和导管堵塞。与外周小静脉置管相比，无套管的中心静脉导管相关的败血症发病率最高，为 4%～14%。静脉导管是院内感染的常见来源，感染是静脉置管最主要的并发症之一，常见的致病菌为表皮葡萄球菌、金黄色葡萄球菌和念珠菌。

表 22-2 感染的危险因素

增加感染的因素	减少感染的因素
长期保留导管	由专业人员置管并护理
经导管频繁操作	外用抗菌药物
无菌操作不当	使用镀银套管
多个管腔	导管外涂抗菌药物
采用透明敷料覆盖	经皮下隧道置管
（会阴区）穿刺部位污染	
导管的材质	
皮肤污染的处理	

一些研究表明，由经验丰富的人员置管和管理，可以将感染率降低 5～8 倍。另一项降低感染率的有效措施是经皮下隧道置管。

3. 采用经皮下隧道置管有哪些优点？

皮肤穿刺处是微生物侵入中心静脉导管的主要途径。皮下埋管可以增加皮肤穿刺点与血管穿刺点的距离。Timsit 等对 3 个重症监护病房收住的 241 例患者进行了一项前瞻性随机对照研究，一旦颈内静脉置管的患者发生导管相关的败血症，研究即终止。结果发现，非隧道置管的患者发生导管相关败血症的概率较大，且时间较快；对采用经皮下隧道颈静脉置管的患者，其感染相关并发症的发病率较低。Randolph 等针对经皮下隧道中心静脉置管的随机对照试验进行荟萃分析。研究纳入了7项试验，其中6项采用锁骨下静脉入路，1项采用颈内静脉入路。采用隧道式中心静脉置管的患者其导管细菌感染率下降了39%，导管相关败血症的发病率下降了44%。Timsit 等对336例行股静脉置管的ICU患者进行了随机对照研究，以发生导管相关败血症、导管相关菌血症和导管细菌培养阳性为研究终点。非隧道式置管患者的导管相关败血症的发生率较高，发生较快（15例，1.1%置管天数），而隧道式置管患者的感染率则较低，发生较慢（5例，3.6%置管天数）。研究指出，对行股静脉置管的危重患者，采用皮下隧道式置管的感染并发症发生率较低。

经验教训

有关该例患者的主要经验教训是：

1. 静脉导管是最常用的置入医疗设备，而且已经成为治疗慢性疾病或危重疾病患者的一项必需工具。

2. 感染是留置导管最主要的并发症之一，导管相关败血症是最常见的威胁患者生命的并发症。

3. 经皮下隧道式静脉置管可以通过增加皮肤-静脉穿刺点之间的距离，以减少病菌侵入。

4. 采用经皮下隧道置管可以降低导管相关感染的风险。

（彭　泉　译　钱祝银　校）

参 考 文 献

1. Timsit JF, Bruneel f, Cheval C, et al. Use of tunneled femoral catheters to prevent catheter-related infection. Ann Intern Med, 1999, 130：729-735.

2. Randolph AG, Cook DJ, Gonzales CA, et al. Tunneling short-term central venous catheters to prevent catheter-related infection：A meta-analysis of randomized, controlled trials. Crit Care Med, 1998, 26：1452-1457.

3. Timsit JF, Sebille V, Farkas JC, et al. Effect of subcutaneous tunneling on internal jugular catheter-related sepsis in critically ill patients. JAMA, 1996, 276：1416-1420.

4. Meguid M, Muscaritoli M. Current uses of total parenteral nutrition. American Family Medicine, 1993, 47：383-394.

5. Raad I, Bodey G. Infectious complications of indwelling vascular catheters. Clinical Infectious Diseases, 1992, 15：197-210.

病例 23 妊娠期胆管炎

病　史

主诉和特征： 32 岁女性（$G_3P_2A_0$），妊娠 7 周时出现黄疸。

现病史： 患者在 2 周前开始出现巩膜黄疸，并进行性加深，伴有乏力，腹痛，食欲缺乏，恶心及呕吐。腹部疼痛性质为钝痛，每次发作可持续 1~2 小时，以右上腹和中上腹为重，进食后加重。目前，患者还出现皮肤瘙痒，酱油色尿及陶土样便症状，无畏寒、发热。否认肝炎病史，既往未出现过黄疸或肝功能异常。

既往史： 前两次均为足月妊娠，自然阴道分娩，无并发症。无胆道结石及腹部手术史。

药物史： 无，否认服用草药或非处方药。

个人史及社会史： 无烟酒嗜好，无药物滥用，无旅游史，已婚，育有 2 子，分别为 2 岁及 5 岁。

家族史： 家族中无相关重大疾病史。

体格检查

生命体征： BP：106/71mmHg，HR：94 次/分，RR：14 次/分，T：38.2℃（最高 38.6℃）。体重：61.23kg；身高：162.56cm。一般状况：黄疸。皮肤：黄染。四肢：正常。头眼耳鼻喉：巩膜及舌下黄疸。肺部：正常。心脏：正常。腹部：腹软，肠鸣音正常，右上腹部轻度不适，无脏器增大，腹部未及包块。直肠：未检。神经系统：正常。

辅助检查

表 23-1　实验室检查

血细胞分析	
Hb（g/dl）	13
Hct（%）	39
WBC（$\times10^9$/L）	12.7

续　表

Pmn	78
Lymph	12
Mono	7
Eos	2
Plt（$\times 10^9$/L）	492
MCV	92
肝肾功能	
Na（mEq/L）	134
K（mEq/L）	4
Cl（mEq/L）	100
HCO_2（mEq/L）	24
Glu（mg/dl）	101
Urea（mg/dl）	7
Creat（mg/dl）	0. 6
Ca（mg/dl）	9
TProt（g/dl）	6. 7
Alb（g/dl）	3. 4
TBili（mg/dl）	14
DBili（mg/dl）	7
AlkP（U/L）	497
ALT（U/L）	93
AST（U/L）	107
Cholestrol	152
凝血	
PT（sec）	11. 9
PTT（sec）	28. 5
INR	0. 9
病毒及免疫指标	
RPR	阴性
LDH	138
HAV IgM	阴性
HAV IgG	阴性
HBsAg	阴性
HBsAb	阴性
HBcAb	阴性
HCVAb	阴性

续 表

HIV Ab	阴性
ANA	1：40
AMA	<1：20
ASMA	<1：20
CMV IgM	阴性
CMV IgG	阴性
其他	
Amy（U/L）	44
Lip（U/L）	22

问题

进行下一步之前，思考以下问题：

1. 该患者的初步诊断是什么？有哪些鉴别诊断？
2. 应做哪些进一步检查？
3. 随着检查资料的逐渐完善，继续思考该患者的主要诊断。

内镜学检查

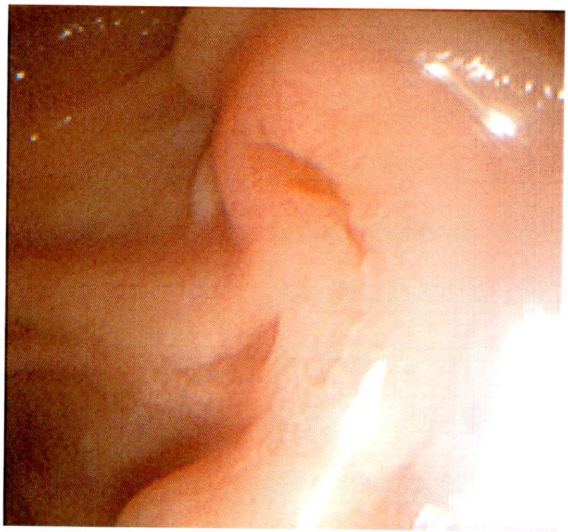

图 23-1 ERCP-这些图片显示了常规 ERCP 操作，包括套管插入，进入胆总管，乳头括约肌切开，放置支架。因患者处于妊娠期，透视时间小于 1 分钟，未行摄片，患者分娩后的 X 线检查见影像学图片

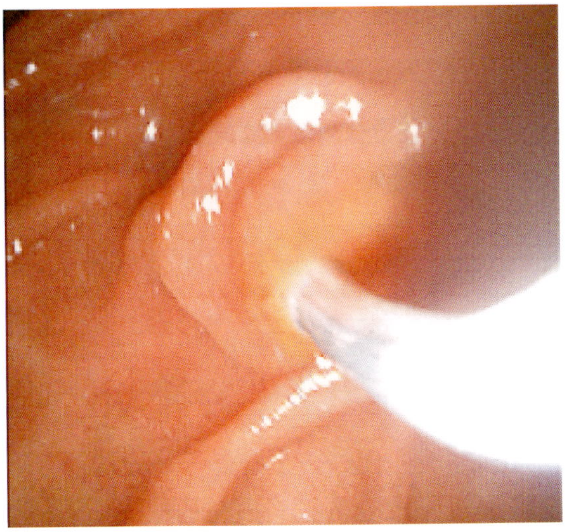

图 23-2 ERCP-如上所述（之一）

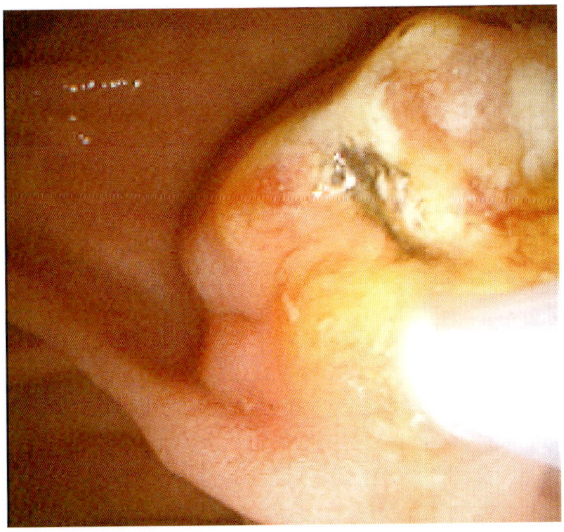

图 23-3 ERCP-如上所述（之二）

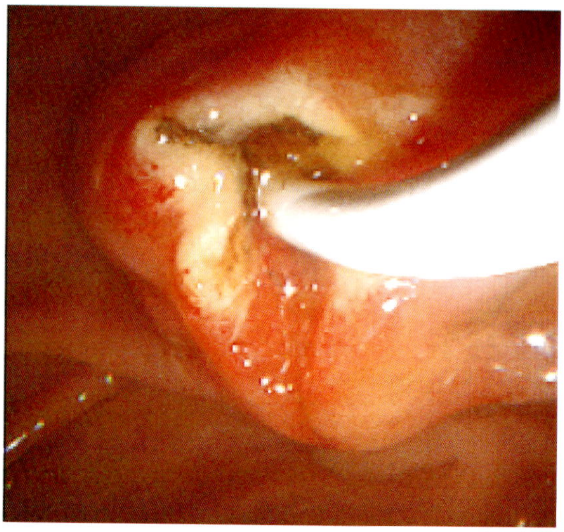

图 23-4　ERCP-如上所述（之三）

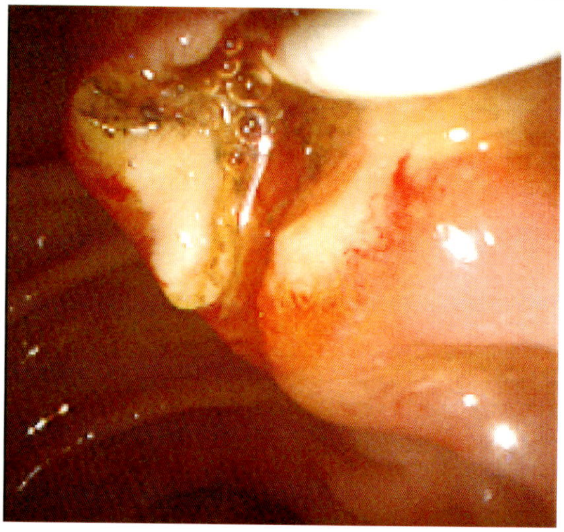

图 23-5　ERCP-如上所述（之四）

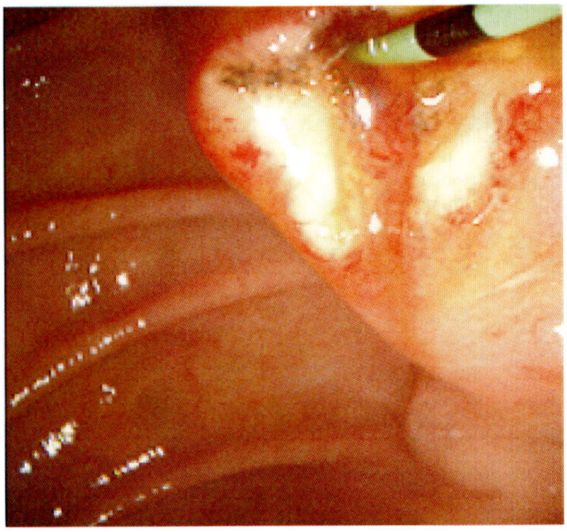

图 23-6 ERCP-如上所述（之五）

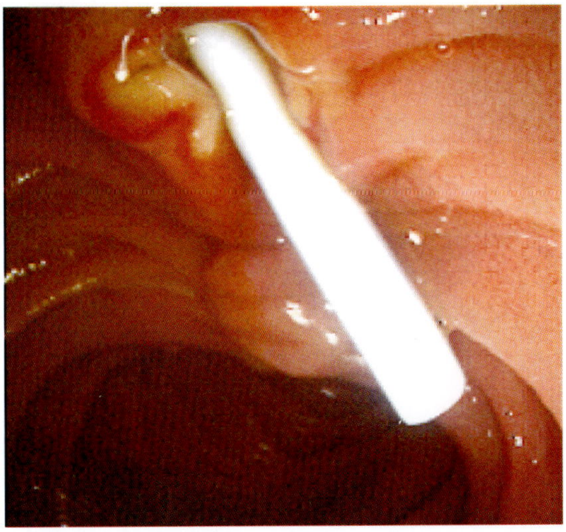

图 23-7 最终留置支架

影像学检查

右上腹超声检查未见异常（图片未提供）。在获得知情同意，并咨询产科后，对该患者施行 ERCP，并行小剂量 X 线透视，未行动态成像。在患者分娩后，再次行 ERCP 检查，结果与患者妊娠期所行检查类似。

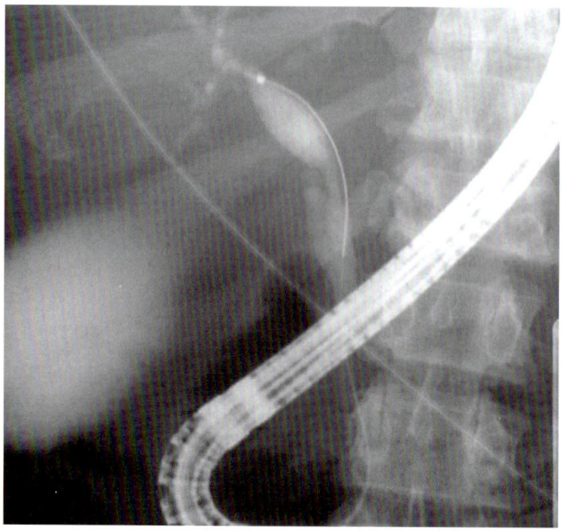

图 23-8 ERCP（之一）

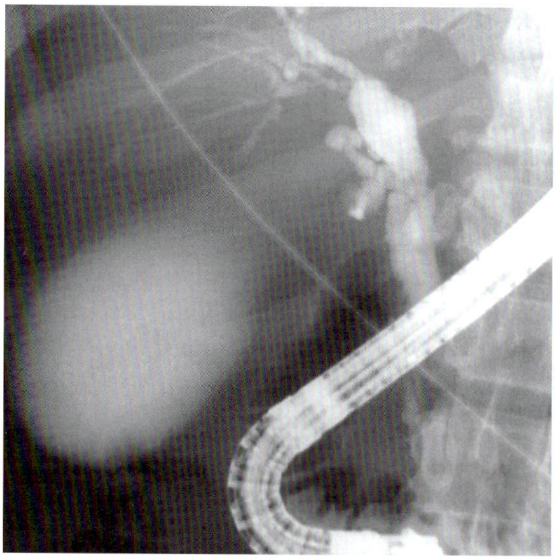

图 23-9 ERCP 图片（之二）

诊断和讨论

最终诊断：妊娠期原发性硬化性胆管炎（primary sclerosing cholangitis，PSC）。

此类患者病史相关知识点：

PSC 以男性多见，男女比率约为 2∶1，好发年龄为 40 岁，临床过程差异极大。在非炎症性肠病患者中，男女发病率相当。常见症状为黄疸，皮肤瘙痒，腹痛，乏力。Helzberg 等回顾分析了 1956 年至 1985 年耶鲁大学肝病中心的 53 例 PSC 患者的临床资料，入院的最常见原因为肝功能异常，其中 20 例患者无明显症状。胆管炎（发热、右上腹痛、黄疸）的发病率约为 13%。疼痛症状可表现为右上腹的剧烈腹痛。大多数患者起病隐匿，通常诉有乏力症状。发热症状可表现为反复发作的低热，疾病进展为化脓性胆管炎时可出现高热。Helzberg 等报道，62%的患者可出现炎症性肠病（包括溃疡性结肠炎和克罗恩病）（通过内镜检查确诊），除 2 例患者外，其余均表现为溃疡性结肠炎。其中有 4 例患者在诊断为 PSC 后通过结肠镜检查确诊为亚临床型溃疡性结肠炎。

此类患者体格检查相关知识点：

黄疸及肝脏增大为查体常见的异常体征，病程后期可出现晚期肝病的特征表现（门脉高压、脾大、腹水、蜘蛛痣、肝掌、肝性脑病等）。

此类患者实验室检查相关知识点：

通常情况下，碱性磷酸酶可较正常升高 3~5 倍，也可高达 20 倍。转氨酶也有升高，但一般不超过正常的 3~4 倍。胆红素通常无异常。非特异性抗体，如抗核抗体和平滑肌抗体通常为低滴度，一般无抗线粒体抗体。

影像学检查特征：

ERCP 下行胆管造影是诊断 PSC 的关键步骤，也是诊断 PSC 的“金标准”。ERCP 下胆管树成像对 PSC 不仅有诊断作用，还可以观察疾病的分布和狭窄的主要部位，为内镜下治疗提供信息。PSC 患者的胆管造影显示，大约有 70%的患者同时存在肝内、外胆管的弥漫性异常，仅肝内胆管出现病变的患者为 15%~30%，病变仅在肝外胆管的患者较为罕见，发病率在 10%以下。通常情况下，多灶性狭窄（弥漫性分布，通常较短，呈环状和带状）与间断的正常或扩张的胆管构成典型的“串珠样”改变。

目前，MRCP 可提供完整的胆管树成像，如果仅为明确诊断，可以避免行有创的胆管造影操作，该患者本次未行此项检查。但为达到治疗的目的，仍需要在内镜下进行。

肝脏活检有何作用？

在该患者分娩后，还需行肝脏活检以对 PSC 进行分期。胆管造影与肝脏活检相互补充，任何一种都无法完全明确 PSC 的病因及范围。门管区的变化最为显著，最具特征性变化是小叶间和中隔胆管（或小胆管）周围同心圆状的纤维化（洋葱皮状纤维化、纤维化性胆管炎）。在典型的 PSC 患者中，只有一半的患者会出现此种表现。另一种具有诊断意义的组织病理学改变是纤维性闭塞性胆管炎，只有不到 10%的患者会出现此种改变。导管周围的纤维化常伴有炎症反应，混有淋巴细胞、中性粒细胞、浆细胞及嗜酸性粒细胞。门管区因炎症细胞及纤维化而扩大，可浸润至肝实质内，表现为慢性活动性肝炎的典型改变“碎片状坏死”。对仅行肝脏活组织检查而未行胆管造影的 PSC 患者而言，最常见的误诊就是慢性活动性肝炎。

PSC 患者的离体肝脏检查如在肝内大胆管中出现以下改变可视为特征性：①大胆管出现散在的薄壁样、管状的或囊状扩张，伴有半圆形或环状的纤维化嵴；②胆管可呈纤维束改变，伴有完全的或部分的上皮组织和管腔闭塞。这些组织学改变对应胆管造影中的“串珠样”和“枯枝样”改变。

其他相关重要知识点（妊娠期肝功能异常的鉴别诊断未包含在内）。

妊娠期 ERCP 检查：关于妊娠期行 ERCP 检查的作用和安全性的报道较少。Jamidar 等报道，在 6 个不同医疗中心的 23 例妊娠期胰胆管疾病患者共行了 29 次 ERCP 检查（3 例为诊断性 ERCP 检查，20 例接受了 ERCP 下的治疗），在妊娠早、中、晚期分别进行了 15 次、8 次、6 次 ERCP 操作，其中只有 1 例出现了 ERCP 相关的轻症胰腺炎。大多数的患者都进行了 1 分钟以内 X 线透视检查，为减少射线，乳头切开后插管和胆汁引流均在透视前完成。其中有 2 例患者（1 例在检查时尚不知已受孕）在检查时发现有 PSC，并放置胆管支架；1 例自然流产（发生在 ERCP 检查后 3 个月），1 例新生儿死亡，但与 ERCP 检查并无相关性。Hoffman 等人检测了 4 例妊娠早期患者在行 ERCP 治疗时所受的辐射剂量，并与胎儿所能承受的安全剂量比较（怀孕期间小于 500 mrem，妊娠早期小于 100 mrem，100 mrem＝1rad）。如果对腹部进行 0.122～0.245 的 X 线照射，则胎儿受到的平均照射为 59mrem。通过减少透视时间，采用图像增强器以及恰当的保护，照射剂量可以控制在安全范围内。

PSC 与妊娠：慢性肝病患者在妊娠期间肝功能可能会恶化。PSC 是一种多变的，波动的慢性进行性肝功能失常。瑞典的 Janczewska 等研究了 PSC 患者对妊娠的影响及对妊娠期 PSC 患者的病情变化进行了观察，研究共分析了 10 例 PSC 患者的 13 次妊娠（4 例肝硬化患者，6 例患者肝功能轻度受损）。7 例患者在妊娠前即患有 PSC，2 例患者在妊娠期间出现 PSC 症状，1 例患者在正常妊娠及自然分娩后 2 个月出现 PSC，研究统计分析了患者妊娠期间的临床症状及生化指标。妊娠期间无胃肠道出血患者。妊娠前有 2 例患者出现皮肤瘙痒，2 例患者出现腹痛症状，并且症状在妊娠期间持续存在；3 例患者妊娠前无腹痛，妊娠期间出现腹痛症状；4 例患者在妊娠期间出现皮肤瘙痒症状，2 例患者出现与早产相关的剧烈瘙痒。妊娠期间肝功能无明显恶化，未出现流产，所有婴儿均无异常。妊娠对 PSC 患者并无负面影响，母婴均无不良反应。

治疗：目前尚无药物可改变 PSC 的临床过程。一项安慰剂对照试验中，每日服用 10～15mg/kg 的熊去氧胆酸可改善肝功能。一项临床原始数据初步分析表明，提高剂量至每日 25～30mg/kg，可提高生存率，但这种治疗的有效性，还需在长期的随机对照试验中进一步证实。对妊娠期患者，熊去氧胆酸属于 B 类药物，基于在动物实验中的研究结果，对人体应是安全的。

经验教训

有关该例患者的主要经验教训是：

1. PSC 是一类罕见的，与炎症性肠病相关的，病因不明的进行性胆道感染和纤维化的疾病，以肝内和（或）肝外胆管损害为特征，最终会导致肝硬化和肝功能衰竭。

2. 有限的研究报道表明，对 PSC 患者，妊娠并不会导致病情加重，而且对胎儿也不会造成不良影响。

3. 妊娠期间采用 ERCP 用于诊断及治疗是安全、有效的，通过恰当的保护，减少透视时间，采用图像增强器可将放射剂量控制在安全范围内。

4. 熊去氧胆酸可改善肝脏组织以及肝功能，原始数据初步分析表明，大剂量服用可提高生存率。

（彭　泉　译　钱祝银　校）

参　考　文　献

1. Bass NM. Chapter 59：Sclerosing cholangitis and recurrent pyogenic cholangitis. In Sleisenger & Fordtran's Gastrointestinal & Liver Disease，6th Ed. 1998，1006-1025.
2. Helzberg JH，Petersen JM，Boyer JL. Improved survival with primary sclerosing cholangitis：a review of clinicopathologic features and comparison of symptomatic and asymptomatic patients. Gastroenterology，1987，92：1869-1875.
3. Angulo P，Lindor KD. Primary sclerosing cholangitis. Hepatology，1999，30：325-332.
4. Jamidar PA，Beck GJ，Hoffman B，et al. Endoscopic retrograde cholangiopancreatography in Pregnancy. Amer J Gastro，1995，90：1263-1267.
5. Hoffman B，Cunningham J. Radiation exposure to the pregnant patient during ERCP. Gastrointest Endosc，1992，38：109 [abstract].
6. Janczewska I，Olsson R，Hultcrantz R，et al. Pregnancy in patients with primary sclerosing cholangitis. Liver，1996，16：326-330.
7. Stiehl A，Walker S，Stiehl L，et al. Effect of ursodeoxycholic acid on liver and bile duct disease in primary sclerosing cholangitis. A 3 year pilot study with a placebo-controlled study period. J Hepatology，994，20：57-64.
8. Harnois DM，Angulo P，Jorgensen R，et al. High-dose ursodeoxycholic acid as a therapy for patients with primary sclerosing cholangitis. Amer J Gastro，2001，96：1558-1561.
9. Angulo P. Use of ursodeoxycholic acid in patients with liver disease. Curr Gastroenterol Rep，2002，4（1）：37-44.

病例 24 重症溃疡性结肠炎的营养问题

病 史

特征及主诉：42岁土耳其男性，患重症溃疡性结肠炎两年半，对多种免疫调节剂的治疗持续性不耐受。

现病史：患者两年半前在土耳其诊断为全结肠炎，并接受了多种治疗方案，包括5-ASA、硫唑嘌呤、甾族化合物、环孢霉素甚至高压氧治疗。患者已对类固醇产生依赖性，当泼尼松低于15mg/天时，病情就会复发，患者最初与随后的肠镜检查都提示全结肠炎，活检结果提示结肠无异型增生，一个月前患者出现口腔念珠菌病，胃镜检查正常。停用硫唑嘌呤后，患者开始出现每天解7~8次不成形带血丝便，伴有里急后重感和全腹痛，但无恶心、呕吐、发声困难或吞咽痛，无发热、寒战、皮疹、关节痛和视力改变，有食欲缺乏，在过去的2年里，体重下降34kg。

既往史：曾行腹部和骨盆CT扫描、上消化道内镜检查、小肠钡剂造影检查，这些结果都无明显异常，无结核病史和阿米巴病史，无其他重要的病史。

药物史：泼尼松30 mg/天，美沙拉嗪800 mg tid.

个人与社会史：已婚，育有2名子女，吸烟25包/年，偶尔饮酒，零售商。

家族史：祖父患有白血病，家族其他成员无结肠炎。

体格检查

生命体征：BP：140/80mmHg，HR：100次/分，RR：24次/分，T：38.7℃。体重：54.43kg；身高：172.72cm。一般状况：消瘦貌，颞窝显著，皮肤皱褶增多。皮肤：正常。四肢：正常。头眼耳鼻喉：正常。肺：正常。心：正常。腹部：舟状腹，腹软，无鼓音，脏器不增大，无包块，全上腹部压痛，无腹胀。直肠：指套染鲜血。神经系统：正常。

辅助检查

表 24-1　实验室检查

血细胞分析	入院时
Hb（g/dl）	9.8
Hct（%）	29.5
WBC（$\times 10^9$/L）	3.51
Plt（$\times 10^9$/L）	242
MCV	70
肾功能	
Na（mEq/L）	130
K（mEq/L）	5.0
Cl（mEq/L）	99
HCO_2（mEq/L）	29
Glu（mg/dl）	259
Urea（mg/dl）	15
Creat（mg/dl）	0.8
肝功能	
TProt（g/dl）	5.0
Alb（g/dl）	2.3
TBili（mg/dl）	0.7
DBili（mg/dl）	0.1
AlkP（U/L）	54
ALT（U/L）	18
AST（U/L）	33
Prealbumin	12
PT（sec）	12.3
PTT（sec）	26
ESR（mm/hr）	36
Iron（mic. g/dl）	17
TIBC（mic. g/dl）	137
Ferritin	22
Folate	11.5

续 表

Transferrin	12. 5
CRP	6. 3
病毒指标	
HAV IgM	阴性
HAV IgG	阳性
HBsAg	阴性
HBsAb	阴性
HBcAb	阴性
HCV Ab	阴性
便隐血试验	阳性
便培养	阴性
便虫卵和寄生虫	阴性
IHA 检测溶组织阿米巴	阴性

内镜学检查

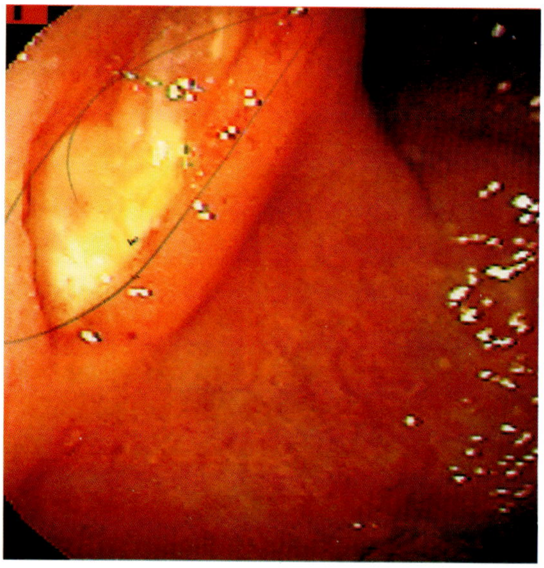

图 24-1 肠镜结果显示直肠有一深溃疡

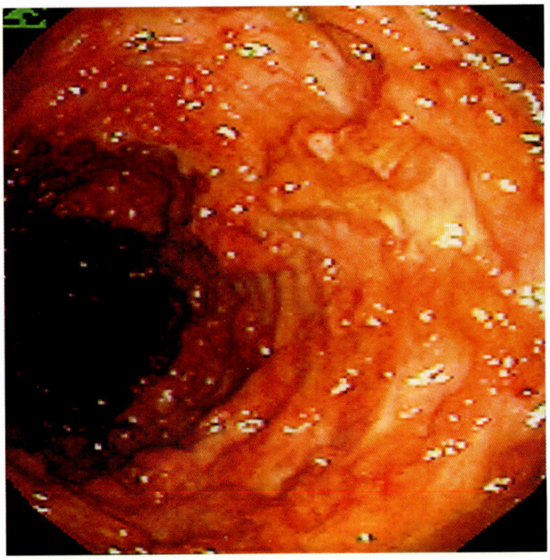

图 24-2　显示严重的溃疡性结肠炎伴假息肉形成，弥漫性溃疡灶伴渗出，从近端升结肠到直肠都有这种改变

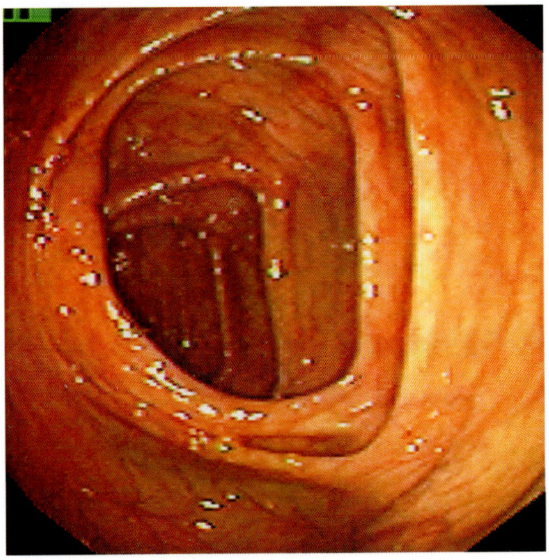

图 24-3　正常的近端升结肠

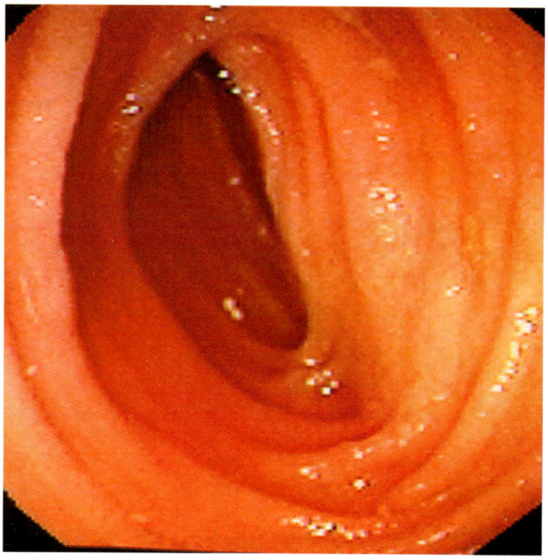

图 24-4　正常的回肠末端

病理学检查

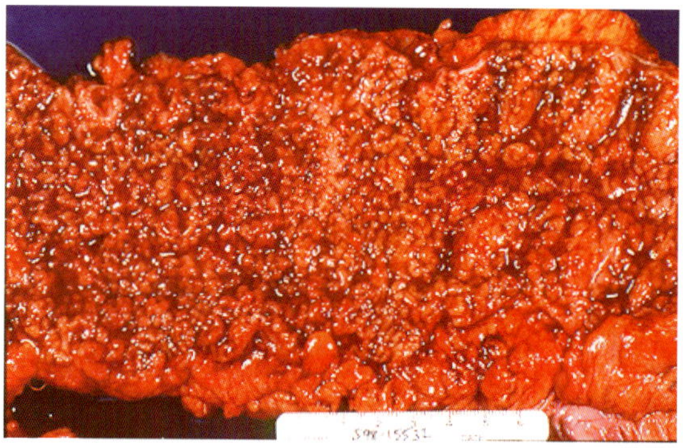

图 24-5　外科手术后的大体标本（之一）

完整的浆膜层表面缺少肠系膜脂肪组织，剖开的标本显示有广泛溃疡形成并不断延伸扩展，黏膜表面有大量的炎性假息肉，肠壁无增厚也无明显狭窄，无穿孔或中毒性巨结肠

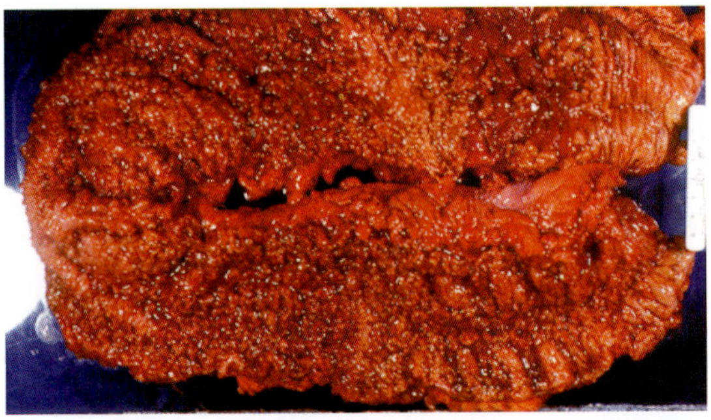

图 24-6　外科手术后的大体标本（之二）

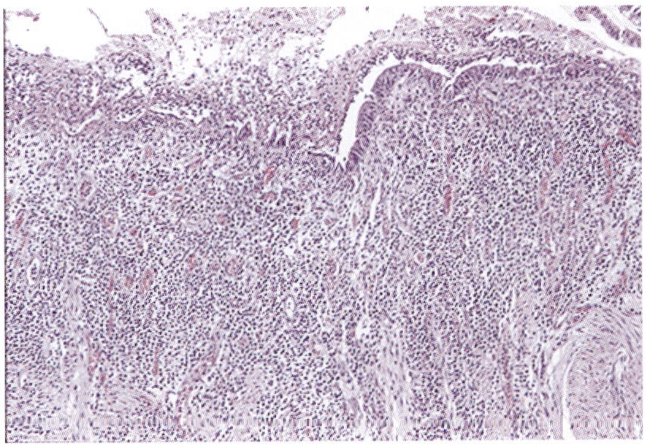

图 24-7　显微镜下显示结肠黏膜严重的急慢性炎症

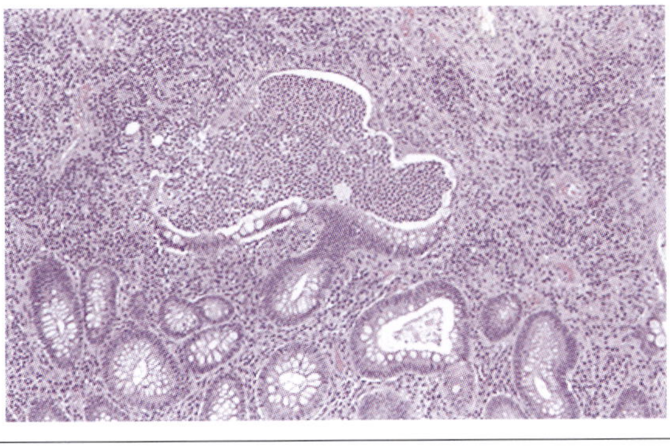

图 24-8　显微镜下可见一巨大的隐窝脓肿

问题

进行下一步之前，思考以下问题：

1. 溃疡性结肠炎患者遇到营养问题的概率如何？
2. 溃疡性结肠炎患者导致营养问题的原因是什么？
3. 溃疡性结肠炎患者营养缺乏的临床表现是什么？
4. 治疗活动性溃疡性结肠炎患者有哪些重要的营养干预治疗方法？

诊断和讨论

最终诊断：需行结肠切除术的重症难治性溃疡性结肠炎，重度营养不良。

关于溃疡性结肠炎患者营养不良的问题解答。

1. 溃疡性结肠炎患者遇到营养问题的概率如何？

在炎症性肠病（inflammatory bowel disease，IBD）患者中，营养不良是常见的，与累及到小肠相比（如克罗恩病），溃疡性结肠炎仅累及到结肠，故其营养不良显得不是太严重，然而，我们这例患者存在伴发于全结肠炎的明显体重减轻。除体重减轻之外，溃疡性结肠炎营养不良最明显的表现就是贫血（60%）和低蛋白血症（40%），在儿童与青少年中，常有生长不足伴体重减轻。溃疡性结肠炎患者常有特异性的物质缺乏，如铁（80%）、叶酸（35%）、锌、镁、钾和钙。

2. 溃疡性结肠炎患者导致营养问题的原因是什么？

（1）经口摄入物质减少。这是导致营养不良最常见的原因。摄入减少与食欲缺乏、腹痛、恶心、呕吐及饮食限制有关。总体上，应该鼓励患者进食普通膳食，对于活动性疾病，必须摄入足够的热量（35cal/kg·d）和蛋白（1.5 mg/kg·d）。

（2）吸收不良。吸收不良在溃疡性结肠炎中没有在克罗恩病中严重。柳氮磺吡啶限制了叶酸的吸收，类固醇限制了钙的吸收。

（3）肠内蛋白丢失的增加。严重的肠黏膜损害导致广泛的肠血浆蛋白质丢失，导致蛋白丢失性肠病，蛋白丢失的程度与累及肠黏膜的范围有关，而与部位无关。与肾病综合征中蛋白丢失不同，溃疡性结肠炎中蛋白丢失不取决于蛋白的分子量，血浆蛋白质漏入小肠中，可以被消化为氨基酸然后重吸收。但下段小肠或结肠中的蛋白丢失并非如此。如果胃肠道的蛋白丢失超过机体合成蛋白的能力时，就会发生低蛋白血症。众所周知，在溃疡性结肠炎中，肝脏的蛋白合成能力并没有降低而实际是增高，如果血浆免疫球蛋白的排泄比率与合成比率不一致的话，它也会降低，而免疫球蛋白的降低将使患者更易于感染。

（4）机体能量需求的增加。极度活跃的IBD伴随机体高代谢状态，如果疾病的活跃程度减低，机体总的能量消耗可能会正常。正常体重的IBD患者静息能量消耗与正常健康对照组是一样的。

3. IBD患者营养不良的临床表现是什么？

营养不良对瘘管和创伤愈合不利。研究表明，由于重要器官功能障碍导致患者术前体重减轻超过 10%，外科手术不良结果发生率就会更高。营养不良也会影响细胞和体液介导的免疫，从而增加感染的频率与严重度。如上所述，营养不良最重要的结果是儿童生长发育延迟和成人体重减轻。溃疡性结肠炎患者贫血的病因是多因素的，可能是铁、叶酸、维生素 B_{12} 缺乏的结果，在慢性疾病导致的贫血中都有可能发生。一些营养素缺乏可导致腹泻（锌、烟酸、维生素 B_{12}、叶酸）并使疾病活跃，锌缺乏是最常见的微量元素缺乏症，可导致临床上的发育迟缓、脱发、性腺功能减退、皮疹。硒缺乏（慢性腹泻常见但溃疡性结肠炎患者没有明确报道）导致患者肌无力、肌炎、心肌病、充血性心力衰竭（克山病）和胶原血管病。

4. 营养干预能改变溃疡性结肠炎的自然病程吗?

要素饮食含有游离氨基酸、短链肽、中链脂肪酸和多糖（如麦芽糖糊精）。它们在空肠可以被轻松并完全地吸收，能够使远端小肠和结肠得到休息因而有益于 IBD 患者，而且肠道的抗原暴露也会减少。Larsen 等评估了 24 例轻到中度溃疡性结肠炎患者的要素饮食，评价指标是临床活动度和炎症指数，临床活动度有显著效果，但对直肠黏膜和炎症指数没有作用。TPN 也被研究是否能通过“使肠道休息”而缓解症状并避免外科手术治疗。然而针对严重的溃疡性结肠炎患者，将 TPN 作为类固醇治疗的辅助治疗的临床试验揭示，TPN 并没有临床治疗效果。Gonzales-Huix 等对 42 例重度急性溃疡性结肠炎患者进行了前瞻性的随机试验，这些患者接受 TEN 或 TPN 联合类固醇治疗两组治疗方案，结果发现在这两组患者中，病情的缓解率和需要手术比率没有差别。他们认为 TEN 对严重的 UC 患者是一种安全有效的营养治疗方案。McIntyre 等，Elson 等和 Dickinson 等也进行了类似的临床试验，证明对使用大剂量类固醇治疗的重度 UC 患者，TPN 和 TEN 并没有显著差别。“使肠道休息”并未被证明是能使 UC 患者病情减轻并维持之的一个重要因素。要避免食用增加腹泻的食物（如咖啡因）。低纤维食物可以减轻腹泻，提高患者的舒适度，纤维也能通过产生短链脂肪酸而使结肠细胞得到营养。一些试验也阐明了 TPN 在围手术期营养支持的作用，荣民 TPN 合作研究组织揭示围手术期 TPN 的使用有利于患者，但同时强调只限制使用于那些严重营养不良的患者。虽然大多数试验并不是在 IBD 患者身上进行的，但是这个原则还是被认为适用且有益于患者。

经验教训

有关该例患者的主要经验教训是：

1. 溃疡性结肠炎营养不良最重要的临床后果就是儿童生长发育迟缓和成人的体重减轻。

2. 溃疡性结肠炎患者营养不良最重要的原因是经口摄入的减少。

3. 溃疡性结肠炎患者最重要的营养干预方法是经口或肠摄入足够的热量和蛋白，通过要素饮食或 TPN 使肠道得到休息并不能使症状减轻并维持之。

4. 严重营养不良计划行结肠切除术者，两周的术前 TPN 可以提高手术效果。

（孙永刚 译 杨桂元 校）

参 考 文 献

1. Levinus A. Dieleman, MD, PhD et al. Nutritional Issues in Inflammatory Bowel Disease. Gastroenterology Clinics of North America. 27 : 435-451, June 1998

2. Larsen M, et al. Elemental diet: a therapeutic approach in chronic IBD. J Int Med 1989; 225 : 325-331.

3. Seidman EG: Nutritional management of IBD. Gastroenterology Clinics of North America 18 : 129-155, 1989.

4. Christie PM, et al. Effect of intravenous nutrition on nutrition and function in acute attacks of IBD. Gastroenterology 1990; 99 : 730-736.

5. Gonzales-Huix et al. Enteral versus parenteral nutrition as adjunct therapy in acute ulcerative colitis. Am J Gastro 1993; 88 : 227-232.

6. Sitzmann JV, et al. Favorable response to parenteral nutrition and medical therapy in Crohn's colitis. A report of 38 patients comparing severe Crohn's and ulcerative colitis. Gastroenterology 1990; 99 (6) : 1647-1652.

7. The Veterans Affairs total parenteral nutrition cooperative study group. Perioperative total parenteral nutrition in surgical patients. N Engl J Med 1991; 325 : 525-532.

8. Update: Gassull MA, Cabre E. Nutrition in inflammatory bowel disease. Curr Opin Clin Nutr Metab Care. 2001 Nov; 4 (6) : 561-569.

病例25 黏膜下肿块出血一例

病　史

特征及主诉：66岁男性，乏力伴头晕。

现病史：因为肩痛，服用萘普生2周（6片/天），3天前开始出现每天3~4次黑便，2天前出现乏力和头晕，在急诊室里，脸色苍白，鼻胃管灌洗出咖啡样物质，灌洗1.2L后变清。

既往史：帕金森病，甲状腺功能减退症，高血压，2型糖尿病。

药物史：对乙酰氨基酚，萘普生，加巴喷丁，左甲状腺素。

个人与社会史：35年前戒烟酒，有18年大量饮啤酒史，无药物滥用史，无异地旅行史，家庭及财政稳定。

家族史：无相关严重疾病家族史。

体格检查

生命体征：BP：120/59mmHg，HR：96次/分，RR：20次/分，T：37.1℃。体重：80.96kg；身高：175.26cm。一般状况：清醒、警觉，对人、地方、时间定向能力好。皮肤：正常。四肢：正常。头眼耳鼻喉：正常。肺：双肺听诊呼吸音清。心：心率正常，心律规则，无杂音、奔马律、摩擦音。腹部：腹软，无压痛，无脏器肿大，无包块。直肠：褐色便，隐血试验阳性。神经系统：静止手震颤，余正常。

辅助检查

表25-1　实验室检查

血常规	
Hb（g/dl）	6.1
Hct（%）	18.2

续 表

WBC（$\times 10^9$/L）	6. 7
Plt（$\times 10^9$/L）	155
肾功能	
Na（mEq/L）	135
K（mEq/L）	4. 1
Cl（mEq/L）	104
HCO_2（mEq/L）	25. 8
Glu（mg/dl）	145
Urea（mg/dl）	37
Creat（mg/dl）	0. 5
Ca（mg/dl）	7. 6
肝功能	
TProt（g/dl）	4. 6
Alb（g/dl）	2. 5
TBili（mg/dl）	0. 2
AlkP（U/L）	40
ALT（U/L）	12
AST（U/L）	25
凝血	
PT（sec）	14. 3
PTT（sec）	1. 2
红细胞沉降率（mm/1h）	27. 9

内镜学检查

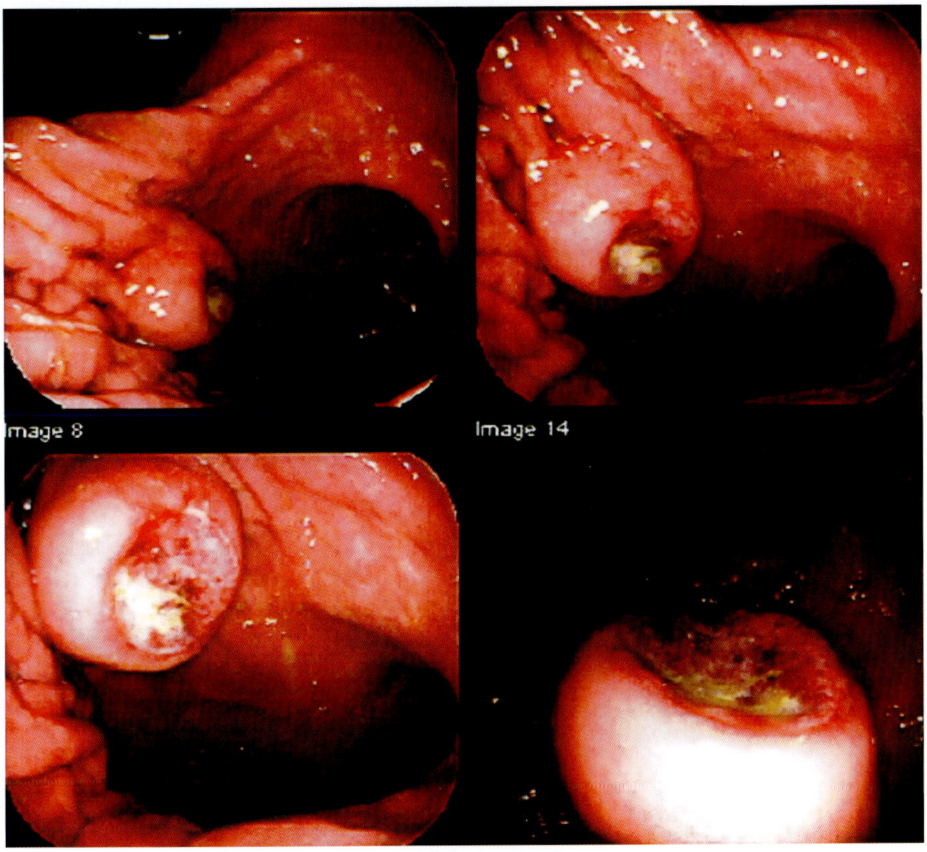

图 25-1　胃大弯处可见一近 2cm 的溃疡性黏膜下息肉样肿块，有新近出血病灶

影像学检查

胸部及腹部 CT 扫描未发现任何异常（图片未提供）。

病理学检查

使用圈套器获得大片肿瘤组织并送交病理检查。

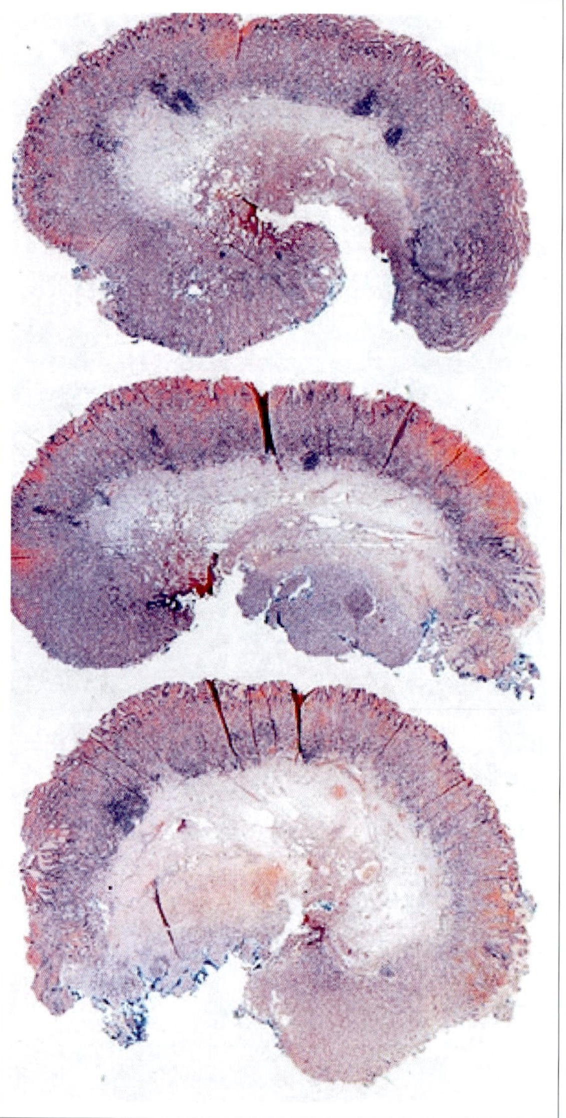

图 25-2 低倍镜下病理切片显示黏膜表面完整（每张切片顶端），不正常组织远离黏膜表面（每张切片底端）

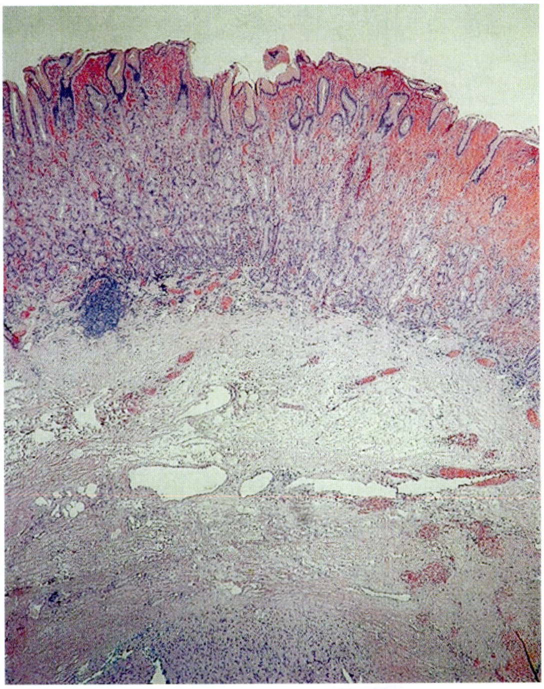

图 25-3　高倍镜提示肿瘤来源于固有肌层（切片底端）

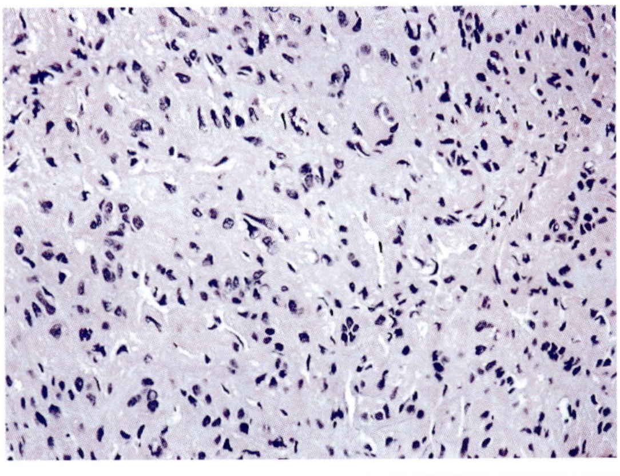

图 25-4　肿瘤组织显示核质比例低，无有丝分裂

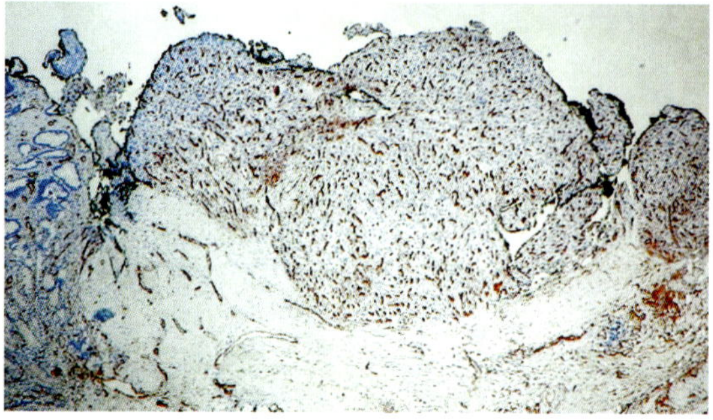

图 25-5　CD34 免疫组化染色提示弱阳性

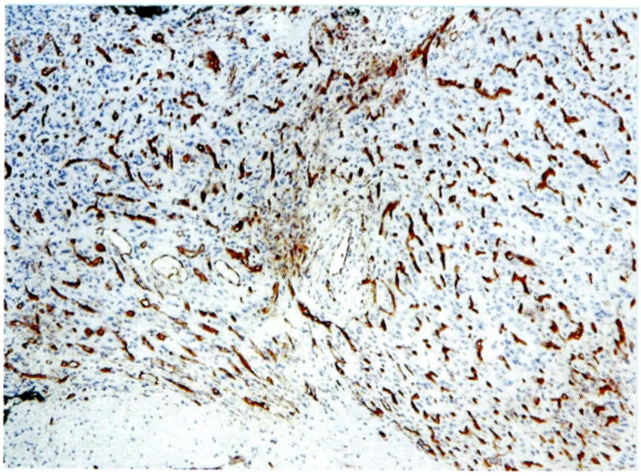

图 25-6　高倍镜视野（之一）

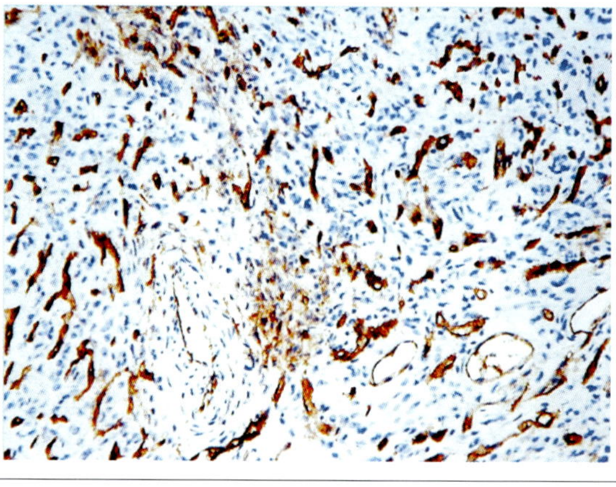

图 25-7　高倍镜视野（之二）

问题

进行下一步之前，思考以下问题：
1. 评估这类肿瘤的恶性潜能的最佳方法是什么？
2. 这个患者的预后怎么样？
3. 可能使该患者获益的治疗方案有哪些？

诊断和讨论

最终诊断： 胃肠道间质瘤（gastrointestinal stromal tumors，GIST）。

1. 胃肠道间质瘤的定义

GIST 是一类特殊的间质肿瘤，可以发生在胃肠道的任何部位，这些肿瘤临床表现多样，从良性、小的、偶然被检测到的结节到呈明显恶性的肿瘤均可以。在早期的文献中，GIST 被认为是来源于平滑肌的肿瘤：平滑肌瘤、细胞性平滑肌瘤、平滑肌母细胞瘤和平滑肌肉瘤。然而，20 世纪 60 年代，电镜观察显示其缺乏典型的平滑肌分化，Mazur 和 Clark 发现，这些肿瘤有施万细胞的免疫组化特点，没有平滑肌细胞的超微结构特点。因此，这些学者采用了中性的称谓“间质肿瘤”。目前，GIST 已被广泛用于描述那些来源于胃肠道的特殊间质细胞肿瘤。定义为发生于胃肠道的，细胞形态为梭形细胞、上皮样细胞或偶有多形间充质细胞的肿瘤，免疫组化检测有 KIT（CD 117，干细胞因子）蛋白的表达。

2. 流行病学

GIST 的发病率为 10~20/一百万，其中，20%~30% 为恶性。GIST 常发生在年龄大于 50 岁的个体，大宗病例研究显示 GIST 最常发生在中位年龄 55~65 岁之间的人群。40 岁以前发生的罕见。GIST 的发生部位中，胃最常见（60%~70%），其次是小肠（20%~30%），结肠和直肠（5%），食管（<5%）。来源于网膜和肠系膜的原发 GIST 也有报道。

3. 临床表现

GIST 可能因为胃镜检查发现黏膜下肿块或偶尔因为放射学检查而被发现，小的 GIST 常在因为其他情况行外科手术时在胃或小肠浆膜发现。少见的有症状的食管 GIST 常表现为吞咽困难，或表现为纵隔肿瘤行外科手术时却发现与食管相连。胃或小肠的 GIST 常表现为不明确的腹痛或急慢性出血（如本例患者）。小的直肠 GIST 常在体格检查时触诊发现。结直肠 GIST 常表现为下消化道出血、结肠穿孔、疼痛或梗阻。少数恶性 GIST 可在体外通过触诊发现。

4. 肿瘤的生物学行为与预后因素

GIST 可以是良性或者恶性的。胃是 GIST 最好发的部位，其良性肿瘤远多于恶性（3~5 : 1），而大多数的食管和结肠 GIST 是恶性的。偶然发现的小 GIST 有良好的预后，这可能与完全外科（治愈性）切除有关。肿瘤核分裂象低的（核分裂数≤5 个/50 高倍镜视野）一般具有良性行为，当然有一定比例的核分裂象不活跃的肿瘤后来发生了转移。核分裂数低并不意味着不是恶性肿瘤。因为核分裂数高和有恶性生物学行为的肿瘤一般都是大肿瘤，核分裂数低、肿瘤小（<5cm）的特征同时具备可能帮助更准确地预测具有良性行为。核分裂数大于5个/50 HPF的GIST通常认为是恶性的，核分裂数>50个/50 HPF认为是高度恶性。这些肿瘤发生腹腔内播散和肝转移的风险高，这也是恶性GIST最常见的两种扩散方式。骨和肺转移非常罕见。

手术是治疗GIST的主要方法。完全切除的患者预后好于不完全切除或不可切除的患者。复发在大肿瘤中是很常见的。分裂指数高的肿瘤5年内的复发率可高达90%。分裂指数低的肿瘤5年复发率约为25%，但15年复发率可以达到75%。这种复发倾向推动了寻找更为有效的辅助治疗方法。

5. 免疫组化诊断GIST

良性GIST平滑肌标志物不染色（结蛋白和肌动蛋白），但是干细胞抗原CD34染色阳性，神经（神经鞘瘤）标志物S100染色常呈阳性。大多数GIST的KIT（CD 117）染色阳性，恶性GIST几乎全部阳性。

6. GIST中P53的表达

在其他肿瘤中，P53蛋白过表达在肿瘤发生和预测患者预后中起着重要作用。当基因组破坏时，正常的P53蛋白能抑制细胞生长周期。大多数P53过表达的恶性肿瘤中，这种调节功能丧失。Al-Bozom进行了一项研究，将15例GIST患者分成三组，评估其P53的表达：

良性：有丝分裂指数小于5个/50 HPF，肿瘤大小小于5 cm

交界性：有丝分裂指数小于5个/50 HPF，肿瘤大小大于5 cm

恶性：有丝分裂指数大于5个/50 HPF，不论肿瘤大小如何

P53表达的细胞数平均百分比在三组中显著不同：良性：10.6%，交界性：33.8%，恶性：71%。

所有的恶性GIST都有显著的P53表达，大部分良性GIST则是阴性。虽然这个研究是小样本的而且随访时间有限，但提示了P53的过表达、有丝分裂指数、肿瘤大小都可以作为评估GIST生物学行为和预后的标准。

7. 对KIT激活可能的治疗干预

GIST是指胃肠道的间充质细胞肿瘤，免疫组化检测表达KIT蛋白（也称为CD117，c-kit原癌基因的产物），KIT蛋白属于酪氨酸激酶家族，在结构上和功能上与巨噬细胞集落刺激因子受体相似，胃肠道KIT表达阳性的正常细胞是Cajal间质细胞和调节肠动力的神经相关性胃肠起搏细胞。正常表达KIT细胞的酪氨酸激酶活性是受其配体（即称作KIT配体、c-kit配体或干细胞因子的一种蛋白）结合所调节的。在GIST中，酪氨酸激酶激活失控，这通常得归因于c-kit基因的激活突变。大多数恶性GIST的c-kit基因激活突变的特点是治疗GIST的潜在靶点。直到目前，不能切除的，转移的或复发的GIST对任何化疗都无应答。现在有一种商品化选择性酪氨酸激酶抑制剂，即STI 571（格列卫，Gleevec™）供应。对于进展期或不能切除的GIST，能产生显著的应答反应。已被FDA批准用于GIST和另外一种酪氨酸激酶激活增加的恶性肿瘤即慢性髓细胞性白血病的治疗。针对GIST发病分子机制的潜在的特殊治疗方案，使得将其与有不同发病分子机制的其他间充质细胞肿瘤鉴别并区分开来显得尤为重要。

经验教训

有关该例患者的主要经验教训是：

1. GIST是消化道最常见的来源于间充质细胞的肿瘤，其定义为KIT（CD 117，干细胞因子受体）表达阳性的间充质梭形细胞或上皮样细胞的肿瘤。

2. 与其他肿瘤一样，GIST中P53蛋白的过表达在肿瘤发生和预测患者预后中都起着重要作用。

3. 对于高有丝分裂指数的肿瘤，5年内肿瘤的复发率可高达90%，应用酪氨酸激酶抑制剂（格列卫，Gleevec™）治疗对于那些不能手术的患者来说可能是个突破。

（孙永刚　译　杨桂元　校）

参　考　文　献

1. Miettinen, M. Gastrointestinal stromal tumors-definition, clinical, histological, immunohistochemical, and molecular genetic features and differential diagnosis. Virchows Arch, 2001, 438：1-12.
2. Palazzo L, Landi B, Cellier C, et al. Endosonographic features predictive of benign and malignant gastrointestinal stromal cell tumours. Gut, 2000, 46：88-92.
3. Soweid, AM. Endosonographic features predictive of benign and malignant gastrointestinal stromal cell tumors. Gastrointestinal Endosc, 2001, 53：836-838.
4. Al-Bozom IA. p53 expression in gastrointestinal stromal tumors. Pathology International, 2001, 51：519-523.
5. Graadt van Roggen JF, van Velthuysen MLF, Hogendoorn PCW. The histopathological differential diagnosis of gastrointestinal stromal tumors. J Clin Pathol, 2001, 54：96-103.
6. Feldman M, Sleisenger M, Scharschmidt BF. Tumors of the stomach. Sleisenger & Fordtran's Gastrointestinal and Liver Disease, 1998, 1：751-753.
7. Joensuu, H, Roberts, PJ, Sarlomo-Rikala, M, et al. Effect of the tyrosine kinase inhibitor STI571 in a patient with a metastatic gastrointestinal stromal tumor. N Engl J Med, 2001, 344：1052.
8. Heinrich MC, Blanke CD, Druker BJ, et al. Inhibition of KIT tyrosine kinase activity：a novel molecular approach to the treatment of KIT-positive malignancies. J Clin Oncol, 2002, 20（6）：1692-1703.
9. Brooks BJ, Bani JC, Fletcher CD, et al. Challenges in oncology. Case 4. Response of metastatic gastrointestinal stromal tumor including CNS involvement to imatinib mesylate（STI-571）. J Clin Oncol, 2002, 20（3）：870-872.

病例 26 一例急性白血病患者的多发性息肉

病 史

特征及主诉：33 岁男性，腹痛。

现病史：患者因流感样症状和疲劳入院，入院后诊断急性髓性白血病，并行诱导化疗，在白细胞计数降至最低点时，感右下腹疼痛，同时伴有发热和黑便，无消化性溃疡病史，呕血史，慢性肝病史，无口服非类固醇类抗炎药物史，过去无类似疾病发作史。

既往史：高血压病史 7 年。

药物史：静脉用抗生素，兰索拉唑缓释胶囊剂，硝苯地平，喹那普利。

个人与社会史：无过度的饮酒、吸烟史，无药物滥用史，无外出旅行，家庭及财政稳定。异性恋，无孩子，是一名大学教师。

家族史：有两个兄弟和一个姐妹，无相关严重疾病家族史。

体格检查

生命体征：BP：148/92mmHg，HR：84 次/分，RR：16/分，T：38.1℃。体重：77.11kg；身高：185.42cm。一般状况：正常。皮肤：正常。四肢：正常。头眼耳鼻喉：正常。肺：正常。心：正常。腹部：腹软，右下腹轻压痛，无脏器肿大，无腹部包块。直肠：黑便。神经系统：正常。

辅助检查

表 26-1 实验室检查

血常规	
Hb（g/dl）	9.3
Hct（%）	27.5

续 表

WBC（$\times 10^9$/L）	0.2
Plt（$\times 10^9$/L）	12
肾功能	
Na（mEq/L）	144
K（mEq/L）	3.9
Cl（mEq/L）	112
HCO_2（mEq/L）	22
Glu（mg/dl）	106
Urea（mg/dl）	22
Creat（mg/dl）	1.1
Ca（mg/dl）	7.9
肝功能	
TProt（g/dl）	6.6
Alb（g/dl）	3.5
TBili（mg/dl）	0.8
DBili（mg/dl）	0.4
AlkP（U/L）	48
ALT（U/L）	36
AST（U/L）	46
LDH	346
凝血	
PT（sec）	15.9

问题

进行下一步之前，思考以下问题：

1. 这例患者腹痛、发热、黑便的鉴别诊断是什么？
2. 你如何进一步评估这个患者？
3. 结合所收集的更多的临床证据，你的主要诊断是什么？

内镜学检查

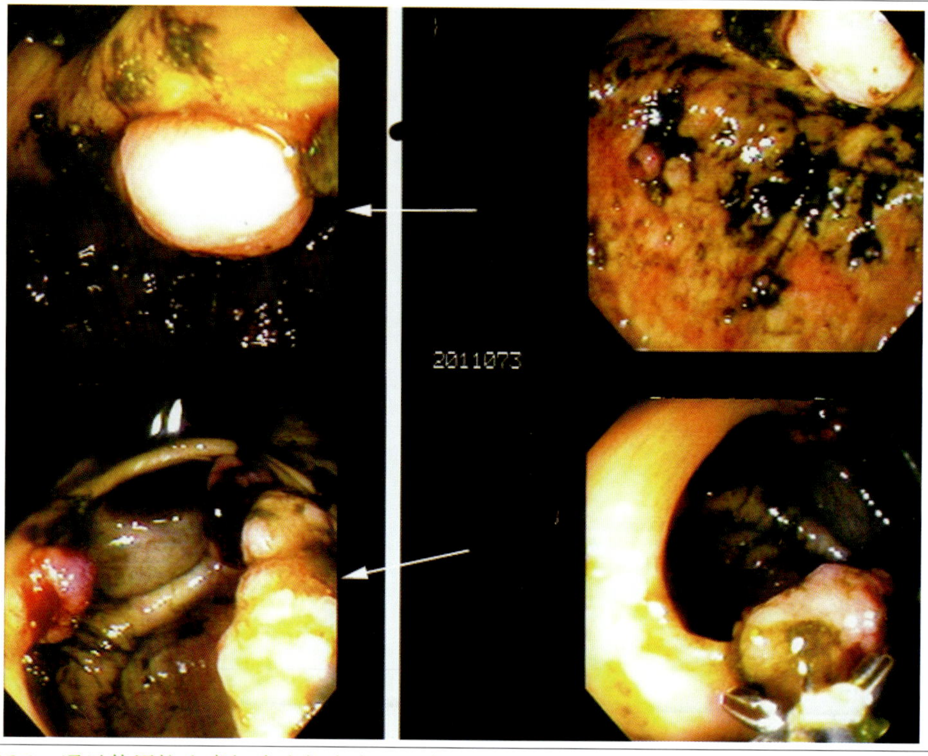

图 26-1　通过使用抗生素解决腹部疼痛和压痛，用粒细胞集落刺激因子提升白细胞数处理两周以后行胃肠镜检查，结肠镜检查提示在左半结肠大约有 10 个息肉（大小在 2~10mm 之间），右半结肠大约有 40 个息肉，最大约 2cm，大约有 5 个

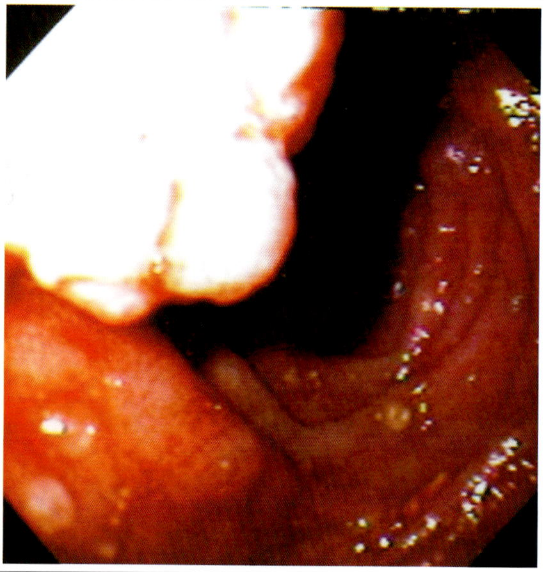

图 26-2　胃镜检查示十二指肠壶腹部有一个 1cm 大小的息肉样肿块

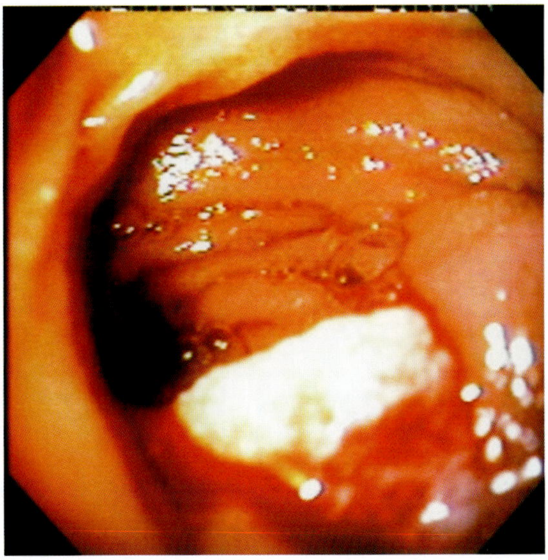

图 26-3　十二指肠远端可见多发无蒂息肉样病变

影像学检查

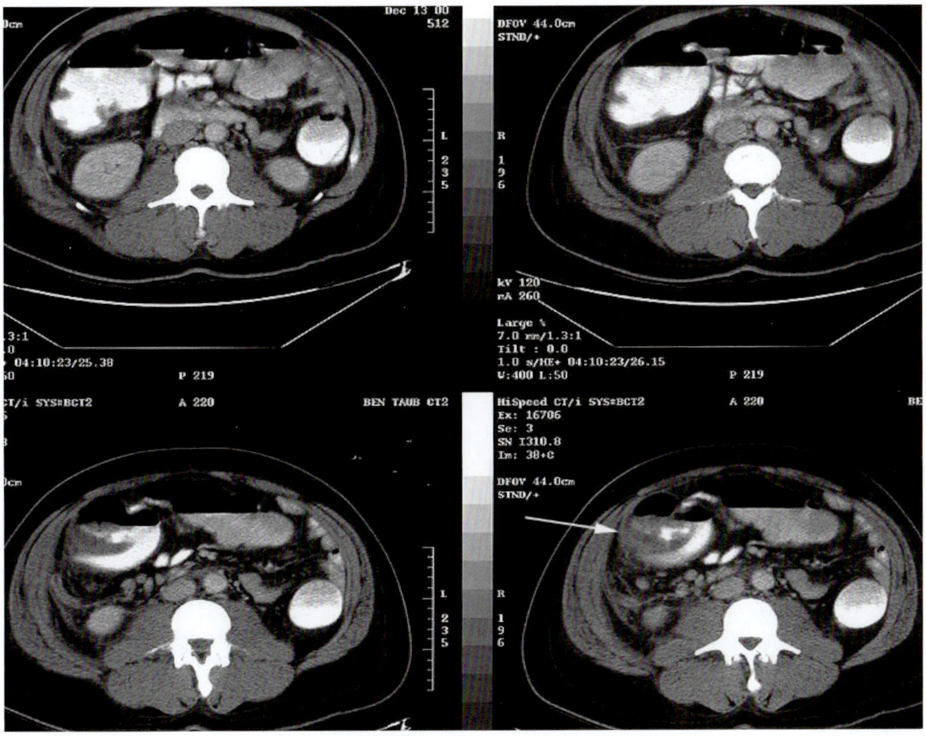

图 26-4　行腹部 CT 检查评估腹痛，示盲肠和回肠末端增厚与不规则

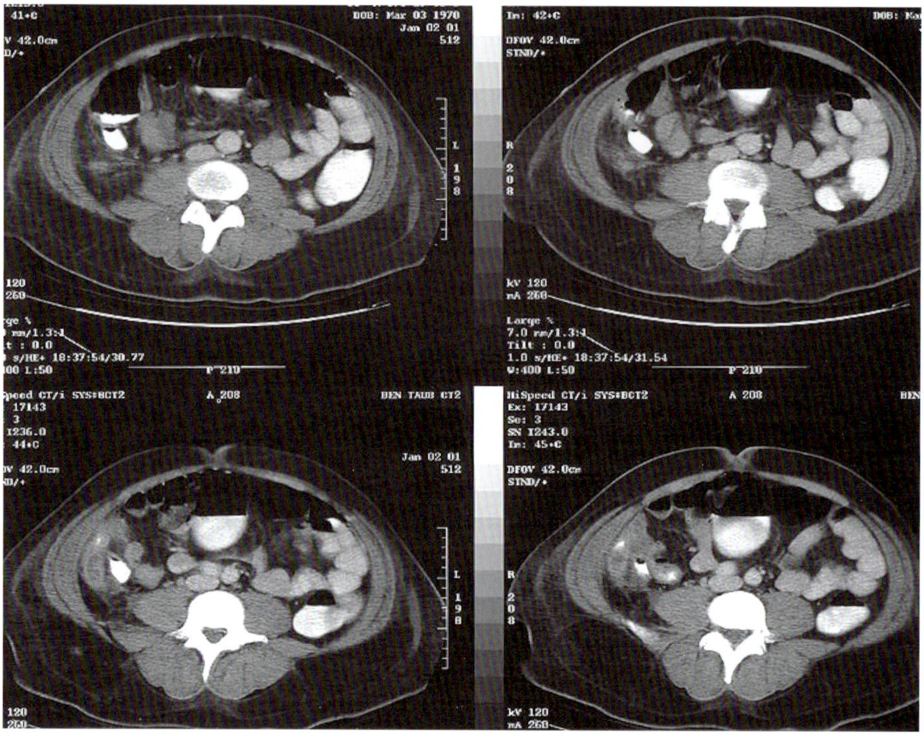

图 26-5　使用抗生素和粒细胞集落刺激因子 3 周以后，复查 CT 检查示回盲部病变好转

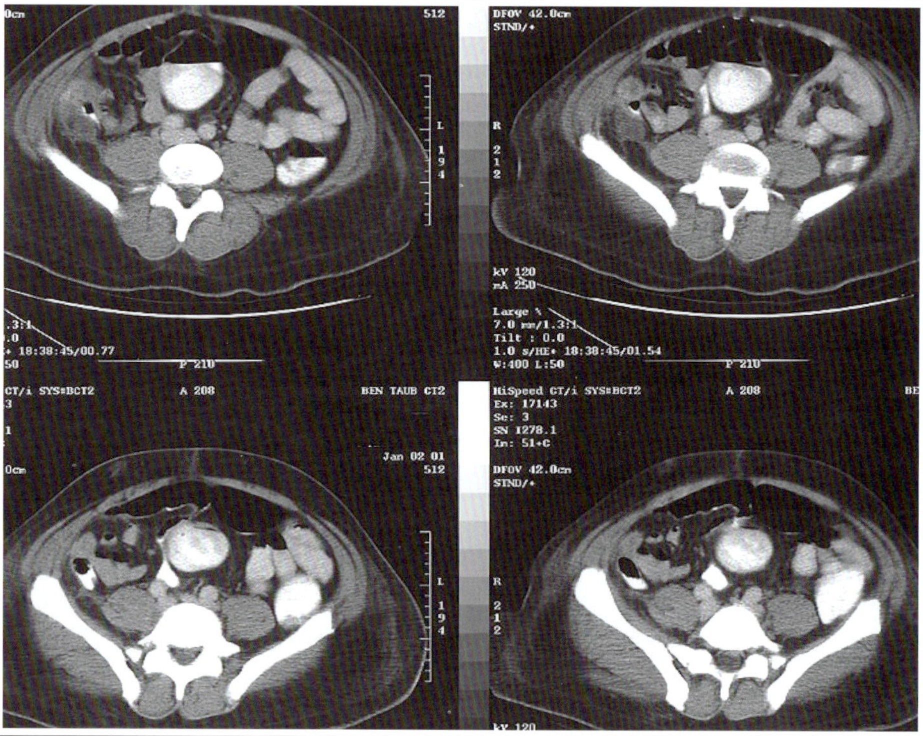

图 26-6　同上

病理学检查

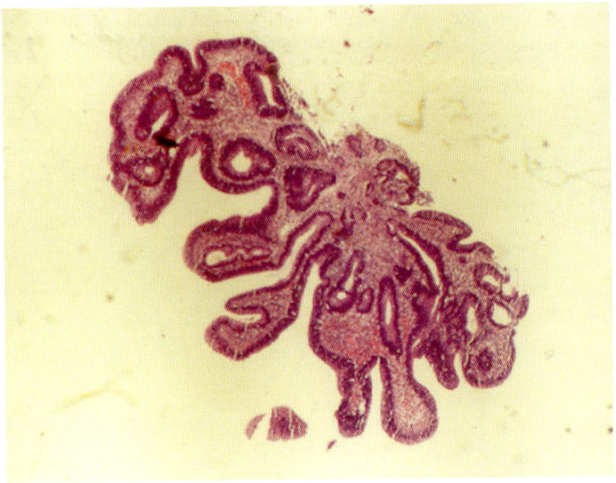

图 26-7　右下腹疼痛治疗后 2 周，行肠镜检查，取息肉活检，提示为典型腺瘤样改变，无重度异型增生或恶性病变

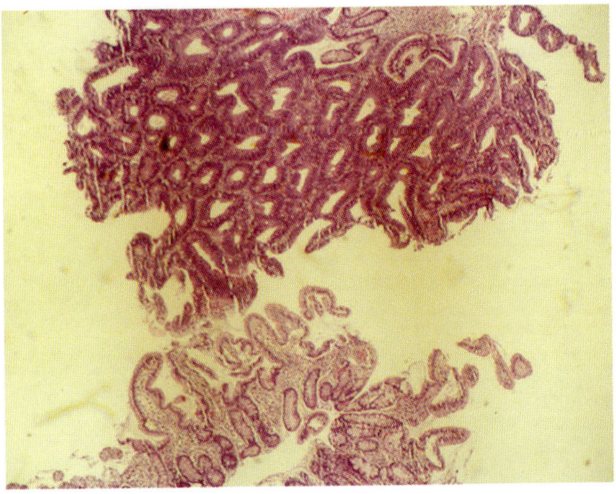

图 26-8　行结肠镜检查同时行胃镜检查，并取两块组织活检，结果提示，可见管状腺瘤特征性的小肠型上皮包括深染、拥挤、拉长的细胞核和提示发育异常的假性分层。外周病灶显示绒毛样结构

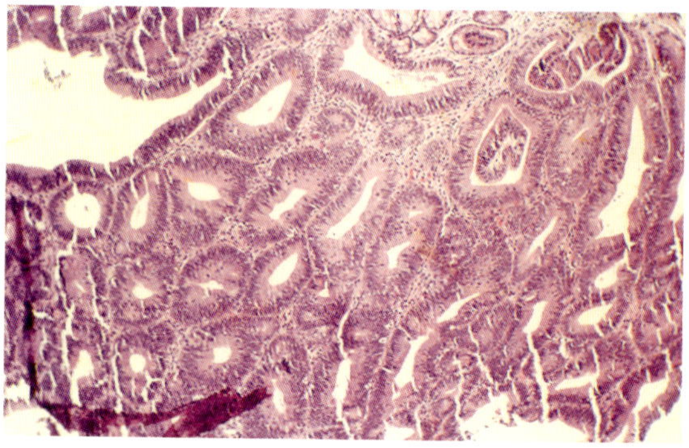

图 26-9　可见绒毛状十二指肠管状腺瘤，但无重度异型增生或癌

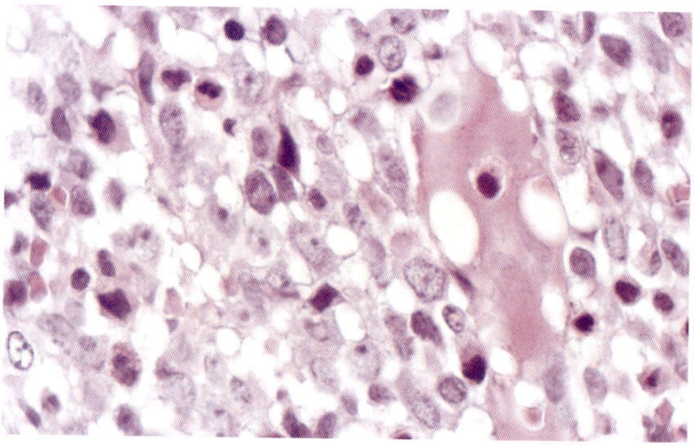

图 26-10　急性髓性白血病，骨髓图

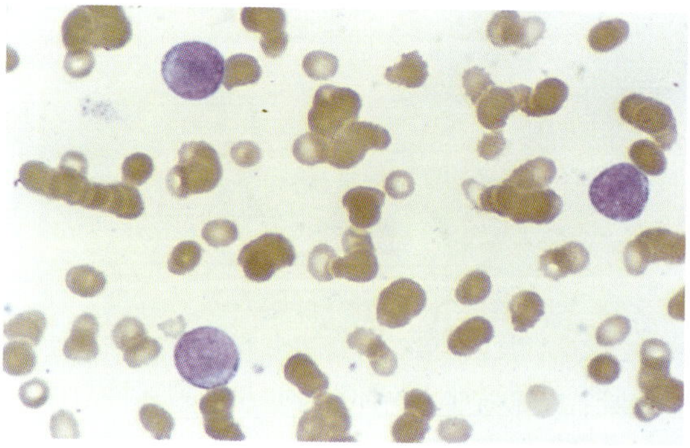

图 26-11　急性髓性白血病，外周血涂片

诊断和讨论

最终诊断：减毒型家族性腺瘤性息肉病（attenuated familial adenomatous polyposis，AFAP）合并急性髓性白血病和可能的急性盲肠炎。

关于此类患者病史的一些特点：

盲肠炎是盲肠的一种坏死性炎症，常发现在针对恶性疾病接受免疫抑制治疗的成年患者。常见的症状包括发热、腹痛、腹胀和急性下消化道出血。Katz 等对 37 例尸检证实为盲肠炎的患者做了一个回顾性研究发现，33 例为急性白血病。在腹部症状出现前 30 天内接受化疗。盲肠炎局限于盲肠，也可累及回肠和（或）升结肠。

对这例患者持续存在的黑便进行检查评估时发现了 60 个结肠腺瘤和多发十二指肠腺瘤。典型的家族性腺瘤性息肉病（familial adenomatous polyposis，FAP）患者有数量超过 100 个的结肠腺瘤，但 AFAP 则息肉较少。在经典的 FAP 病例中，息肉出现在 20~30 岁之间，30 岁以后出现症状。90% 的经典 FAP 患者在 50 岁时确诊。然而，减毒型病例中，息肉和结直肠癌则出现得较晚些。

关于此类患者体格检查的特点：

盲肠炎主要是右下腹压痛，还可能有腹胀和肠鸣音消失，提示动力性肠梗阻。

关于此类患者实验室检查的特点：

本例患者因为急性髓性白血病而给予诱导化疗，由于化疗导致中性粒细胞减少是盲肠炎的重要的易感因素。

影像学检查提示如下：

盲肠炎患者的腹部平片可以显示盲肠或小肠扩张，或有拇纹征，但 CT 扫描是诊断的首选方法，CT 扫描结果包括对称性的盲肠壁增厚和盲肠周围炎。

内镜检查提示如下：

出现严重的中性粒细胞减少时应视为结肠镜检查的相对禁忌证。而且，在严重的盲肠炎中，充气可能会导致盲肠的气压性穿孔。患者的腹痛症状缓解但消化道出血仍然存在，结肠镜检查示右半结肠或盲肠无炎症，盲肠炎已缓解。然而，胃肠镜检查提示多发性腺瘤性息肉。结肠息肉数量小于 100 个，提示 AFAP。FAP 和 AFAP 患者常见结肠外肿瘤，一些家族还有胃底腺息肉、胃腺瘤和十二指肠腺瘤，也可发生壶腹周围癌。所有的 FAP 患者都应定期行消化道内镜检查监测，必要时行息肉切除术或服用非甾体抗炎药抑制腺瘤生长。

病理切片提示下列诊断要点：

结肠和十二指肠息肉为典型的腺瘤，无高度异型增生和癌，这也是患 FAP 的年轻患者所常见的情况。

其他

盲肠炎是一种伴有高死亡率的严重性疾病，死亡归因于肠穿孔和败血症，治疗包括抗生素和抗真菌药物的使用，粒细胞集落刺激因子在治疗中可能起重要的作用。肠穿孔和大量出血时，紧急手术也是必要的。化疗应予推迟，直至完全康复以避免盲肠炎复发。

FAP 的致病基因非常大（有 2844 个碱基对），这也可以解释突变的高频率（图 26-12）。种系突变产生一个终止密码子，导致产生截短的 APC 基因蛋白产物，这个产物不能结合在 β 连环蛋白上，导致其他基因如 cyclin D1 和 c-myc 的上调表达，从而影响细胞生长。一些研究者试图尽力确认这些基因的突变位点与这种综合征表型表达之间的联系。总体上，靠近基因组（图 26-12 中的低密码子数）5 端的突变与息肉数目少，右半结肠息肉及结直肠癌发生迟有关。就是如同本例患者的减毒型 FAP。靠近 β 连环蛋白结合位点的突变导致经典型 FAP，形成大量息肉并早期发生结直肠癌。可以推测，基因的任何部位的突变都会影响 β 连环蛋白结合，但是突变的位点会影响蛋白功能障碍的程度。

FAP 的肠外表现包括骨与软组织肿瘤。与我们这例患者相似，Mortimer 等报道了患有结肠多发性腺瘤性息肉和结肠腺癌的两兄弟也发生急性髓性白血病。这是否该认定为 FAP 的肠外表现尚不明确。对于我们这例患者，染色体 7 缺失是急性髓性白血病发生的原因。急性髓性白血病最常见的突变是染色体 8 的增加或染色体 7 或 5 的部分或全部缺失。这些异常情况能在 7%~12%的患者中观察到，与 AML 的特殊形态学亚型没有关系。然而它们更常见于继发性白血病，预后不佳。这些异常情况是否导致白血病或者是继发于白血病并不明确，但是染色体 5 和 7 上的肿瘤抑制基因能够解释这种关联。

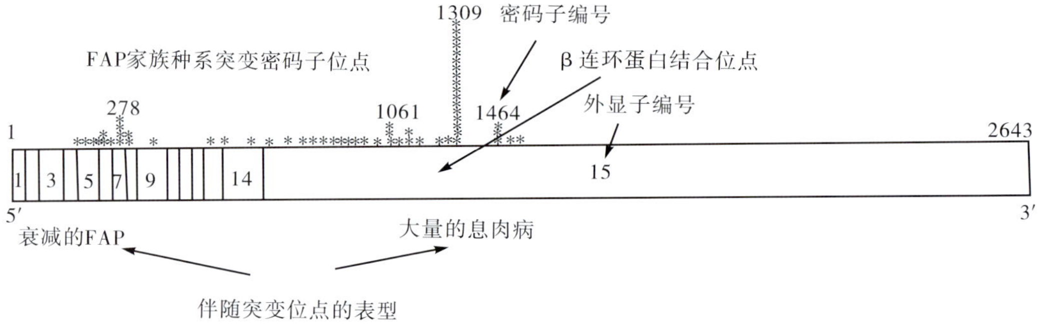

图 26-12 APC 基因图谱

经验教训

有关该例患者的主要经验教训是：

1. 当发生于化疗导致白细胞减少的急性白血病患者时，盲肠炎可以是一种灾难性疾病，平均死亡率在 40%和 50%之间。

2. APC 基因近端突变导致 AFAP。

3. 与经典的 FAP 相比，AFAP 的特点包括息肉少，右侧为主和延迟发展为结直肠癌。

4. 在 FAP 和 AFAP 中，上消化道肿瘤特别是十二指肠腺瘤和癌是个难题。

（孙永刚 译 杨桂元 校）

参考文献

1. Katz JA, Wagner ML, Gresik MV Typhlitis. An 18-year experience and postmortem review. Cancer, 1990, 65 (4): 1041-1047.
2. Feldman M, Scharschmidt B, Sleisenger M. Gastrointestinal and liver disease. W. B. Saunders, 6th edition: (2), 1888.
3. Petersen GM, Slack J, Nakamura Y. Screening guidelines and premorbid diagnosis of familial adenomatous polyposis using linkage. Gastroenterology, 1991, 100 (6): 1658-1664.
4. Lee Goldman, J. Claude Bennett. Ceci Textbook of Medicine. W. B. Saunders. 2000. 953-959.
5. Chung D. C. The genetic basis of colorectal cancer: Insights into critical pathways of tumorigenesis. Gastroenterology, 2000, (119): 854-865.
6. Sloas MM, Flynn PM, Kaste SC. Typhlitis in children with cancer: a 30-year experience. Clin Infect Dis, 1993, 17 (3): 484-490.
7. Yamada T, Alpers D, Laine loren. Textbook of gastroenterology. Lippincott williams & wilkins. Third edition (Vol 2), 1875.
8. Giardiello FM, Brensinger JD, Luce MC. Phenotypic expression of disease in families that have mutations in the 5′ region of the adenomatous polyposis coli gene. Ann Intern Med, 1997, 126 (7): 514-519.
9. Lynch HT, Smyrk TC, Lanspa SJ. Upper gastrointestinal manifestations in families with hereditary flat adenoma syndrome. Cancer, 1993, 71 (9): 2709-2714.
10. Mortimer S, Greenberg MD, Kenneth C. Acute myelocytic leukemia in two brothers with polyposis coli and carcinoma of the colon. Annals of Internal Medicine, 1981, 95: 702-703.

病例 27 胰腺囊性病变的评估

病 史

特征及主诉：41 岁女性，上消化道内镜检查示胃外压性包块。

现病史：患者有胃食管反流病病史，1 周前行内镜检查，发现胃有外压性包块，无腹痛、恶性、呕吐、发热、寒战，无大便习惯的改变和体重减轻，患者要求进一步检查。

既往史：胃食管反流。

药物史：兰索拉唑 30 mg bid。

个人与社会史：无过度的饮酒、吸烟史，无药物滥用史，无外出旅行，家庭及财政稳定。

家族史：无消化道恶性肿瘤及其他恶性肿瘤家族史。

体格检查

生命体征：BP：140/72mmHg，HR：74 次/分，RR：16/分，T：37℃。体重：101.6kg，身高：167.64cm。一般状况：正常。皮肤：正常。四肢：正常。头眼耳鼻喉：正常。肺：正常。心：正常。腹部：腹软，无压痛，无脏器肿大，无腹部包块。直肠：正常。神经系统：正常。

辅助检查

表 27-1 实验室检查

血细胞分析	
Hb（g/dl）	13.5
Hct（%）	45
WBC（$\times 10^9$/L）	7.2
Plt（$\times 10^9$/L）	289
肾功能	

续 表

Na（mEq/L）	139
K（mEq/L）	4. 2
Cl（mEq/L）	98
HCO_2（mEq/L）	25
Glu（mg/dl）	89
Urea（mg/dl）	15
Creat（mg/dl）	0. 3
肝功能	
TProt（g/dl）	7. 4
Alb（g/dl）	4. 1
TBili（mg/dl）	0. 8
AlkP（U/L）	69
ALT（U/L）	13
AST（U/L）	15
Amy（U/L）	34
Lip（U/L）	45
囊液淀粉酶	101088
囊液 CEA	23. 5
囊液 CA19-9	2. 2

内镜学检查

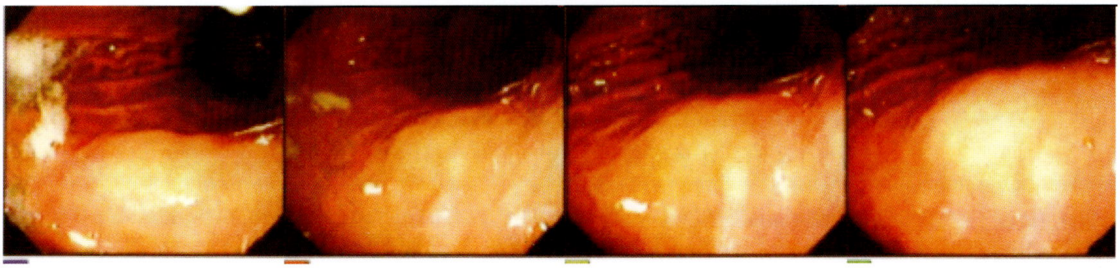

图 27-1 上消化道内镜检查示食管、十二指肠正常。胃体部有一凸起变形，内镜检查提示为外压性包块

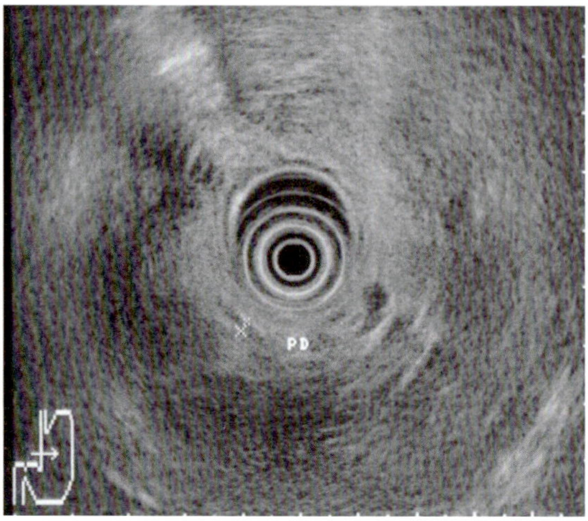

图 27-2　CT 扫描后，行径向 EUS 检查，显示正常的胰腺体部和胰管

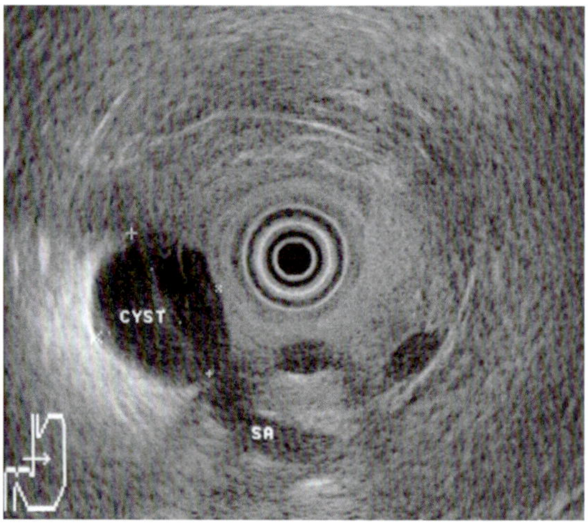

图 27-3　在胰腺的头部和体部之间，在脾动脉水平处有一个胰腺囊肿，囊肿光滑，囊壁薄，结构简单

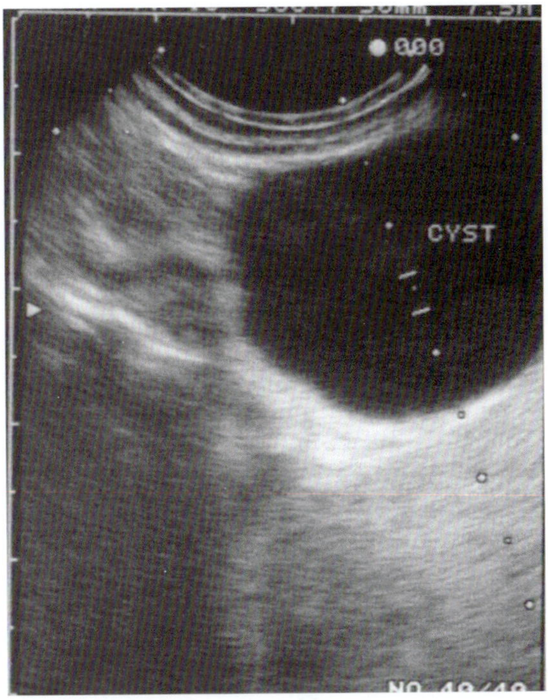

图 27-4　线阵型扫描范围很容易定位到囊肿，也常用于病变处细针抽吸定位，此例已做该项检查

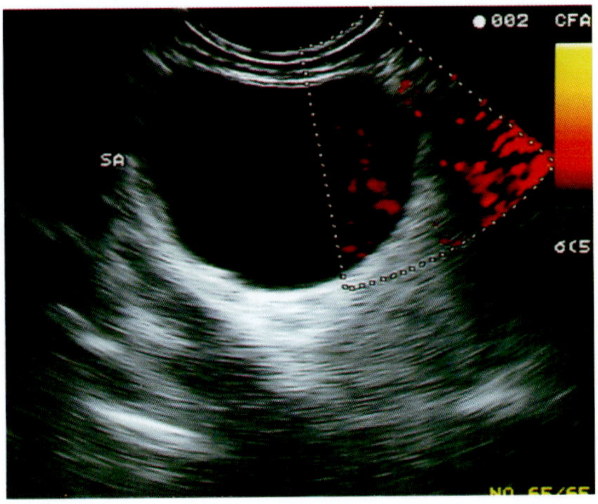

图 27-5　线阵型超声多普勒显示囊肿没有血流

影像学检查

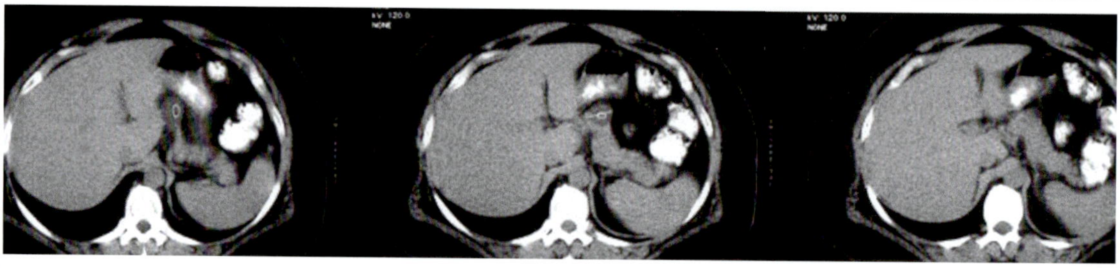

图 27-6　腹部 CT 显示：胰腺体部上缘有 3cm 低密度囊性结构

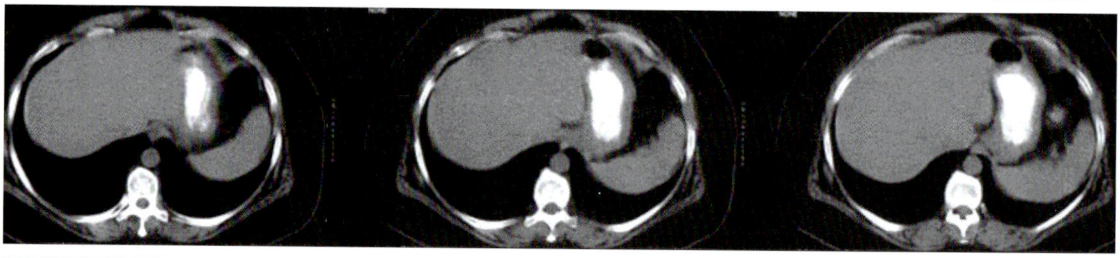

图 27-7　胰腺病灶上方正常截面

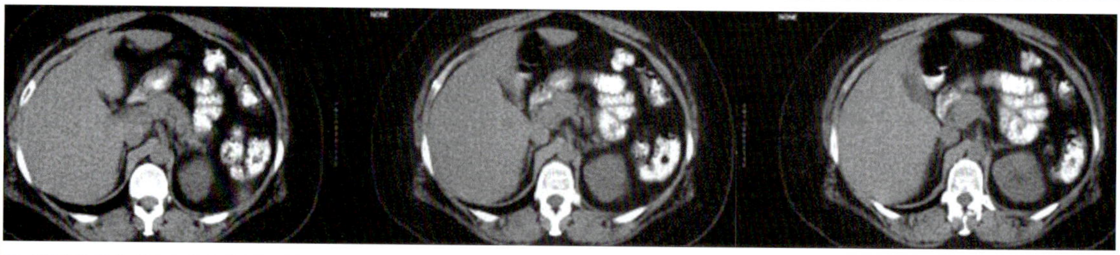

图 27-8　胰腺病灶下方正常截面

病理学检查

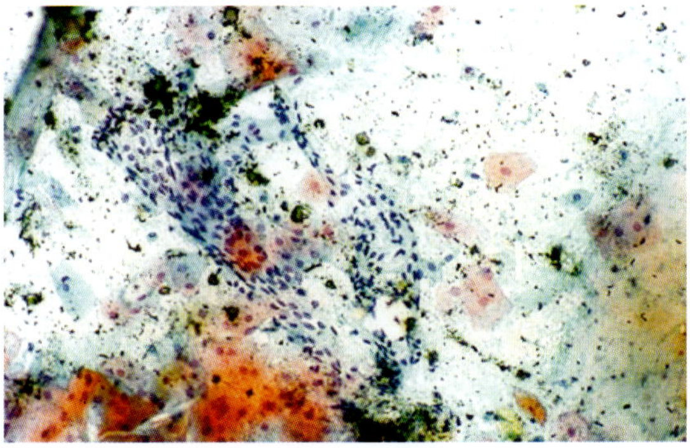

图 27-9 囊液流式细胞学检查显示粉红色的上皮细胞（可能是取材时混入）和蓝色的胰腺导管细胞。囊液不是多细胞性的，提示并非来源于肿瘤

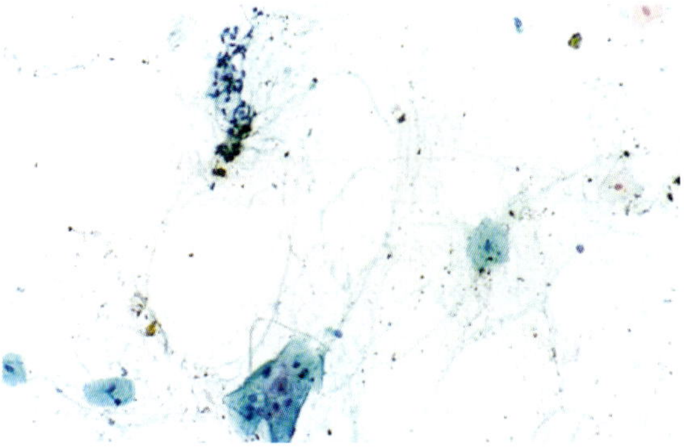

图 27-10 上述提到的两种类型的细胞

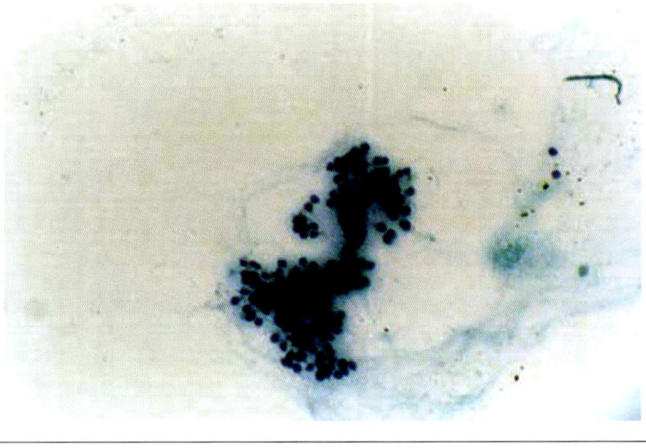

图 27-11 胰腺导管细胞的低倍镜观察。无恶性或异型增生的细胞

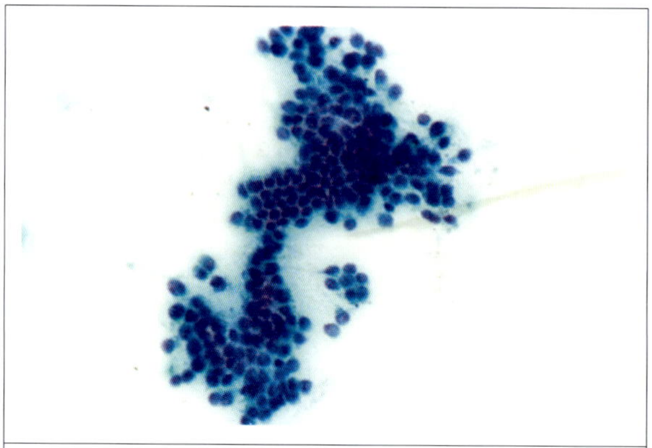

图 27-12 胰腺导管细胞的高倍镜观察。无恶性或异型增生的细胞

诊断和讨论

最终诊断：胰腺囊性病变。

1. 什么是胰腺囊性病变？

临床上，区别肿瘤性囊肿和非肿瘤性囊肿非常重要，胰腺囊性肿瘤中，10%～13%为胰腺囊肿，1%为胰腺癌，然而，超过40%的囊性肿瘤最初被误诊为假性囊肿。

Warshaw 等描述了67例患者胰腺的囊性肿瘤的组织学，包括黏液性囊腺癌、黏液性囊腺瘤以及它们的变异体，包括乳头状囊性瘤、黏液性胰管扩张，这些都需要外科切除，因为它们都是恶性或有高度恶性潜能的，浆液性囊腺瘤通常认为不会有恶性转化的风险。囊性病变的鉴定相对容易，但特殊肿瘤类型的鉴定比较困难，一些临床特征如患者性别（女性常见黏液性瘤、男性常见乳头状瘤和黏液性胰管扩张），囊肿大小，位于胰腺的部位，有无腹痛都不能区别组织类型，彻底的评估囊性病变需要整合诸如影像学、生物化学和细胞学等临床特点。

表 27-2 胰腺囊性病变的一些临床特征

类型	频率（占所有囊性病的%）	有助诊断的合并表现
非肿瘤性	80%	
假性囊肿	70%～90%	病史或影像检查提示胰腺炎
真性囊肿	少见	其他器官的囊肿
肿瘤性	15%	
黏液性囊性瘤		中年女性，边缘钙化

续　表

类型	频率（占所有囊性病的%）	有助诊断的合并表现
浆液性囊腺瘤		中年女性，中央辐射钙化
乳头状囊性瘤	少见	年轻女性；巨大团块
导管内乳头状黏液性瘤	逐渐增加	症状提示胰腺炎；胰腺导管弥漫扩张伴充盈缺损；壶腹部有黏液溢出
其他	5%	

2. EUS 在评估和处理胰腺囊性病变中的作用是什么？

腹部超声，CT 和 MRI 都能区分大于 3cm 的囊性肿瘤和假性囊肿，然而对于区别直径小于 2cm 的囊性病变仍无报道。EUS 对于胰腺囊性肿块回声结构的成像非常有用，能够预测囊性肿瘤的概率。Koito 等回顾性分析了 52 例切除的标本，通过比较 EUS 诊断结果和组织学结果，评估 EUS 对单发胰腺囊性肿瘤的诊断准确率。在这项研究中，标本切面被分成 6 种模式。所有非肿瘤性囊肿均为薄间隔型和单纯型；所有肿瘤性囊肿均属于厚壁型，肿瘤突出型，厚间隔型，或微囊型。表明 EUS 能够准确描述胰腺囊性肿瘤的内部结构。总之，边界清晰，单纯性，单房或内含薄间隔的囊肿更可能起源于非肿瘤性病变过程；而有厚壁，厚间隔，微囊性改变或突出囊腔的实质性病变则更可能起源于囊性胰腺肿瘤。依据这个原则，我们这例患者为非肿瘤性囊肿，属于单纯型或薄间隔型。

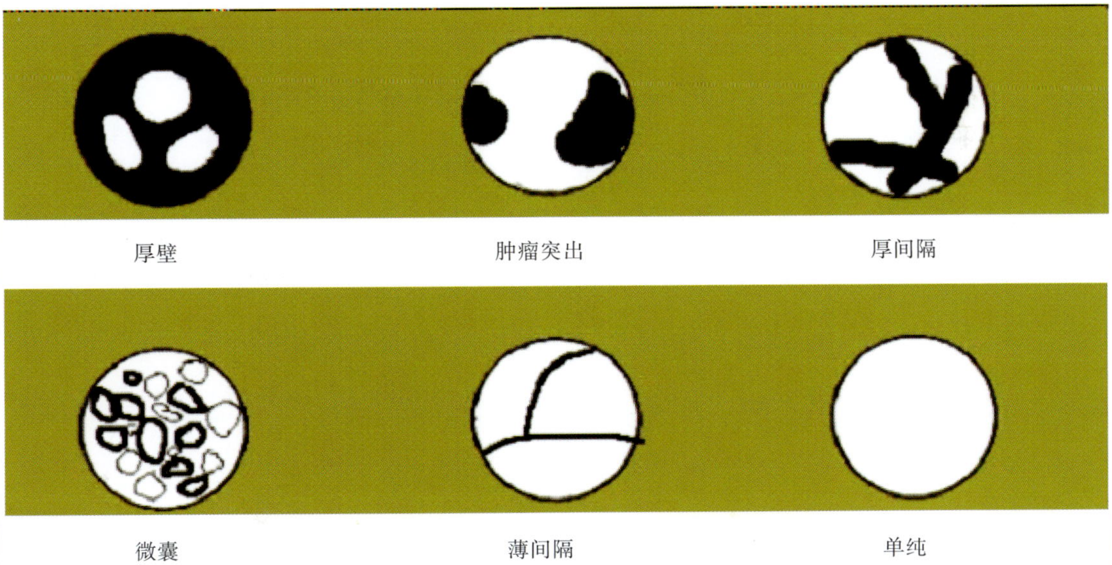

图 27-13　胰腺囊性病变 EUS 下分型

3. 囊液分析对于评估和处理胰腺囊性病变的作用如何？

Hammel 等进行了一项研究，目的是评价通过 CT 引导下细针抽吸获取的囊液，术前进行生化检查和肿瘤标志物分析的可靠性。囊液进行了淀粉酶（正常值上限 70 U/ml），脂肪酶（正常值上限 100 U/ml），还有肿瘤标志物包括 CEA（正常值上限 5ng/ml）和 CA19-9（正常值上限 37 U/ml）的检测，囊性肿瘤已通过外科手术切除标本分析明确了诊断（7 例浆液性囊腺瘤和 12 例黏液性肿瘤）。CA 19-9 高水平表达（>50000 U/ml）高度提示黏液性肿瘤（75% 敏感度 和 90%特异度），CEA 低水平表达（<5 ng/ml）高度提示浆液性囊腺瘤（100%敏感度和 86%特异度），淀粉酶的高水平表达（>5000 U/ml）高度提示假性囊肿（94% 敏感度和 74%特异度）。根据这些标准，我们这例患者（淀粉酶>100000U/ml；CEA 2. 2ng/ml；CA 19-9 23U/ml）非常类似假性囊肿或浆液性肿瘤。浆液性肿瘤通过 EUS 不太容易确定，这个患者将在 6 个月后复查 CT 扫描检查。总之，这个检查如不能排除黏液性囊性肿瘤或它的变种的可能，那就得行外科手术治疗了。

表 27-3 胰腺囊性病变的超声内镜，细胞学，生物化学特性

类型	超声内镜	细胞学	生物化学		
			淀粉酶 >5，000U/ml	CA 19-9 >50，000U/ml	CEA<5ng/ml
非肿瘤性					
假性囊肿	单纯型或薄间隔型		有	无	
真性囊肿					
肿瘤性					
黏液性囊性瘤	厚壁、厚间隔，肿瘤凸出型	黏稠，黏液，混浊液体；多细胞；可变有丝分裂象的柱状细胞	无	有	有
浆液性囊腺瘤	微囊型	清亮、稀薄液体；多细胞；无有丝分裂象的立方形细胞	无	无	有
乳头状囊性瘤	厚壁，厚间隔，肿瘤突出型	多细胞；低有丝分裂活性的乳头状	无	有	无
导管内乳头状黏液性瘤	厚壁，厚间隔，肿瘤突出型	多细胞；低有丝分裂活性的乳头状	无	有	无
其他					

经验教训

有关该例患者的主要经验教训是：

1. 区别肿瘤性囊肿和非肿瘤性囊肿非常重要，胰腺黏液性囊性肿瘤包括囊腺瘤、囊腺癌、乳头状囊性肿瘤和黏液性胰管扩张，它们有很高的恶性潜能，应该要外科切除，浆液性囊腺瘤恶性潜能低，常见如潴留囊肿和假性囊肿。

2. EUS 检查对于胰腺囊性病变患者的评估和处理是非常有用的，EUS 对于胰腺囊性肿

块回声结构的成像非常有用，能够预测囊性肿瘤的概率。

3. 囊肿定义为界限清楚，单纯，单房或有薄间隔，起源于非肿瘤性过程；而有厚壁，厚间隔，微囊性改变或实质性病变突出的则更可能起源于囊性胰腺肿瘤。

4. 联合临床表现，影像学，超声内镜检查数据，囊液的淀粉酶，CEA 和 CA 19-9 的检测，能为胰腺囊性病变的性质提供一个准确的诊断。

（孙永刚　译　杨桂元　校）

参 考 文 献

1. Warshaw, et al. Cystic tumors of the pancreas. New clinical, radiologic, and pathologic observation in 67 patients. Ann Surg, 1990, 211 : 432-443.
2. Koito, et al. Solitary cystic tumor of the pancreas: EUS-pathologic correlation. Gastrointest Endoscopy, 1997, 45 : 268-276.
3. Hammel, et al. Preoperative cyst fluid analysis is useful for the differential diagnosis of cystic lesions of the pancreas. Gastroenterol, 1995, 108 : 1230-1235.
4. Mallery, et al. EUS-guided FNA with cyst fluid analysis in pancreatic cystic lesions. Gastrointest Endoscopy, 1998, 47 : AB149.
5. Bhutani MS. Endoscopic Ultrasound in pancreatic diseases. Indications, limitations, and the Future. Gastroentero Clinics, 1999, 28 : 747-770.
6. Tenner, et al. Evaluation of pancreatic disease by endoscopic ultrasonography. Am J Gastro 1997, 92 : 18-28.
7. Le Borgne, et al. Cystadenomas and cyst adenocarcinomas of the pancreas-A multiinstitutional retrospective study of 398 cases. Ann Surg, 1999, 230 : 152.

病例 28 急性重型肝炎

病 史

特征及主诉： 44 岁，女性患者，右上腹疼痛、黄疸 3 周。

现病史： 1 年前患者出现口干，但是没有其他症状。入院前 6 周曾到一个草药医生那里就诊，对方给了她一些草药治疗，包括干燥的肝脏、德克萨斯灵药、薄荷叶和仙人掌（译者注：均为偏方性质，非正规治疗药物）。这些药物使其症状加重，几天后她就停止服用这些药物。接下来的几周开始出现乏力和食欲缺乏，接着又出现了黄疸、右上腹疼痛、尿色加深和陶土便。直到此时，她才去看了一位内科医生，医生给了她一些药物治疗。后来，那个医生还告知其肝炎指标是阴性的。

既往史： 有两次剖宫产手术史，4 月前行选择性流产，无输血史。

药物史： 雷尼替丁、埃索美拉唑、异丙嗪、克霉唑、罗非昔布。

个人与社会史： 无吸烟、饮酒嗜好，无药物滥用史，最近 10 年没有外出旅游，家庭关系和财产状况稳定。

家族史： 无相关的重大疾病家族史。

体格检查

生命体征： BP：99/66mmHg，HR：70 次/分，RR：16 次/分，T：37.1℃。体重：54.43kg；身高：160cm；BMI：21.3。一般状况：正常。皮肤：黄疸，胸部可见一个血管瘤。四肢：疑似掌红斑（图 28-1）。头眼耳鼻喉：巩膜黄染。肺：正常。心：正常。腹部：腹部软，右上腹肋下可触及肝脏 3cm，无脾大，未触及肿块。直肠：正常。神经系统：正常。

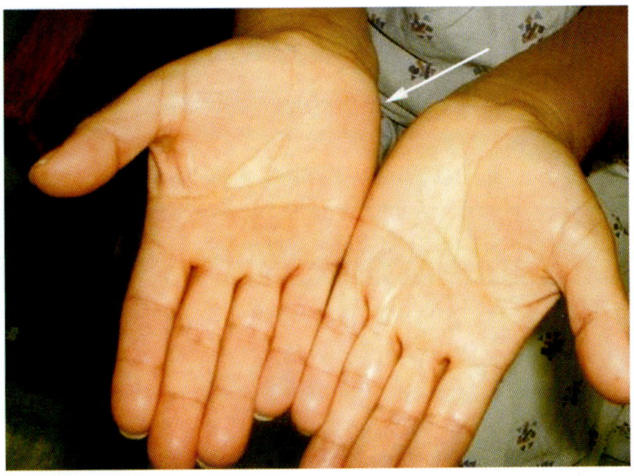

图 28-1　疑似掌红斑

辅助检查

表 28-1　血细胞分析、肾功能

血细胞分析	入院时
Hb（g/dl）	12.6
Hct（%）	40.2
WBC（$\times10^9$/L）	6.2
Pmn	65
Lymph	26
Mono	6
Eos	3
Plt（$\times10^9$/L）	170
肾功能	
Na（mEq/L）	134
K（mEq/L）	3.1
Cl（mEq/L）	104
HCO_2（mEq/L）	24
Glu（mg/dl）	73
Urea（mg/dl）	6

续 表

Creat (mg/dl)	0.8
Ca (mg/dl)	7.6

表 28-2 肝功能、凝血

肝功能	入院时	12 天后	6 周后
TProt (g/dl)	7.9	7.0	7.1
Alb (g/dl)	2.5	2.0	3.1
TBili (mg/dl)	24.7	21	5.5
Dbili (mg/dl)	13.7	14	3.2
AlkP (U/L)	128	180	110
ALT (U/L)	2262	234	58
AST (U/L)	3017	620	48
Amy (U/L)	57		
Lip (U/L)	24		
凝血			
PT (sec)	18.2	16.2	14.2
PTT (sec)	52.7	42.3	32

表 28-3 病毒指标

病毒指标	入院时
HAV IgM	阴性
HAV IgG	阴性
HBsAg	阴性
HBsAb	阴性
HBcAb	阴性
HCV Ab	阴性

表 28-4 其他实验室检查指标

其他	2 天后
Iron (mic. g/dl)	176
TIBC (mic. g/dl)	192

续 表

其他	2 天后
%Sat	92
铁蛋白（mic. g/L）	2477
ANA	640
AMA	阴性
ASMA	1∶160
IgG 定量	3070
α1 抗胰蛋白酶	127
血浆铜蓝蛋白	28. 7

问题

进行下一步之前，思考以下问题：

1. 该患者显而易见的急性肝炎的鉴别诊断有哪些？你的诊断是什么？
2. 这种疾病的诊断标准是什么？
3. 这些特性影响她对治疗的反应吗？
   a. 急性表现或慢性表现
   b. 非常高的转氨酶、胆红素和凝血酶原时间
   c. 鉴于有蜘蛛痣，在慢性肝病基础上可能存在肝硬化

影像学检查

这个患者的肝脏超声学检查是正常的。

诊断和讨论

最终诊断：自身免疫性肝炎（autoimmune hepatitis，AIH）。

1. 该患者的鉴别诊断是什么？

该患者表现为急性肝炎：黄疸、右上腹疼痛、转氨酶明显升高。超声检查排除了梗阻、肿物和浸润性疾病（虽然基于转氨酶升高和碱性磷酸酶轻度升高因而都没有怀疑）。病毒性肝炎，包括甲、乙、丙型肝炎，可合并感染或二重感染丁型病毒性肝炎在该例患者都是有可能的。但是，她几乎没有相关危险因素。病毒血清阴性排除了急性和慢性肝炎。药物或毒素引起的肝炎是另一个值得考虑的因素。患者曾经服用了一些草药，这些可能起到了重要作用。大量的药物具有肝毒性作用。常见的一些副反应可在使用异烟肼、丙戊酸钠、苯妥英、抗生素、他汀类药物、NSAIDs 和唑类抗真菌药时发生。对乙酰氨基酚对肝脏的直接作用呈剂量依赖性，当短时间内口服超过 12g 时会出现这种情况（如果饮酒的话量更少）。

其他可以引起肝毒性的物质包括四氯化碳、三氯乙烯和毒蕈中毒。其他需要考虑的因素包括静脉闭塞性疾病、急性重度肝充血和急性缺血性损伤。病史、体格检查和超声检查可以排除这些诊断。剩下最后一个导致急性肝炎的重要病因，急性 AIH。

该患者也有一些特点提示慢性肝炎急性加剧的可能。她有掌红斑和低蛋白血症（和一个可疑的血管瘤）。因此，慢性肝炎的病因也是鉴别诊断的一部分。像一些遗传因素引起的慢性肝病，如肝豆状核变性、遗传性血色素沉着症和 α-1-抗胰蛋白酶缺乏等一样，AIH 也可以呈急性表现。明显升高的转氨酶不支持酒精性肝病的诊断。原发性胆汁性肝硬化和原发性硬化性胆管炎不表现为急性重症肝炎，在慢性期碱性磷酸酶明显升高。该患者的一些临床和实验室结果提示我们最后的诊断是 AIH。

2. AIH 的定义和诊断标准是什么？

AIH 是一种没有明确病因的慢性肝炎。AIH 与高免疫球蛋白血症和肝脏相关的自身抗体有关。连同这些特点，诊断还包括排除其他急性和慢性肝脏疾病，如病毒性肝炎、酒精性肝病、遗传性肝脏疾病、药物和毒素引起的肝脏疾病和胆道病变。国际 AIH 小组（IAIHG）已开发出了一个评分系统，以帮助诊断 AIH（表 28-5）。

表 28-5 AIH 的国际诊断标准

指标	分数
性别	
女性	+2
男性	0
血清生化指标	
碱性磷酸酶与转氨酶比值	
>3.0	−2
1.5~3.0	0
<1.5	+2
血清总蛋白或 IgG（正常的倍数）	
>2.0	+3
1.5~2.0	+2
1.0~1.5	+1
<1.0	0
自身抗体	
成人	
ANA、ASMA 或肝肾微粒抗体（LKM-1）	
>1∶80	+3
1∶8	+2

续 表

指标	分数
1∶40	+1
<1∶40	0
AMA	
阳性	−4
阴性	0
肝炎病毒标志物	
阴性	+3
阳性	−8
其他病原学因素	
药物史	
是	−4
否	0
酒精（平均量）	
<25 g/天	+2
>30 g/天	−2
遗传因素：HLA DR3 或 DRA	+1
其他自身免疫性疾病	+2
对治疗的反应	
完全	+2
复发	+3
肝脏组织学检查	
界面型肝炎	+3
明显淋巴细胞浸润	+1
肝细胞玫瑰花样结	+1
以上都没有	−5
胆管病变	−3
其他改变	−3

确诊 AIH：治疗前评分>15；治疗后<17。可能 AIH：治疗前（10~15）；治疗后（12~17）。

3. AIH 的临床和实验室检查的特点有哪些？

像其他自身免疫性疾病一样，AIH 主要发生在女性（占 90%）。最常见的症状包括疲劳、黄疸和腹部疼痛。最常见的体征是肝大和黄疸（表 28-6）。

表 28-6 AIH 的临床表现

临床表现	频率（%）
症状	
乏力	85
黄疸	77
上腹部不适	48
瘙痒	36
食欲缺乏	30
多发肌痛	30
腹泻	28
体格检查	
肝大	78
黄疸	69
脾大	32
蜘蛛痣	58
腹水	20
肝性脑病	14
并发免疫性疾病	48
实验室特征	
AST 升高	100
高丙种球蛋白血症	92
IgG 升高	91
高胆红素血症	83
碱性磷酸酶>2 倍正常值	33
免疫血清标志物	
ASMA、ANA 或抗-LKM1	100

10%~50%的患者有其他自身免疫性疾病的表现，包括甲状腺疾病、溃疡性结肠炎和滑膜炎。大多数的患者表现为慢性肝炎，但是多达 25%的病例有急性期表现。有极少一部分可表现为急性暴发性肝炎。当然，一般认为大多数的急性 AIH 实际上表现为慢性亚临床疾病的急性加剧。一些患者急性期表现为低白蛋白血症、蜘蛛痣或肝硬化。我们的患者也可能有这种情况。一些异常的实验室检查包括 IgG 水平大于正常的 1.5 倍，ANA 滴度为 1∶80 或更高，平滑肌抗体（SMA）升高，肝/肾微粒 1 型（抗-LKM1）抗体升高和可溶性肝抗原抗体（抗-SLA）升高。

根据患者临床和生物化学的差别可以将 AIH 分为三个亚组。1 型 AIH，是最常见的分型（80%），其特征是双峰年龄分布（10~20 岁和 45~70 岁），ANA、SMA 阳性。2 型的特征是影响更年轻的患者（2~14岁），病情更严重和抗-LKM1阳性。3型是一种少见的类型，临床表现与1型相似，但是实验室检查抗-SLA阳性。

4. AIH的发病机制是什么？

具体的发病机制不清楚。某些触发因素已经被提出，包括甲、乙、丙型肝炎以及某些药物如米诺环素、呋喃妥因。其他因素包括Ⅱ类MHC分子的自身抗原呈递、细胞因子失调和细胞凋亡异常。

5. AIH的自然病程如何？治疗是如何影响AIH自然病程的？

未经治疗的AIH患者的预后与发病时肝功能异常的程度有关。炎症越重，预后越差。AST升高10倍或者AST升高5倍加上γ-球蛋白升高2倍者，3年死亡率为50%，10年死亡率为90%。合并门静脉周围肝炎的患者有17%在5年内进展为肝硬化。如果患者出现桥接坏死或者小叶坏死，5年内82%进展为肝硬化。

皮质类固醇治疗对AIH的预后有着显著的影响。Soloway等在1972年评估了预后较差的AIH患者（AST升高10倍或者AST升高5倍加上γ-球蛋白升高2倍、中到重度的碎片状坏死）对治疗的反应。有四种治疗方案：高剂量泼尼松龙、泼尼松和硫唑嘌呤联用、硫唑嘌呤和安慰剂。将治疗失败定义为发生脑病或腹水增加伴胆红素升高两倍超过12mg/ml。结果60%的安慰剂组病例发生治疗失败，而高剂量泼尼松组或联合用药组只有约10%发生。在最初6个月死亡的13例患者中，12例为单用硫唑嘌呤或安慰剂组。3年后，大约80%的高剂量泼尼松组和联合用药组获得临床和生化缓解，安慰剂组和单用硫唑嘌呤组只有20%。现今的治疗方案即是以此试验为基础的。

Nikias等评估了急性表现期的AIH的预后因素。他们比较了12个有急性期表现且病程小于3个月的患者与14个病程为12~24月的患者的预后。初期各组患者的临床表现和实验室检查相似。组织学上，研究初期急性期组患者中到重度小叶性肝炎的比例较高（75% *vs* 29%），但是没有统计学意义。两组治疗结果基本上是一致的，说明急性表现并不意味着对治疗反应差。

在另一个研究中，Roberts等评估了诊断时合并肝硬化是否影响Ⅰ型AIH的预后。平均随访10年。发病时128个患者中有37人合并有肝硬化。两组患者在诊断时临床表现和生化特征相似。对治疗具有相似的反应。在研究开始时没有肝硬化的患者最后有40%进展为肝硬化。在这组患者中，凝血酶原时间大于12.5秒，白蛋白低于3.2g/dl，多小叶或桥接坏死是进展为肝硬化的预示因子。除外肝硬化的进展，两组的生存曲线与年龄、性别配对的大样本人群相比并无明显差别。肝硬化组生存曲线与非肝硬化组相比无差别。这些数据说明肝硬化的存在不应该阻止AIH合并肝硬化患者的治疗，其治疗后10年生存率大约为90%。

经验教训

有关该例患者的主要经验教训是：

1. AIH是以高免疫球蛋白血症和肝脏相关抗体为特征的慢性肝炎。
2. 虽然AIH一般表现为慢性肝炎，但表现为急性肝炎的病例也应考虑该诊断。
3. 泼尼松或泼尼松、硫唑嘌呤联合治疗显著改善AIH的预后。与年龄、性别配对的对照组相比，大多数Ⅰ型 AIH 患者即使合并有急性重症肝炎和中度的肝硬化，也有良好的治疗反应和正常的预期寿命。

（刘其龙 译 杨桂元 校）

参考文献

1. Czaja AJ. Natural history, clinical features, and treatment of autoimmune hepatitis. Semin Liver Dis, 1984, 4：1-12.
2. Czaja AJ. Understanding the pathogenesis of autoimmune hepatitis. Am J Gastroenterol, 2001, 96：1224-1231.
3. Czaja AJ. Chapter 75："Autoimmune Hepatitis." In Sleisenger & Fordtan's Gastrointestinal and Liver Disease. Feldman, Scharschmidt, Sleisenger, Eds. 6th Edition, 1998, Vol 2：1265-1274.
4. Manns MP, Strassburg CP. Autoimmune hepatitis：clinical challenges. Gastroenterology, 2001, 120：1502-1517.
5. Nikias GA, et al. The nature and prognostic implications of autoimmune hepatitis with an acute presentation. J Hepatol, 1994, 21：866-871.
6. Roberts SK, et al. Prognosis of histological cirrhosis in type 1 autoimmune hepatitis. Gastroenterology, 1996, 110：848-857.
7. Soloway RD, et al. Clinical, biochemical, and histological remission of severe chronic active liver disease：a controlled study of treatments and early prognosis. Gastroenterology, 1972, 63：820-833.

病例 29 罕见的胰腺肿块

病 史

特征及主诉： 53 岁，女性，顽固性上腹部疼痛 1 个月。

现病史： 患者有高血压病、胰岛素依赖型糖尿病和冠心病病史。她一直保持着一贯的健康状况直至 1 个月前开始出现顽固性的上腹疼痛。疼痛可放射至背部肩胛骨之间，伴有恶心但无呕吐。为持续性钝痛，与进食或体位无关。无呕血、黑便、血便，无畏寒发热，无呼吸急促，无胸痛和体重下降。另一家医院的腹部超声检查正常，上消化道内镜检查也正常。

既往史： 高血压病、冠心病、1998 年心肌梗死、胰岛素依赖型糖尿病。

药物史： 赖诺普利、优泌林、阿司匹林。

个人与社会史： 无饮酒、吸烟史，无药物滥用史，无异地旅行史。从事医疗助理工作。

家族史： 无相关的重大疾病家族史。

体格检查

生命体征： BP：138/92mmHg，HR：72 次/分，RR：18 次/分，T：36.9℃。体重：86.18kg；身高：175.26cm，BMI：28.1。一般状况：平静面容，无急性应激。皮肤：正常。四肢：正常。头眼耳鼻喉：正常。肺：正常。心：正常。腹部：腹肌软，上腹部压痛，无反跳痛，肝脾肋下未及，未触及包块。直肠：棕色大便，隐血试验阴性。神经系统：正常。

辅助检查

表 29-1 实验室检查

血常规	
Hb（g/dl）	12.8
Hct（%）	39

续　表

WBC（$\times10^9$/L）	4.5
Plt（$\times10^9$/L）	275
肾功能	
Na（mEq/L）	142
K（mEq/L）	3.8
Cl（mEq/L）	105
HCO_2（mEq/L）	24
Glu（mg/dl）	118
Urea（mg/dl）	11
Creat（mg/dl）	0.6
Ca（mg/dl）	9
Phos（mg/dl）	3.3
肝功能	
TProt（g/dl）	7.6
Alb（g/dl）	4.0
TBili（mg/dl）	0.7
DBili（mg/dl）	0.2
AlkP（U/L）	80
ALT（U/L）	42
AST（U/L）	30
Amy（U/L）	10
Lip（U/L）	20
凝血	
PT（sec）	12
PTT（sec）	25

问题

进行下一步之前，思考以下问题：

1. 鉴别诊断和你的初步诊断是什么？
2. 如何进一步评估这个患者？

3. 检查的同时，继续思考你的主要诊断。

内镜学检查

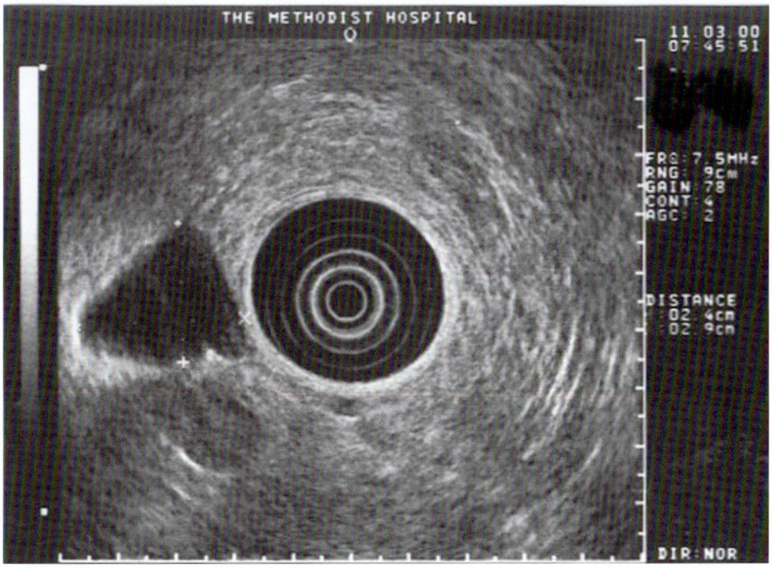

图 29-1 径向超声内镜图片显示一个无回声的囊性肿物位于胰腺颈部，约 2.4 cm×2.9 cm 大小

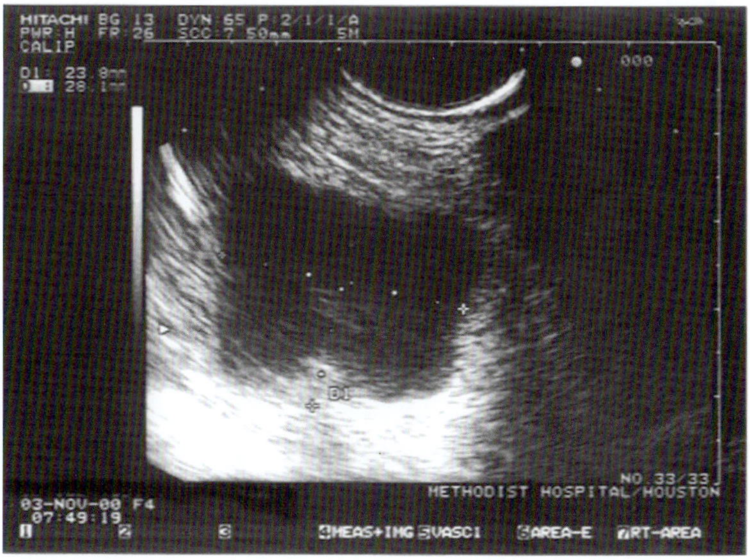

图 29-2 线性超声内镜图片同样显示为一个囊性的肿物，约 2.4 cm×2.8 cm 大小

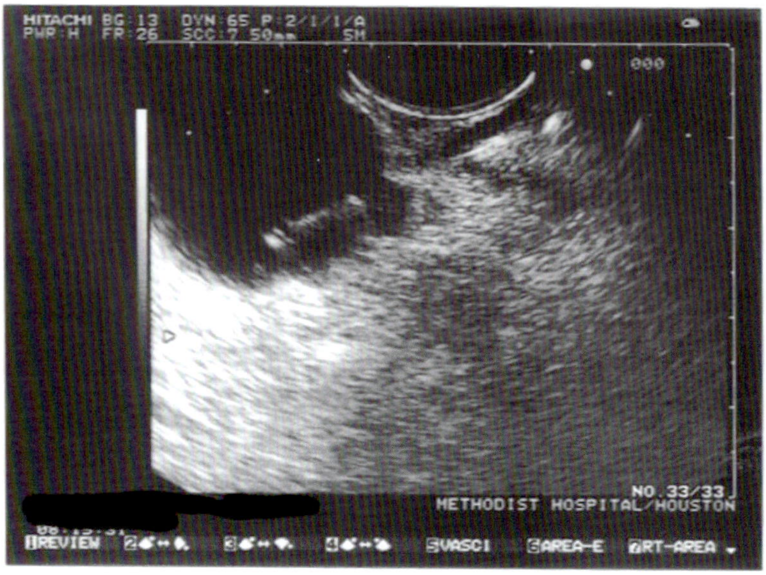

图 29-3　对囊性肿物行细针穿刺抽出黄色黏液样液体

影像学检查

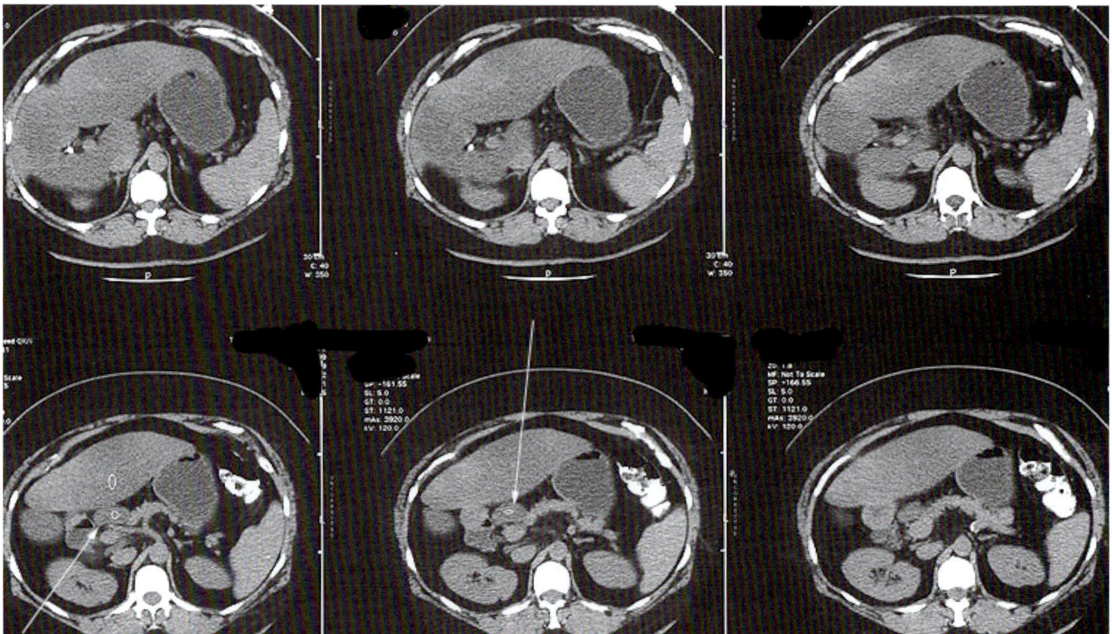

图 29-4　腹部 CT 扫描显示胰颈前方一个 3cm 的低密度团块

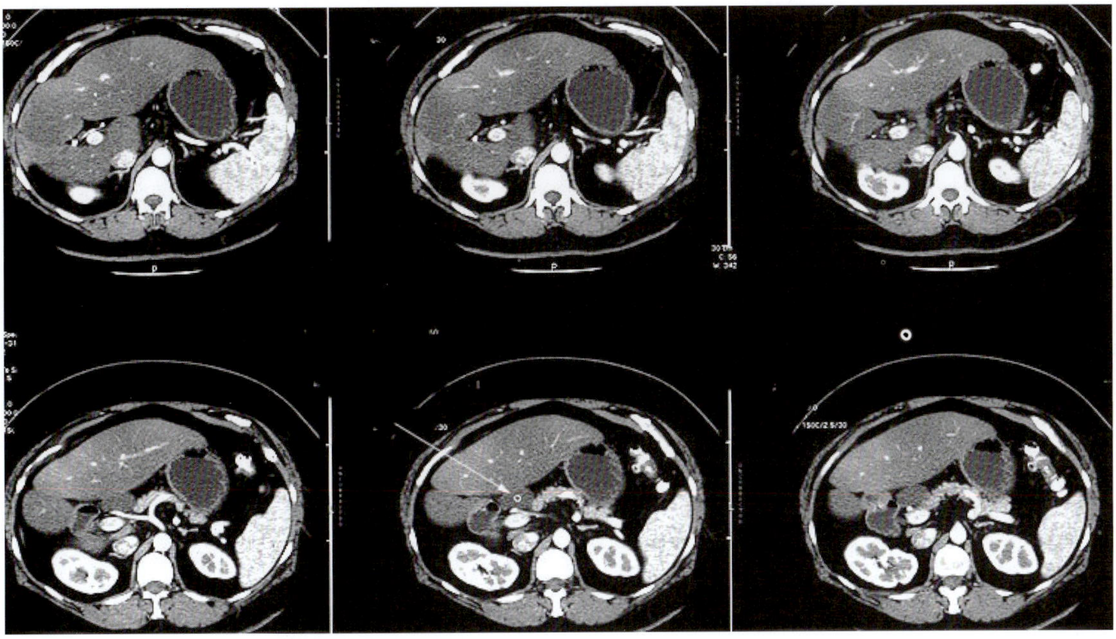

图 29-5　腹部 CT 图像（之一）

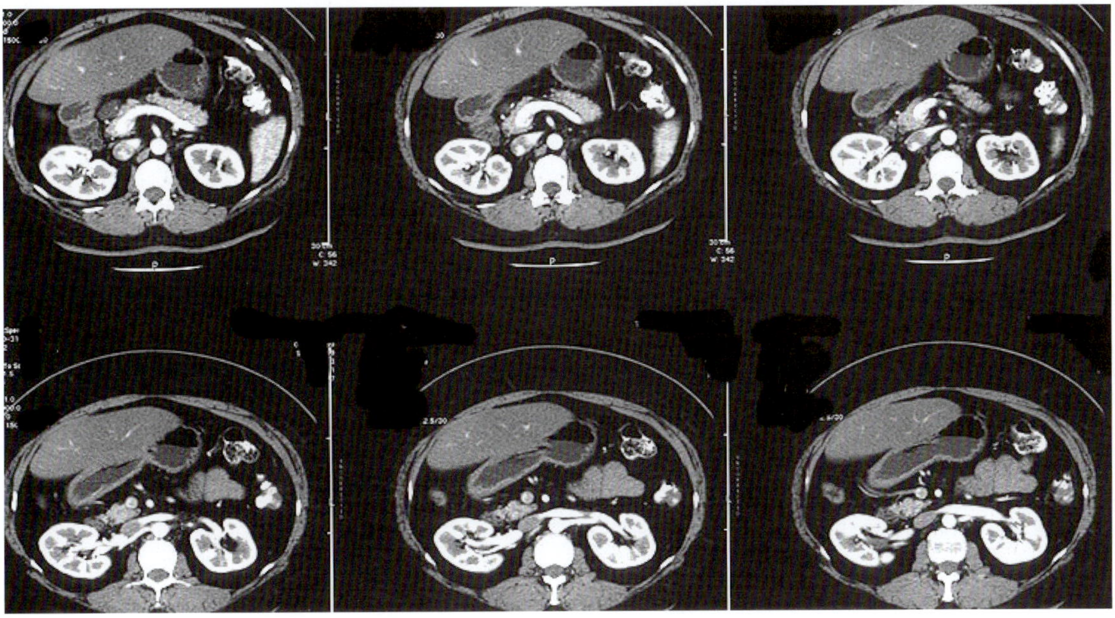

图 29-6　腹部 CT 图像（之二）

病理学检查

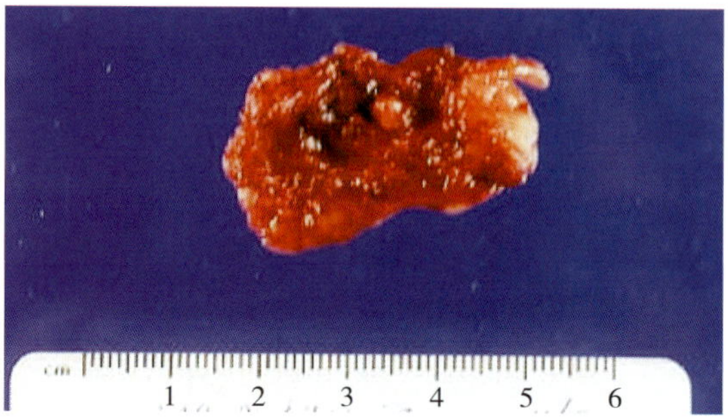

图 29-7 FNA 获得的标本淀粉酶、CEA 和 CA19-9 均不高。没有发现恶性肿瘤细胞。患者进行了手术治疗，大体标本如上。病变是一个囊性肿物，大小和影像学资料上看到的一样。与胰腺无粘连。只做了一个简单的局部切除

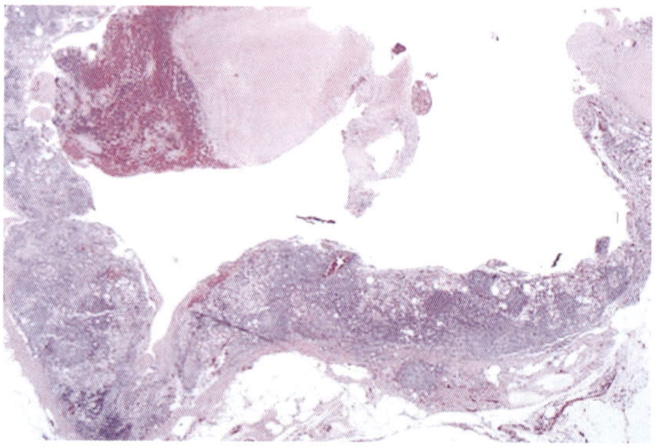

图 29-8 一系列的病理切片显示囊肿主要由丰富的淋巴组织包绕。囊肿内壁为内皮细胞，淋巴组织丰富。无恶变征象

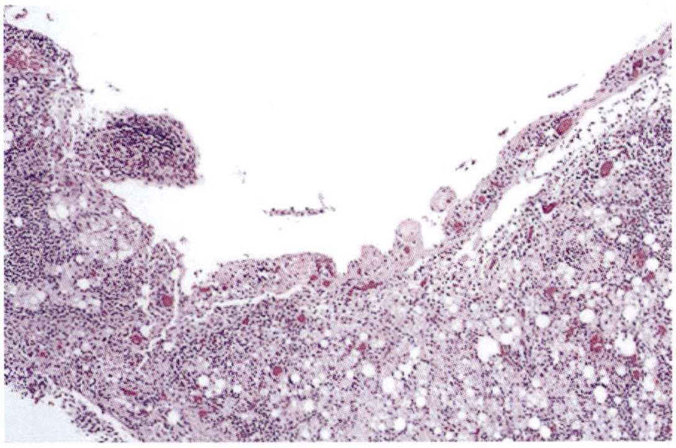

图 29-9　高倍镜下的囊壁（之一）

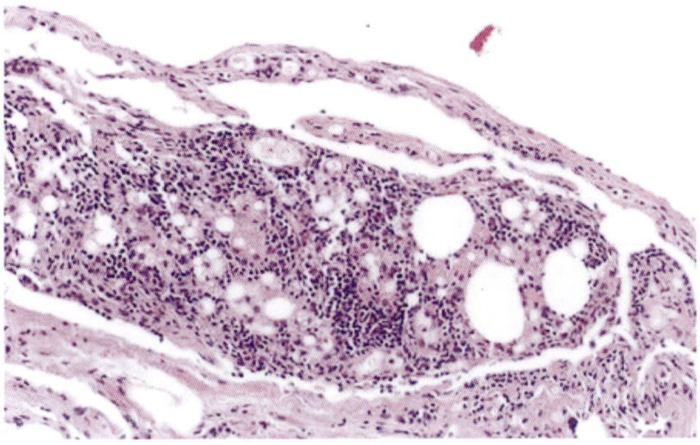

图 29-10　高倍镜下的囊壁（之二）

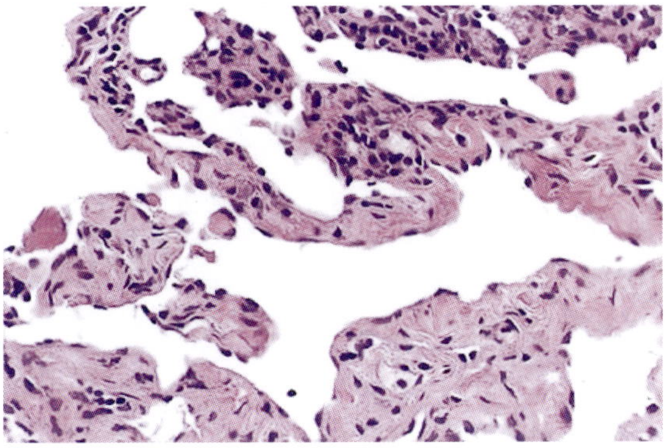

图 29-11　高倍镜下的囊壁（之三）

诊断和讨论

最终诊断： 胰腺淋巴管瘤。

背景

胰腺淋巴管瘤只占所有淋巴管瘤的不到1%。许多良性和恶性的胰腺病变在影像学和大体上可表现为囊性肿物。囊肿可以是单腔的或者是多腔的。淋巴管瘤的囊性特征导致多种鉴别诊断（表29-2），包括假性囊肿、小细胞腺瘤、黏液性囊性肿瘤、囊实性和乳头状囊性上皮肿瘤、囊腺癌、导管扩张型肿瘤、胰腺内分泌肿瘤、胆管梗阻和间质瘤。淋巴管瘤生长缓慢，如果发生在胰腺实质内、与胰腺毗邻或者通过蒂与胰腺相连，通常被认为是胰腺来源的。淋巴管瘤可发生于除眼睛和神经组织以外的任何组织。95%以上发生于头、颈和腋窝的软组织，只有不到5%发生于腹腔。只有5%的腹腔淋巴管瘤发生于腹膜后，而胰腺淋巴管瘤只占这很小一组肿瘤非常小的一部分。由于淋巴管瘤在临床和影像学表现上与其他肿瘤（如黏液性囊性肿瘤、囊腺瘤和畸胎瘤）重叠，剖腹探查完整切除肿物是治疗的首选。

表29-2 胰腺及胰腺周围囊性病变

病变类型	分类
非肿瘤性	炎症性的
	假性囊肿
	慢性胰腺炎
	遗传性多囊肾
	囊性纤维化
肿瘤性	良性
	囊腺瘤
	畸胎瘤
	血管瘤
	淋巴管瘤
	淋巴管肌瘤
	恶性（恶性潜能）
	囊腺癌
	黏液性囊性肿瘤
	导管内乳头状黏液性肿瘤
	其他肿瘤囊性变性

关于该种疾病患者的病史要点包括：

虽然自Koch 1913年首次报道以来英文文献已报道41例胰腺淋巴管瘤，但大多数都是临床或是影像学的研究而没有病理或组织学的描述。1966~1994年期间，武装部队病理学研究所依赖组织学、组织化学、免疫组化和随访相结合的方法诊断10例胰腺淋巴管瘤（表

29-3)。患者最初的临床表现包括恶心、腹痛和腹部肿块，临床表现没有特异性，也没有特殊的显著的实验室检查异常。10 例患者都进行了手术治疗。文献报道患者初次发病时的年龄跨度非常大。几乎出现在所有的年龄段，男女发病比例大概是 2∶1（图 29-12）。胰腺淋巴管瘤可发生于胰腺的任何部位。最近的病理学系列病例报告也有类似的发现。

表 29-3　10 例胰腺淋巴管瘤资料

序号	性别/年龄	种族	临床表现	肿瘤大小	位置
1	F/31	U	泌尿系感染、恶心、右上腹疼痛可放射至背部	19cm	毗邻胰头
2	F/7	C	腹部肿块	18cm	胰尾
3	M/2	A	上腹部肿块	7cm	胰尾
4	F/32	U	不清楚	8cm	胰尾
5	F/13	C	右下腹疼痛、恶心、食欲缺乏、排尿困难	20cm	胰体
6	F/15	C	经常性右上腹疼痛伴有恶心、胰腺炎反复发作	15cm	胰头
7	F/59	O	上腹部疼痛	>15cm	散在
8	F/52	C	偶然发现	7cm	胰尾
9	F/17	C	左腹部疼痛、恶心、呕吐	15cm	胰尾
10	F/61	C	进行性体重下降、体格检查发现盆腔包块	3cm	胰尾

C：高加索人　A：非裔美国人　O：亚洲人　U：不详

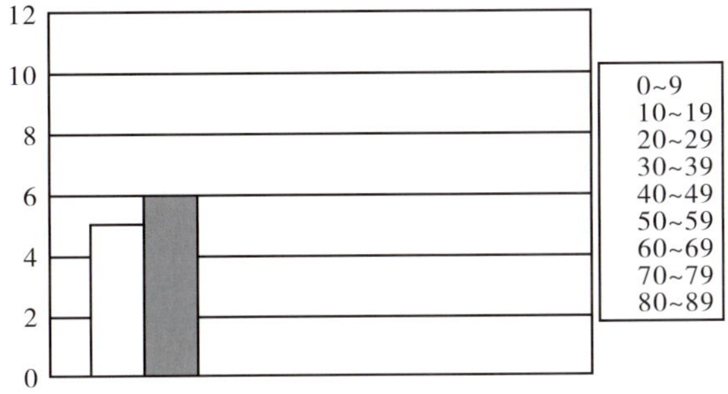

Ⅷ因子受体抗原和CD31是鉴别淋巴管内皮敏感、特异、可靠的标志物。淋巴管瘤有3种组织学类型，毛细管型、海绵状型和囊肿型。毛细管型还没有发生在腹膜后的报道。海绵状型和囊肿型淋巴管瘤之间的区别似乎是量而不是质的区别。

肿瘤性的内皮细胞囊肿需要通过组织学检查与淋巴管瘤区分开来，因为它们的临床和影像学表现可能是相似的。

关于该种疾病和其他胰腺囊性病变患者的影像学要点包括：

腹部的影像学检查有助于术前囊肿的准确的解剖定位和囊内容物的性质评估。超声或CT检查可以发现分隔的内部充满液体的肿物。但是，CT鉴别假性囊肿和黏液囊腺瘤的能力差。使用传统的方法诊断小的肝内囊性病变是非常困难的。超声内镜是提供胰腺囊肿详细影像资料的理想工具，因为超声内镜可以放置在接近病变的位置并引导细针穿刺。许多肿瘤标志物被用来提高囊液细胞学的诊断能力。最常见的是CEA和CA 19-9被用来鉴别黏液囊腺瘤和浆液囊腺瘤。从黏液囊腺瘤中抽取的液体的CEA和CA 19-9浓度高于浆液囊腺瘤和假性囊肿中的浓度。

经验教训

有关该例患者的主要经验教训是：

1. 许多良性和恶性的胰腺病变在影像学和大体上可以表现为囊性肿物。

2. 因为淋巴管瘤的临床和影像学表现与其他胰腺肿瘤重叠，剖腹探查完整切除肿物是治疗的首选。

3. 淋巴管瘤患者的临床表现没有特异性。

4. EUS的高质量成像和能够引导对囊性肿物直接的FNA可以帮助内镜医生评估胰腺囊性病变。

（刘其龙　译　杨桂元　校）

参　考　文　献

1. Paal E, Thompson L, Heffess C. A clinicopathologic and immunohistochemical study of ten pancreatic lymphangiomas and a review of the literature. Cancer, 1998, 82：2150-2158.
2. De Perrot M, Rostan O, Morel P, et al. Abdominal lymphangioma in adult and children. BJS, 1998, 85：395-397.
3. Salimi Z, Fishbein M, Wolverson MK, et al. Pancreatic lymphangioma：CT, MRI, and angiographic features. GI Radio, 1991, 16：248-250.
4. Hayashi J, Yamashita Y, Kakegawa T, et al. A case of cystic lymphangioma of the pancreas. J Gastro, 1994, 29：372-376.
5. Khandelwal M, Lichtenstein G, Morris J, et al. Abdominal lymphangioma masquerading as a pancreatic cystic neoplasm. J Clin GAstro, 1995, 20：142-144.
6. Brugge W. The role of EUS in the diagnosis of cystic lesions of the pancreas. GI Endosc, 2000, 52：S18-S22.
7. Adsay NV, Hasteh F, Cheng JD, et al. Lymphoepithelial cysts of the pancreas：a report of 12 cases and a review of the literature. Mod Pathol, 2002, 15（5）：492-501.

病例30 行胃束带手术治疗肥胖导致的并发症

病　史

特征及主诉：37 岁，女性，主诉严重的胃烧灼痛。

现病史：患者在 8 个月前为减肥行胃束带减容术。术后早期没有出现并发症。自从手术之后她的体重减轻了 95 磅。严重的症状出现在手术之后 5 个月。她抱怨严重的胸骨后烧灼痛持续有 3 个月，伴食物反流。白天和夜间都有症状，症状与体位无关。同时还有鼻反流。否认有吞咽困难但是吞咽时有烧灼痛。进食之后会呕吐，呕吐物偶尔带有血丝，曾呕吐咖啡渣样物。还诉有咳嗽和声音嘶哑。使用 PPI 后症状可以缓解。

既往史：有病态肥胖多年。有双侧输尿管反流病史。1994 年行左肾切除术和右输尿管再植术。高血压病。

药物史：兰索拉唑 30mg 口服 bid。

个人与社会史：已婚，育有一子。是一个银行职员。无吸烟、饮酒及服用精神药物史。最近曾去墨西哥和叙利亚旅游。

家族史：患者的母亲有系统性红斑狼疮和溃疡病史。父亲有冠心病史。子女健康。

体格检查

生命体征：BP：126/84mmHg，HR：88 次/分，RR：16 次/分，T：37℃。体重：89.36kg，身高：160cm，BMI：34.9。一般状况：无淋巴结肿大。皮肤：正常。四肢：正常。头眼耳鼻喉：正常。肺：呼吸音清。心：正常。腹部：软，无器官肿大，未及肿块，无压痛。直肠：正常。神经系统：正常。

辅助检查

所有的实验室检查都是正常的，包括电解质、尿素氮和肌酐。

内镜学检查

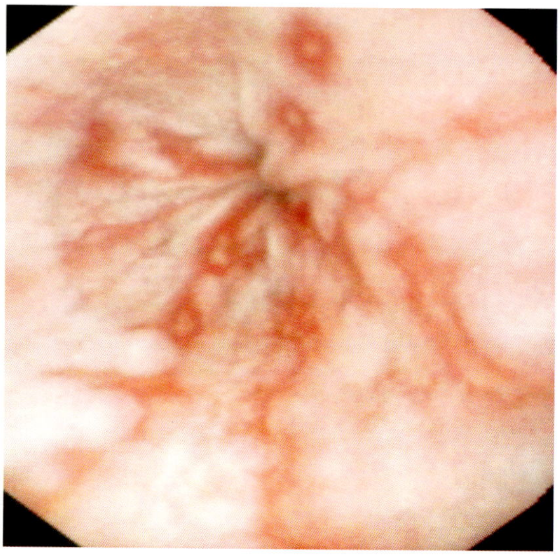

图 30-1 胃十二指肠镜显示食管线性糜烂一直延伸到食管中段

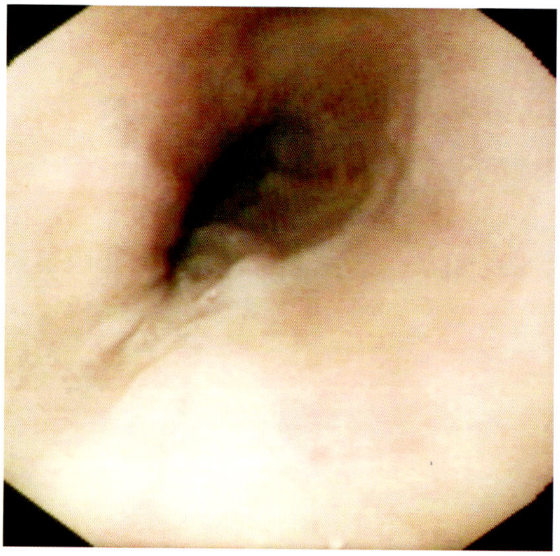

图 30-2 食管扩张

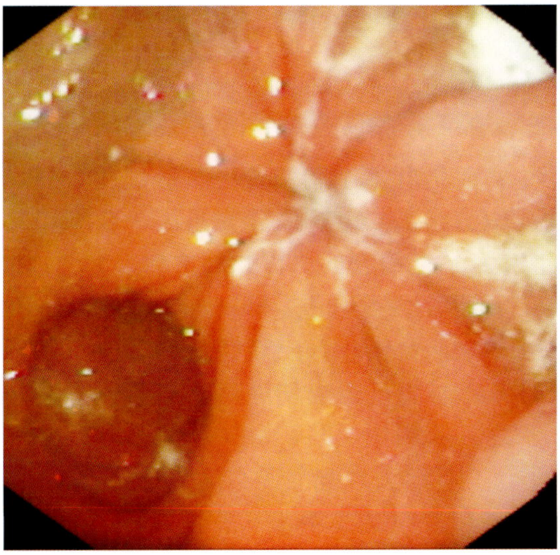

图 30-3　在胃体部束带的位置出现梗阻。胃镜不能通过该处。近端胃扩张。紧邻梗阻的部位有一个憩室

影像学检查

上消化道造影显示造影剂无法从近端胃通向远端（图片未提供）。

讨　论

关于胃束带术一些问题的答案如下所述：

1. 做这种手术的患者发生胃食管反流的概率是多少？

胃束带手术（gastric banding，GB）使胃上部形成一个小的胃囊，食物仅能通过一个狭窄的、无伸缩性的孔排至胃下部。这个孔是由合成材料制作的束带形成的。胃囊容量的减少和束带的限制导致能量摄入减少产生的减肥效果，可以和胃垂直成形术相媲美。与胃切开吻合相比，GB 不存在吻合口裂开风险，且感染率低。然而，胃囊的扩大、束带的下移和胃对束带的包裹等情况已经有报道。胃束带术技术简单、无创、并发症少、易于调整，尤其是其完全可逆的特点，使胃束带术成为外科治疗肥胖的合理选择。

Ovrebo 等比较了一组胃成形术患者的胃反流症状，GB 或垂直束带胃成形术（vertical banding gastroplasty，VBG）任选其一。手术之前有 14% 的 GB 组患者和 32% 的 VBG 组患者诉有胃烧灼痛。手术后，63% 的 GB 组患者和 23% 的 VBG 组患者诉有中到重度的烧灼痛。VBG 组患者反流症状没有明显的增加。胃束带减容术后出口部分梗阻、胃囊扩张和胃内容物的潴留导致胃食管反流的发生率增加，原因可能是胃内容物反流到食管的途径阻力最小。腹腔镜胃束带手术的引进和普及在将来有可能会增加这种问题的发生。

2. 减重手术有什么并发症?

有多种外科手术用于减肥。这些手术的理论基础是通过诱导吸收不良减少能量摄入或造成厌食（早饱）。已经有多种并发症被报道。1970 年空肠回肠旁路手术是治疗肥胖的标准手术。它最令人担心的并发症是肝细胞脂肪变性、肝硬化和肝衰竭。关节炎、皮肤脉管炎和肾衰竭是免疫复合物沉积的结果。电解质异常是因为腹泻引起的。吸收不良是由于维生素 A、维生素 B_{12}和维生素 D 缺乏引起的。因此，这种手术已被摒弃。所有减重手术的一个主要并发症是快速减肥之后胆囊结石形成。Shiffman 发现旁路手术之后 38%的患者出现胆囊结石。另外 12%的患者出现胆汁淤积。出现胆囊结石或胆汁淤积的患者 95%发生在手术之后 6 个月之内。11%的患者需要行胆囊切除术。一些人提倡在行减重手术时常规切除胆囊。另外一些人建议手术之后服用熊去氧胆酸来预防这种情况。最近的研究证实胆囊结石的发生率极高（高达 70%），且熊去氧胆酸和布洛芬对此无效。

内镜检查经常被用于诊断和治疗这些手术的并发症，该例患者也是如此。参考文献 6 报道了一个系列研究。垂直束带胃成形术后 99 例患者中有 17 例患者共进行了 30 次上消化道内镜检查。适应证包括恶心/呕吐 11 例，剑突下疼痛 4 例，急性梗阻症状 4 例，多种症状 3 例。结果包括食物嵌塞 10 例，末端食管炎 8 例，胃炎 4 例，正常 2 例。只有 4/10 的食物嵌塞与胃成型术后出口过度狭窄有关。8 例患者胃流出道过度狭窄：2 例通过饮食调节症状消失；6 例行扩张治疗（扩张器直径 8~18mm），4 例症状立即缓解，2 例扩张治疗无效的患者中有 1 例失访，另 1 例经过多次扩张之后需手术治疗。由于前期的特殊处理，我们的患者未采取扩张治疗。

3. 手术治疗肥胖值得吗?

目前还不清楚肥胖的最终生物学基础是什么，因此还没有特效的治疗方法。严重肥胖的人因为其严重的相关疾病导致预期寿命缩短。而非手术方法减肥成功率较低，尤其是患者较难维持已经减轻了的体重。手术治疗肥胖症具有长期性的特点，使其成为这些患者维持体重减轻的最好选择。1991 年春天美国国立糖尿病消化道和肾脏疾病协会（NIDDK）小组委员会就胃肠道手术治疗严重肥胖发表一致意见，认为目前没有一种治疗严重肥胖的方法，包括手术，已经得到充分的评估。1996 年美国国立卫生研究院（NIH）更新了报告。那时人们越来越热衷于减重手术。考虑到严重肥胖导致的发病率和死亡率，NIH 推荐在临床中谨慎使用这些方法。

4. 哪个才是最好的外科选择?

现在最常用的外科术式是 VBG 和 Roux-en-Y 胃肠旁路术（图 30-4，图 30-5）。在 1996 年的一项研究中，Capella 比较了两种术式，发现胃旁路手术更容易实现体重减轻的目的：VBG 使体重减轻 45%，旁路手术使体重减轻 60%。当然，旁路手术并发症更多。在这些并发症中吻合口裂开发生率较高。胃旁路手术可以很好的纠正梗阻和严重的反流。目前来看，现有的证据显示旁路手术优于束带手术。

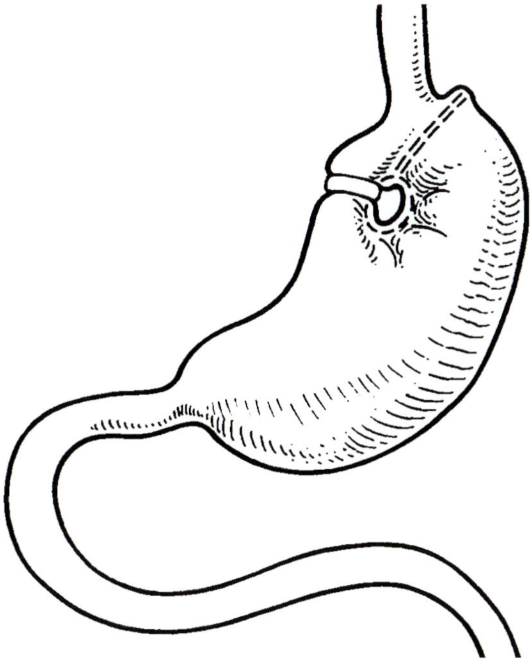

图 30-4　垂直束带胃成形术（VBG）

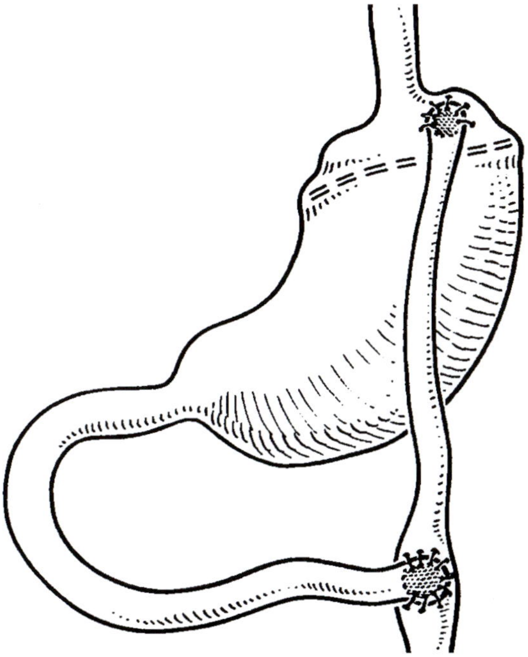

图 30-5　Roux-en-Y 胃肠旁路术

最近新问题又出现了，腹腔镜减重手术比开腹减重手术好吗？目前还没有足够的来自随机试验的证据来回答这个问题。很显然，腹腔镜胃旁路手术是安全的，而且疝和感染问题更少见。

随访

本例患者进行了胃束带手术，一个可调节的硅树脂带围绕在胃上部形成一个近端 15cm 大小的胃囊，并限制食物排至远端胃。患者开腹去掉了束带，体重增长将是预料之中的事。

经验教训

本例的主要经验教训是：

1. 大多数胃束带减容术后有严重并发症的患者都有和治疗方法相关的内镜检查异常。
2. 胃食管反流病是胃束带减容术后的常见并发症。
3. 可采用扩张被捆绑处胃的方法治疗减肥手术导致的胃梗阻。
4. 多种外科术式被用来治疗严重肥胖，但效果各异。
5. 为了确定治疗严重肥胖的合理方案，应该重新审视 1991 年以来的资料。

（刘其龙　译　杨桂元　校）

参 考 文 献

1. Ovrebo KK, Hatlebakk JG, Viste A, et al. Gastroesophageal Reflux in Morbidily Obese Patients Treated with Gastric Banding or Vertical Banded Gastroplasty. Annals of Surgery, 1998, 228：51-58.
2. Greenway FL. Surgery for Obesity. Endocrinology and Metabolism Clinics, 1996, 25：1005-1027.
3. Shifman ML. Gallstone formation after rapid weight loss：a prospective study in patients undergoing gastric bypass surgery for treatment of morbid obesity. Am J Gastroenterol, 1991, 86：1000-1005.
4. Gastrointestinal Surgery for Obesity. Consensus Development conference Panel. Annals of Internal Medicine, 1991, 115：956-961.
5. Capella Jf, Capella RF. The weight reduction operation of choice：vertical banded gastroplasty or gastric bypass? Am J Surg, 1996, 171：74-79.
6. Wayman CS, Nord JH, Combs WM, et al. The role of endoscopy after vertical banded gastroplasty. Gastrointest Endosc, 1992, 38（1）：44-46.
7. Brolin RE. Update：NIH consensus conference. Gastrointestinal surgery for severe obesity. Nutrition, 1996, 12（6）：403-404.
8. Gentileschi P, Kini S, Catarci M, et al. Evidence-based medicine：open and laparoscopic bariatric surgery. Surg Endosc, 2002, 16（5）：736-744.
9. Westling A, Ohrvall M, Gustavsson S. Roux-en-Y Gastric Bypass After Previous Unsuccessful Gastric Restrictive Surgery. J Gastrointest Surg, 2002, 6（2）：206-211.
10. DeMaria EJ, Sugerman HJ, Kellum JM, et al. Results of 281 Consecutive Total Laparoscopic Roux-en-Y Gastric Bypasses to Treat Morbid Obesity. Ann Surg, 2002, 235（5）：640-647.
11. Wudel LJ Jr, Wright JK, Debelak JP, et al. Prevention of gallstone formation in morbidly obese patients undergoing rapid weight loss：results of a randomized controlled pilot study. J Surg Res, 2002, 102（1）：50-56.

病例 31 腹痛，体重下降与腹泻一例

病 史

特征及主诉：50 岁老年女性，腹痛，体重减轻。

现病史：患者在 3~4 个月前开始出现弥漫性腹部绞痛。饮食可伴发腹痛加重，但无其他引起腹痛加重或缓解的因素。患者偶有恶心，但不伴呕吐。并逐渐出现早饱感，自觉发热和盗汗。过去的 2~3 个月中，患者有腹围增大，重量减轻 18~22kg。患者持续性出现水样腹泻 3 天，大便色黄，量少，不伴血或黏液。腹痛加重 2 天。在院外，查得血红蛋白为 5.5g/dl，被认为是月经过多所致。行输血治疗后，患者出院，嘱长期服用硫酸铁，并计划行子宫切除术。

既往史：22 年前 G_2P_2，分娩方式为剖宫产，否认肝病或恶性肿瘤病史。

服用药物史：硫酸亚铁、布洛芬 prn。

社会史与个人史：10 年前从厄瓜多尔移民到美国，已婚并有 2 个孩子已成年，偶尔有酒精服用史，不吸烟，无药物滥用。

家庭史：无相关严重疾病家族史。

体格检查

生命体征：BP：101/61mmHg，HR：85 次/分，RR：16 次/分，T：37.3℃。体重：47.67kg，身高：160cm。一般情况：偏瘦，肤色苍白，无急性应激。皮肤：正常。四肢：下肢轻微水肿，无淋巴结病。头眼耳鼻喉：无黄疸，结膜苍白。肺：正常。心脏：正常。腹部：柔软，肿胀，轻度弥漫性压痛，无反跳痛；下腹部膨隆，右侧大于左侧，无肝肿大，移动性浊音（+），脐下腹中线有手术瘢痕。直肠：正常。神经：正常。

辅助检查

表 31-1 实验室检查

血细胞分析	
Hb (g/dl)	9.8
Hct (%)	30.2
WBC ($\times 10^9$/L)	11.2
Pmn	64
Lymph	24
Mono	10
Eos	2
Plt ($\times 10^9$/L)	726
肝肾功能	
Na (mEq/L)	134
K (mEq/L)	3.6
Cl (mEq/L)	99
HCO_2 (mEq/L)	27
Glu (mg/dl)	125
Urea (mg/dl)	10
Creat (mg/dl)	0.9
Ca (mg/dl)	7.9
Phos (mg/dl)	2.8
UA (mg/dl)	3.3
TProt (g/dl)	4.6
Alb (g/dl)	1.4
TBili (mg/dl)	0.5
DBili (mg/dl)	0.1
AlkP (U/L)	71
ALT (U/L)	23

续 表

AST（U/L）	34
Amy（U/L）	25
Lip（U/L）	12
凝血	
PT（sec）	11.8
PTT（sec）	24.8
其他	
Iron（mic. g/dl）	9
TIBC（mic. g/dl）	122
%Sat	7
Ferritin（mic. g/L）	114
CA125	174
AFP	4.1
HAV IgM	阴性
HBsAg	阴性
HBcAb	阴性
HCV Ab	阴性
HIV Ab	阴性
TSH	3.3

问题

进行下一步之前，思考下述问题：

1. 你的鉴别诊断和初步诊断是什么？
2. 你将怎样进一步评价这个患者？
3. 进一步收集资料时，继续考虑你的主要诊断。

影像学检查

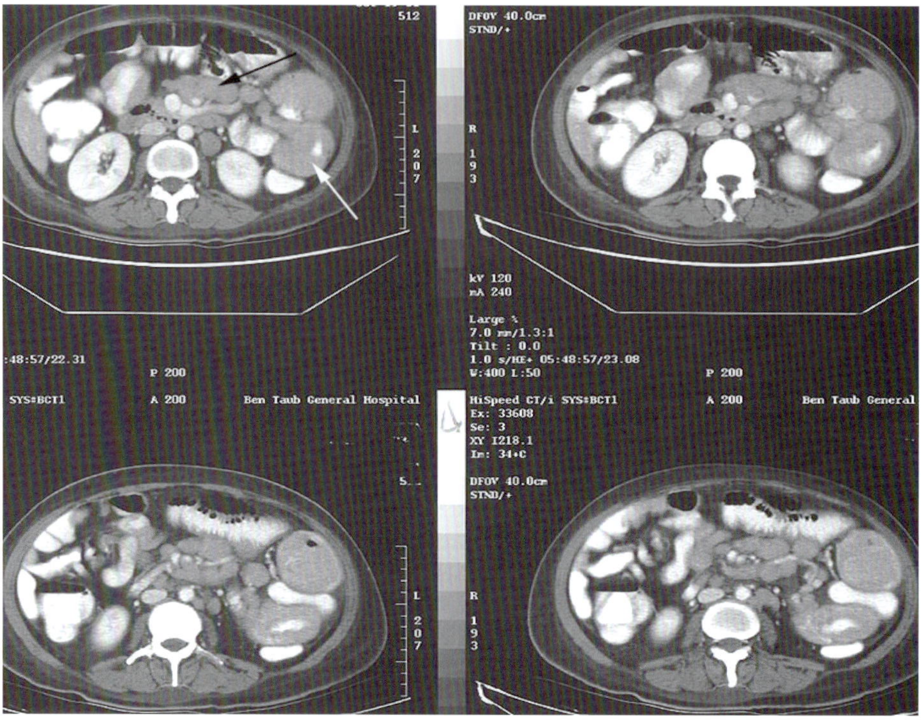

图 31-1　腹部 CT 显示这些异常情况

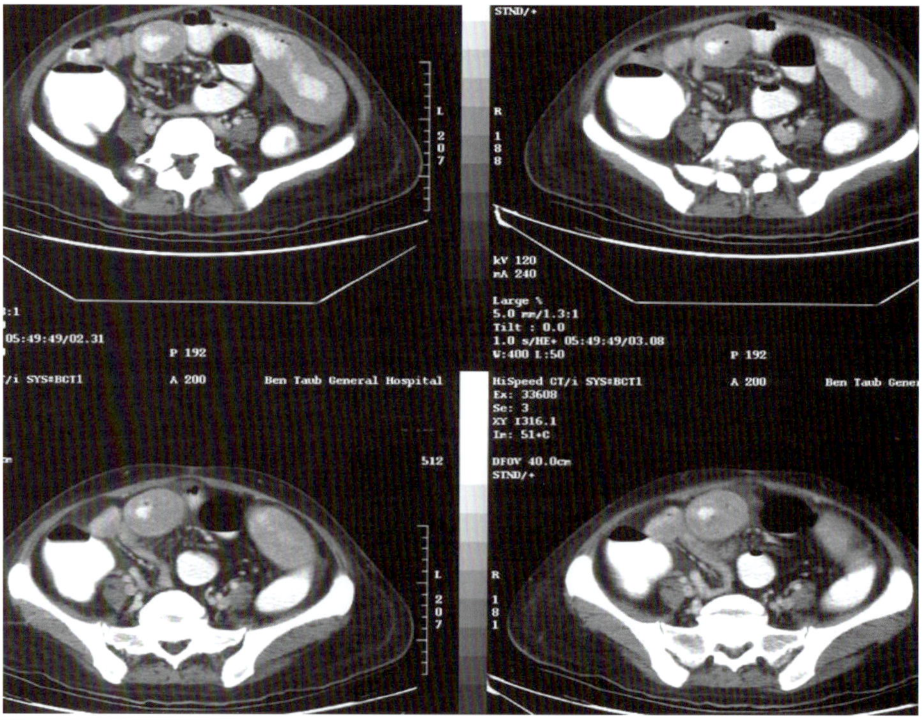

图 31-2　腹部/盆腔 CT 没有显示出更多的异常

经阴道超声：显示盆腔中有一大软组织包块，未见右侧卵巢（未提供图片）。
钡剂灌肠：除发现直肠前壁有包块外压改变外，未见其他异常区（未提供图片）。

病理学资料

患者行剖腹探查术。发现一段 200cm 的空肠有浸润和增厚。相应的肠系膜淋巴结与腹腔淋巴结都受到累及。术中行冰冻切片病理检查。

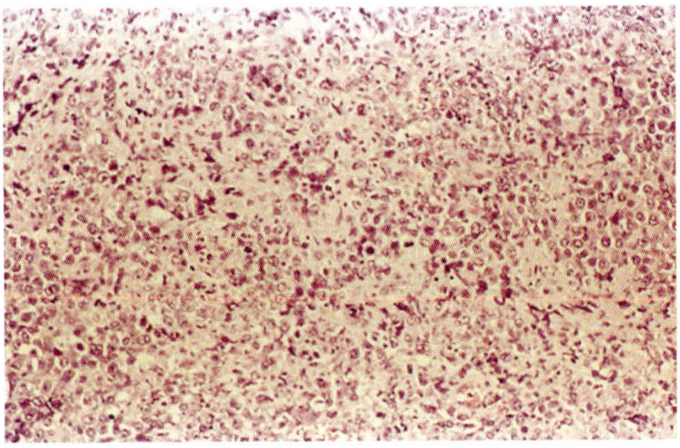

图 31-3　低倍镜下的淋巴结

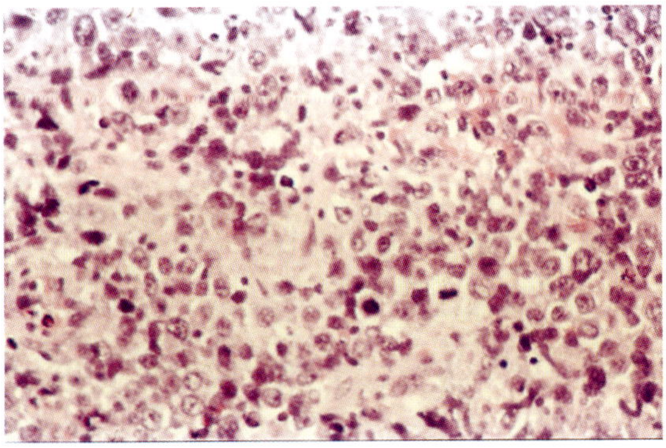

图 31-4　高倍镜下的淋巴结

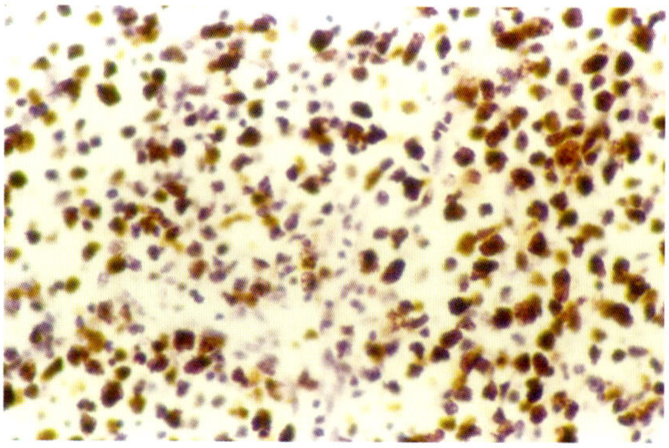

图 31-5　CD20 免疫染色

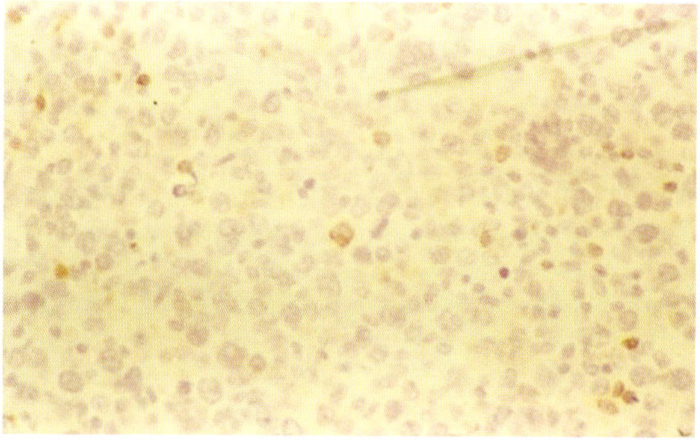

图 31-6　CD10 免疫染色

诊断和讨论

最终诊断：小肠原发性大 B 细胞淋巴瘤。

关于此病例的要点包括：

胃肠道恶性淋巴瘤是一种比较罕见的肿瘤，占所有原发性胃肠道恶性肿瘤的 1%～4%。是淋巴结外淋巴瘤最常见的形式。罕见于十二指肠，但在空肠和回肠发病率相同。1961 年，Dawson 制定了经典的原发性胃肠道淋巴瘤的诊断标准：①排除明显的外周淋巴结病变；②无纵隔淋巴结肿大；③白细胞计数和分化类型正常；④手术证实病变仅局限于主要的肠道病灶和紧邻主要病灶的淋巴结周围，没有侵及肝或脾。术语“原发性肠道恶性淋巴瘤”可能包含几个不同的疾病，包括免疫增生性肠病（immunoproliferative small intestine disease，IPSID）和肠病相关性 T 细胞淋巴瘤（表 31-2）。诱发肠淋巴瘤的因素包括艾滋病，长期免疫抑制治疗（移植后），慢性全结肠炎和自身免疫性疾病。

表 31-2 四种小肠淋巴瘤

	危险人群	地区	年龄	表现	组织学	结果	治疗
成人（西方）小肠淋巴瘤	成人	发达国家	50~70	疼痛，穿孔，梗阻	B 细胞，弥漫性大细胞	取决于分期	手术和化疗
儿童小肠淋巴瘤	儿童	全世界	5~15	肿块，梗阻	Burkitt's	取决于肿瘤大小	化疗
免疫增生性肠病/淋巴瘤	穷人	热带和地中海地区	10~30	腹泻，疼痛	a 重链，B 细胞	缓慢进展	抗生素，后期化疗
肠病相关性 T 细胞淋巴瘤	慢性腹泻		30~60	腹泻加重	T 细胞	差	化疗

淋巴瘤在 70%~80%的病例中表现为非特异性腹痛，在 30%的病例中表现为体重下降。吸收不良较为罕见，提示淋巴瘤与慢性腹泻或重链病相关。播散性淋巴瘤的典型表现为淋巴结肿大，肺门淋巴结肿大，肝脾肿大，但这些表现在肠道恶性淋巴瘤并不常见。40%~60%的患者可扪及腹部肿块。其他临床表现包括穿孔（高达 25%）、梗阻或肠套叠。肠道的恶性淋巴瘤也可能与克罗恩病的临床表现相似。

原发性胃肠道淋巴瘤最合适的分期系统仍存在争议。有多种不同的分类方法被提出，但均非最佳。由 Musshoff 改进的 Ann Arbor 分期的系统（表 31-3）目前应用最为广泛，多宗报道发现与生存期具有良好的相关性。

表 31-3 肠道淋巴瘤分期

Ⅰ. 局限于肠道
Ⅱ. 区域淋巴结
Ⅲ. 远处淋巴结或脾脏
Ⅳ. 远隔器官

由于发病率低和缺乏前瞻性、随机对照研究，胃肠道恶性淋巴瘤患者的最佳治疗方法仍未得到验证。多年来，对于局部淋巴瘤，单纯的手术就是安全有效的治疗方法，许多研究者提倡将手术作为初始治疗方式。但重型肠道淋巴瘤的治疗仍存在争议。传统的理论将手术作为初始治疗的依据是，手术能预防化疗和（或）放疗后的自发性穿孔和出血。目前，一些研究推荐将化疗用作Ⅲ和Ⅳ期胃肠道淋巴瘤的首选治疗。不过也有研究认为，手术联合术后辅助化疗才是这类淋巴瘤最好的治疗方法。Amer 等回顾性分析了 185 例原发性胃肠道淋巴瘤（51%胃和 49%肠道）发现，尝试根治性切除后联合行辅助化疗的患者比单独使用这两种方案的患者生存率高。同样，Talamonti 对 42 例Ⅲ/Ⅳ期胃肠道淋巴瘤患者的研究

发现，行手术切除后再行化疗/放疗者，5年生存率比单独化疗/放疗的高。Fist等还发现对非局限性胃肠道淋巴瘤的患者（ⅡE～Ⅳ期），手术切除主要原发病灶后，能获得较高的持续完全缓解率和生存率。近期的一系列研究尚未能给出哪种治疗方案更有效，这一重要问题的答案，由于缺乏随机化和前瞻性试验研究，目前还不能得出明确的结论。

随访

本例患者因为淋巴瘤已经广泛侵及肠道和多处淋巴结，没有行肠道切除。计划行全身化疗。

经验教训

本例的经验教训：

1. 原发性胃肠道淋巴瘤少见，但却是淋巴结外淋巴瘤最常见的形式。
2. 诱发肠道淋巴瘤的因素包括艾滋病，长期服用免疫抑制剂治疗（移植手术后），慢性全结肠炎与自身免疫性疾病。
3. 手术是局部肠道淋巴瘤的最佳治疗方案。但对于播散性疾病存在争议；有限的证据表明，手术切除/减瘤后联合化疗能带来更高的缓解率和生存率。

（汤小伟　译　杨桂元　校）

参　考　文　献

1. Turowski GA, et al. Primary malignant lymphoma of the intestine. Am J Surg, 1995, 169：433-441.
2. List AF, et al. Non-Hodgkin's lymphoma of the gastrointestinal tract：an analysis of clinical and pathologic features affecting outcome. J Clin Onc, 1988, 6：1125-1133.
3. Talamonti MS, et al. Gastrointestinal lymphoma. Arch Surg, 1990, 125：972-977.
4. Amer MH, et al. Gastrointestinal lymphoma in adults. Gastroenterology, 1994, 106：846-858.
5. Weingrad DN, et al. Primary gastrointesinal lymphoma：a 30 year review. Cancer, 1982, 49：1258-1265.
6. Shia J, Teruya-Feldstein J, Pan D, et al. Primary follicular lymphoma of the gastrointestinal tract：a clinical and pathologic study of 26 cases. Am J Surg Pathol, 2002, 26（2）：216-224.

病例 32 右侧踝骨骨折伴肝功能异常一例

病 史

特征及主诉：39 岁男性，肝功能异常。

现病史：患者因在交通事故中右脚踝骨折收入院。计划行手术复位与内固定术。因为患者有严重的抑郁症，手术被推迟。对患者进行了精神病学咨询和血液检测。发现肝生化指标异常。患者无明显症状，并否认任何黄疸、发热、关节痛、腹痛、恶心、呕吐、呕血、黑便或疲劳。无输血史。否认服用对乙酰氨基酚、非甾体抗炎药或其他药物。有静脉注射吸毒史且较为复杂。在少年时期与 20~30 岁期间，静脉注射毒品，没有肝炎或其他并发症。12 年前戒毒。但 2 个月前，他毒瘾复发，大量使用静脉注射毒品持续约 2 周。但在过去的 6 周内（包括骨折后的 3 周）未吸毒。

既往史：抑郁症。

药物史：氯硝西泮，双丙戊酸钠。

个人和社会史：无大量饮酒与吸烟史，无旅行史，离异。

家族史：无相关严重疾病家族史。

体格检查

生命体征：BP：109/68mmHg，HR：70 次/分，RR：16 次/分，T：37.1℃。体重：81.72kg，身高：172.72cm。全身情况：正常。皮肤：正常。四肢：右踝骨折。头颈耳鼻喉：正常。肺：正常。心脏：正常。腹部：腹软，无腹肌紧张，无器官肿大，无包块。直肠：正常。神经系统：正常。

辅助检查

表 32-1 血细胞分析、肾功能

血细胞分析	第 7 天
Hb（g/dl）	14.3

续 表

Hct（%）	44.6
WBC（$\times 10^9$/L）	8.1
Pmn	70
Lymph	18
Mono	11
Plt（$\times 10^9$/L）	262
肾功能	
Na（mEq/L）	137
K（mEq/L）	4.5
Cl（mEq/L）	99
HCO_2（mEq/L）	30
Glu（mg/dl）	105
Urea（mg/dl）	12
Creat（mg/dl）	1.0
Ca（mg/dl）	8.7

表 32-2 肝功能、凝血

肝功能	第7天	第14天	第19天	第25天	第30天	第70天
TProt（g/dl）	6.2	6.9	6.1	6.5	6.6	
Alb（g/dl）	3.3	3.6	3.5	3.6	3.6	
TBili（mg/dl）	1.3	1.5	1.2	2.5	2.1	0.8
DBili（mg/dl）	0.3	0.4	0.3	1	0.7	0.6
AlkP（U/L）	86	125	183	188	133	100
ALT（U/L）	341	559	839	1178	579	100
AST（U/L）	207	376	545	746	217	74
LDH		361				
凝血						
PT（sec）	11.6				11.9	
PTT（sec）	25.5				31	

表 32-3 病毒相关指标

病毒相关指标	第7天	第19天
HAV IgM	阴性	
HAV IgG	阴性	

续　表

病毒相关指标	第 7 天	第 19 天
HBsAg	阴性	
HBcAb	阴性	
HCV Ab	阴性	阳性
HIV Ab	阴性	

表 32-4　其他实验室检查

其他	第 7 天
Iron（mic. g/dl）	119
TIBC（mic. g/dl）	375
%Sat	32
Ferritin（mic. g/L）	1841
RPR	阴性
U/A	阴性
铜蓝蛋白	37. 2
ANA	阴性
TSH	1. 16
对乙酰氨基酚	<1. 0

问题

进行下一步之前，思考下述问题：

1. 典型丙型肝炎病毒感染者的临床表现是什么?
2. 感染丙型肝炎病毒患者的自然病程是什么?
3. 对急性丙型肝炎的早期治疗是否能阻止其发展为慢性丙型肝炎?

诊断和讨论

最终诊断：急性丙型肝炎。

1. 丙型肝炎病毒感染患者典型的临床表现是什么?

在美国，丙型肝炎病毒（hepatitis C virus，HCV）的慢性感染是导致慢性肝病最常见的原因，也是肝移植最常见的适应证。大约有 400 万的美国人感染 HCV。大多数新感染丙型肝炎病毒病例是通过污染的针头与静脉吸毒引起的，本例即是如此。在 HCV 被确认为是引起输血后肝炎的主要原因前，我们对急性丙型肝炎的认识来自于输血后发生的非甲、非乙型肝炎（non-A, non-B hepatitis，NANB）。暴露于 HCV 和出现急性病毒性肝炎的临床表现之间的潜伏期为 15~150 天（平均 50 天）。大多数，占 60%~70%的病例均无症状。输血后肝炎常常是通过单独的抽血化验指标异常而明确的。本例患者整个病程中都无症状，如果不是因为伴发创伤和抑郁症住院，就不会得到确诊。这就解释了为什么只有很少的医生见到过急性 HCV 感染。

实验室诊断急性 HCV 感染需要检测到抗体（或 PCR）从阴性转为阳性，本例即是如此。几乎所有的急性 HCV 感染病例都能发现典型的 IgM 抗体反应。然而，抗体反应极少发生在抗-HCV IgG 出现之前。抗体高滴度水平可维持几个月。50%~80%的慢性 HCV 感染者可检测到低滴度的 IgM 型抗-HCV。尚无商品化的检测 IgM 抗-HCV 抗体的试剂盒供应。

2. 丙型肝炎病毒感染的自然病程是什么？

想要从现有的研究资料很好地了解 HCV 感染的自然病程不太可能。Seeff 总结了大部分可用的研究数据。由于存在选择偏倚，这一回顾性研究被认为高估了 HCV 的严重后遗症的发生率。这一研究没有纳入亚临床无症状 HCV 患者，所以无法估计所有 HCV 感染者发展到终末期肝病的百分比。前瞻性研究则可能低估严重后遗症的发生率。最长的前瞻性研究持续 14 年，现已被认为时间过短，不足以观察到大多数严重长期后遗症。总体上，回顾性研究认为大多数 HCV 感染者会发生慢性肝炎，20 年后有 40%左右的患者发生肝硬化，30 年后有 15%发生肝癌。前瞻性研究估计的发病率则低得多（15%肝硬化，3%肝癌）。国立心、肺和血液研究所（NHLBI）进行了一项长期的对照临床研究，比较输血相关性非甲非乙型肝炎患者和输血后未发生肝炎者临床结果。随访 18 年和 20 年时，两组的整体死亡率相似。两组中的大多数死亡病例均发生在输血后的 5~6 年内。由肝脏疾病导致的死亡率相对较低（3.2%），但显著高于对照组。最重要的是，71%的死于肝病者是重度饮酒者。随访 18~20 年后，约 25%的患者感染消退，40%的患者 ALT 水平持续较高。80%的人没有或很少有肝脏疾病表现。只有肝硬化者有肝病临床表现（15%~20%）。

空军新兵研究着眼于近 8600 新兵的长期死亡率研究。11 例检测 HCV RNA 为阳性。50 年后，这 11 人中有 2 人（18%）发病或死亡，而血清阴性组则只有 2.4%。可以推测的结论是，约 80%的 HCV 感染者似乎不会进展到终末期肝病（图 32-1），但 20%会出现组织纤维化和肝硬化，并会进展为严重的终末期肝病。

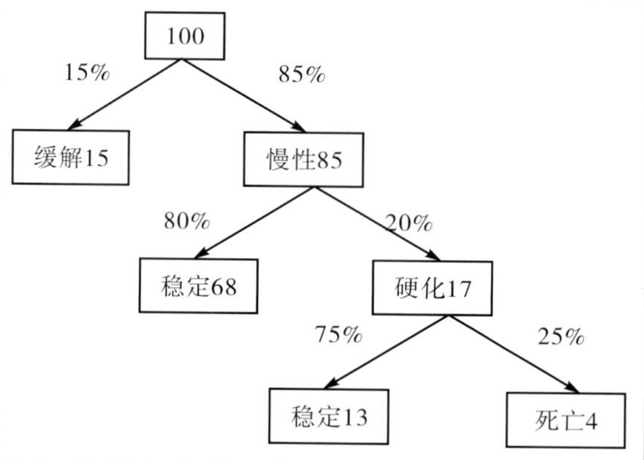

图 32-1 丙型肝炎病毒感染的结果

HCV 的基因型（1，2，或 3）影响急性感染的自然病程。Amoroso 等研究了 42 例急性 HCV（基因型 1a：38%，基因型 1b：34%，基因型 2：10%，基因型 3：4%）患者。42 例中有 15 例在一年后为 HCV 阴性且转氨酶正常，总体慢性化率为 60%。但基因型 1b 者慢性化率为 92%。这种基因型也与组织学评分更严重相关。许多研究发现在基因型 1b 者，慢性肝炎、肝硬化或肝癌发生率较高。在西方国家，慢性肝病患者 HCV 感染的基因型多为 1 型和 2 型。

3. 急性丙型肝炎的干扰素治疗

治疗慢性丙型肝炎病毒感染最好的方案（聚乙二醇干扰素 α-2a 或 2b 联合利巴韦林）只能清除 50%~60%慢性感染者的病毒。最近的证据表明，大多数近期 HCV 感染的患者可以通过单用干扰素治愈。Jaeckel 等对 44 例近期感染 HCV 的患者持续 1 个月内每天使用干扰素，然后每周 3 次使用干扰素，治疗时间共 24 周。平均 3.2 周后，血清中即检测不出 HCV RNA。血清 ALT 迅速下降，开始治疗 10.4 周内就恢复正常。24 周后，所有 42 例完成治疗的患者都检测不出 HCV RNA。48 周时仍检测不到病毒。干扰素的应答不受病毒基因型，患者的性别，或传染模式的影响。

Sata 等研究了干扰素起始治疗的时间，对象是在针刺意外中感染 HCV 的健康卫生保健工作者。7 名 HCV 急性感染者在急性肝炎发作后接受了 5~25 周的观察，未进行治疗。均为 HCV RNA 阳性。直到血清 ALT 升高并检测到 HCV 时，才开始进行干扰素治疗。治疗后，AST 和 ALT 持续正常，HCV RNA 维持阴性持续至少 1 年。由于通过针刺事故感染 HCV 的概率较低，并且 20%~30%的急性 HCV 可自行消退，所以干扰素治疗可推迟数月直到感染状态明确后开始。诊断感染的最佳方式可能是 PCR 检测，而非抗体检测。

经验教训

本例的经验教训：

1. 急性 HCV 感染的患者大多数无症状，且不进展到肝硬化或肝癌。
2. 急性 HCV 感染早期采用干扰素 α-2b 单药治疗可以防止向慢性 HCV 感染进展。
3. 对针刺伤的治疗可以等到 HCV 感染被确诊后才开始。

（汤小伟　译　杨桂元　校）

参 考 文 献

1. Seeff LB. Natural history of hepatitis C. Am J Med, 1999, 107：10S-15S.
2. Jaeckel E. Treatment of acute hepatitis C with Interferon Alfa-2b. N Engl J Med, 2001, 345：1452-1457.
3. Toyoda H. Eradication of hepatitis C virus 1b by interferon in a health care worker with acute hepatitis following needlestick transmission from a patient with chronic hepatitis C unresponsive to interferon. Scand J Gastroenterol, 2000, 35：1117-1120.
4. Amoroso P. Correlation between virus genotype and chronicity rate in acute hepatitis C. J Hepatol, 1998, 28：939-944.
5. Sata M, Ide T, Noguchi S, et al. Timing of IFN therapy initiation for acute hepatitis C after accidental needlestick. J Hepatol, 1997, 27：425-426.

6. Brillanti S. Serum IgM antibodies to hepatitis C virus in acute and chronic hepatitis C. Arch Virol, 1993, 8 (suppl): 213-218.

7. Seeff LB, Hollinger FB, Alter HJ, et al. Long-term mortality and morbidity of transfusion-associated non-A, non-B, and type C hepatitis: A National Heart, Lung, and Blood Institute collaborative study. Hepatology, 2001, 33 (2): 455-463.

8. Wang TY, Kuo HT, Chen LC, et al. Use of polymerase chain reaction for early detection and management of hepatitis C virus infection after needlestick injury. Ann Clin Lab Sci, 2002, 32 (2): 137-141.

病例 33 胆道金属支架发生梗阻

病 史

特征及主诉：50岁男性，发热伴黄疸。

现病史：自1999年4月，患者发生胰腺癌并转移到肝脏和骨骼，接受5-FU+吉西他滨化疗。2000年5月，因胆道梗阻行胆道支架置入治疗。2000年10月出现$T_2 \sim T_4$脊髓压迫症状。随后开始类固醇，放射和康复治疗。4周后突发胆道感染，发热，低血压，心动过速，腹痛，恶心，呕吐，黄疸逐渐加重。

既往史：胰腺癌伴转移，肱骨骨折。

服用药物史：雷尼替丁，曲唑酮。近期使用广谱抗生素和多巴胺。

社会史与个人史：不嗜烟酒，无药物滥用史，无旅游史，家庭和经济状况稳定。

家庭史：无相关性严重疾病家族史。

体格检查

生命体征：BP：95/67mmHg，HR：125次/分，RR：18次/分，T：39.3℃。体重：61.74kg；身高：160cm。一般情况：明显黄疸。皮肤：黄疸，无皮疹。四肢：无苍白，无杵状指，无水肿。头眼耳鼻喉：巩膜黄疸，咽清楚。肺：听诊呈清音。心脏：心动过速，无杂音。腹部：腹软，肠鸣音正常，广泛压痛，不伴反跳痛或Murphy's征，上腹部明显饱满。直肠：褐色大便。神经：感觉减退，下肢明显无力。

辅助检查

表 33-1 实验室检查

血细胞分析	
Hb（g/dl）	9.2
Hct（%）	27.8

续 表

WBC（$\times10^9$/L）	24.7
Bands	79
Plt（$\times10^9$/L）	125
肝肾功能	
Na（mEq/L）	132
K（mEq/L）	3.6
Cl（mEq/L）	100
HCO_2（mEq/L）	27
Glu（mg/dl）	116
Urea（mg/dl）	9
Creat（mg/dl）	0.7
UA（mg/dl）	4.1
TProt（g/dl）	5.1
Alb（g/dl）	1.4
TBili（mg/dl）	8.8
DBili（mg/dl）	6.9
AlkP（U/L）	623
ALT（U/L）	352
AST（U/L）	176
GGT	432
凝血	
PT（sec）	15.2
PTT（sec）	34.2

内镜学检查

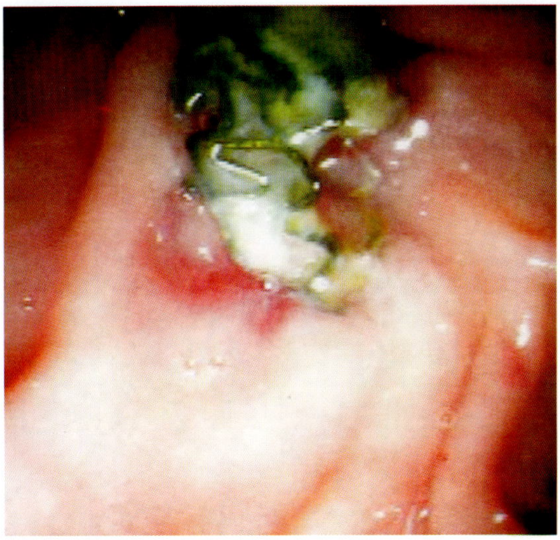

图 33-1　梗阻的胆道金属支架

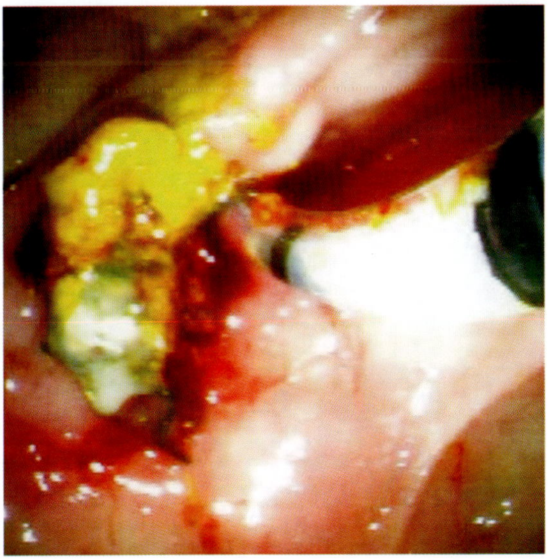

图 33-2　通过支架对胆道成功插管

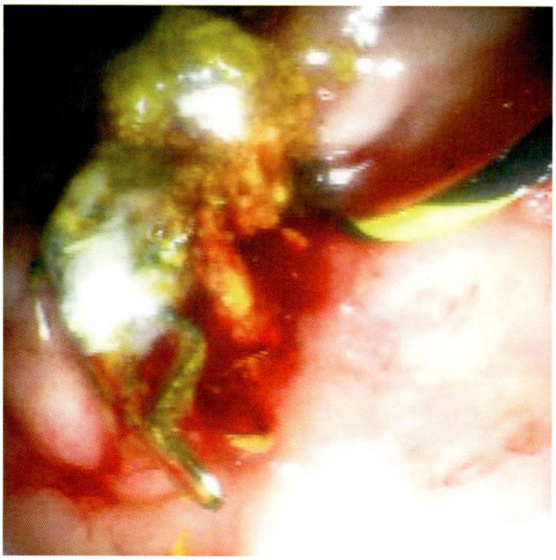

图 33-3　插入导丝引导支架的植入

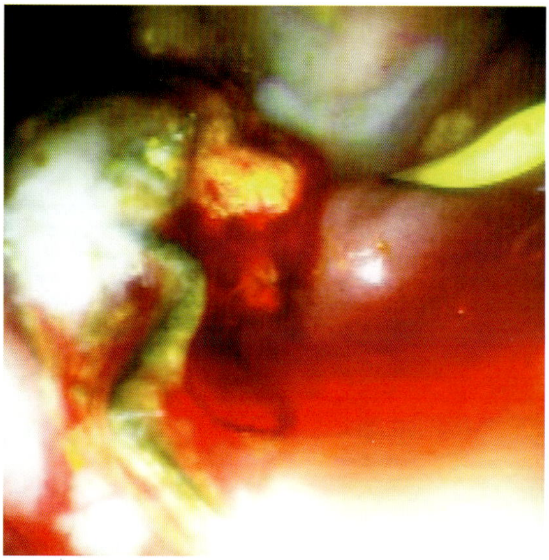

图 33-4　可见导丝周围流出的脓液

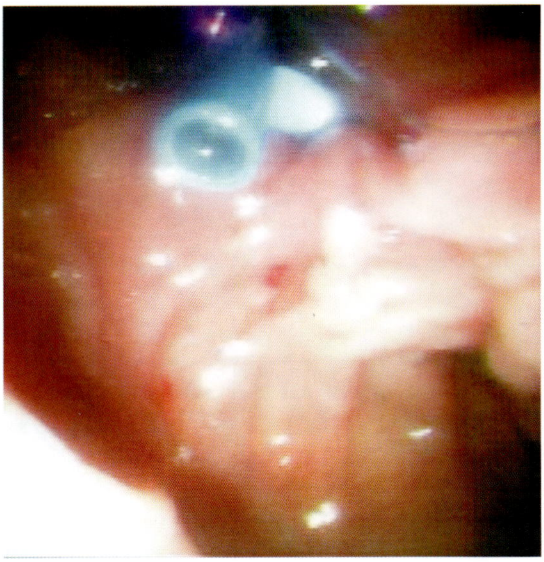

图 33-5　植入胆道塑料支架

影像学检查

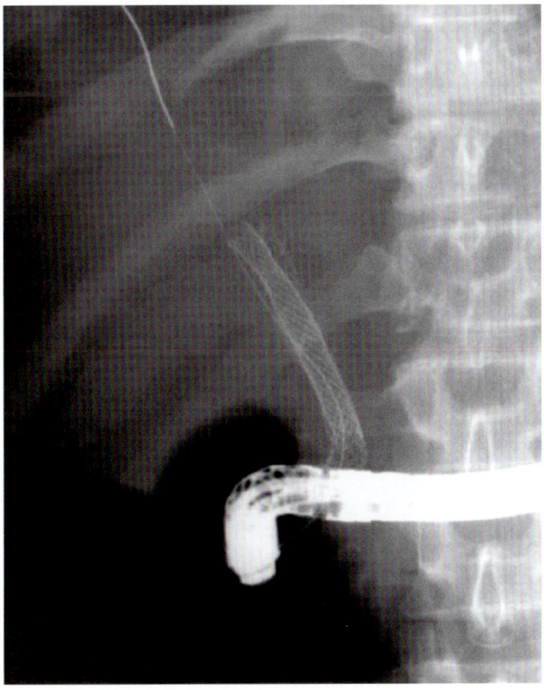

图 33-6　ERCP 显示胆道内的金属支架。在导丝的辅助下成功插管

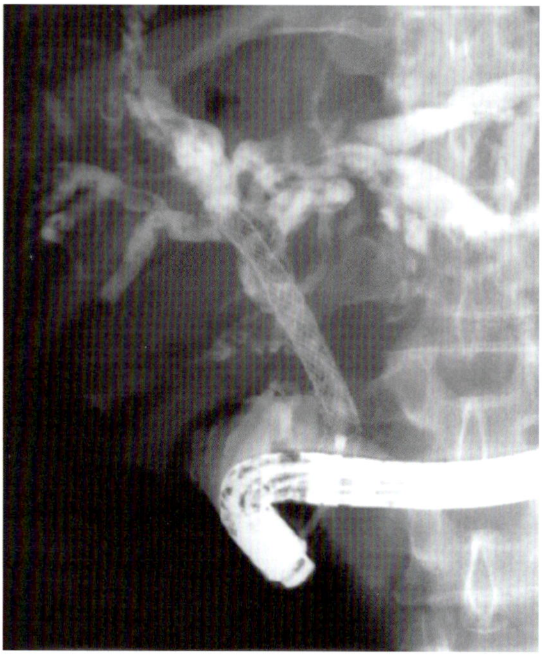

图 33-7 胆管造影显示金属支架内有黏膜充盈缺损，可能由肿瘤组织向内生长引起

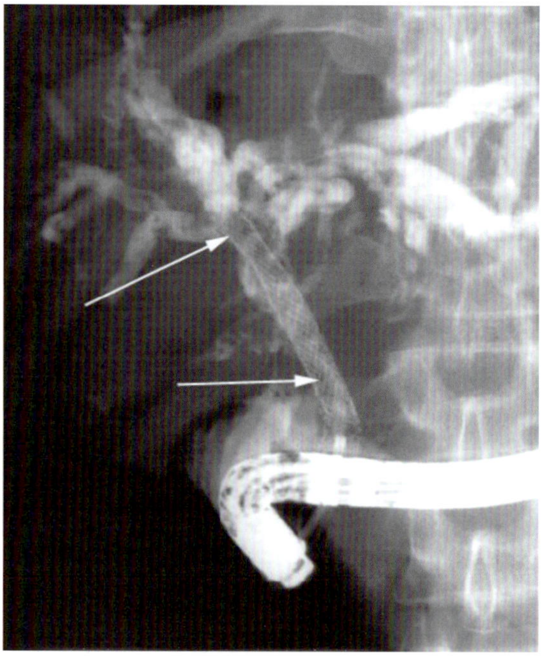

图 33-8 进一步的造影发现支架梗阻与肝内胆管扩张

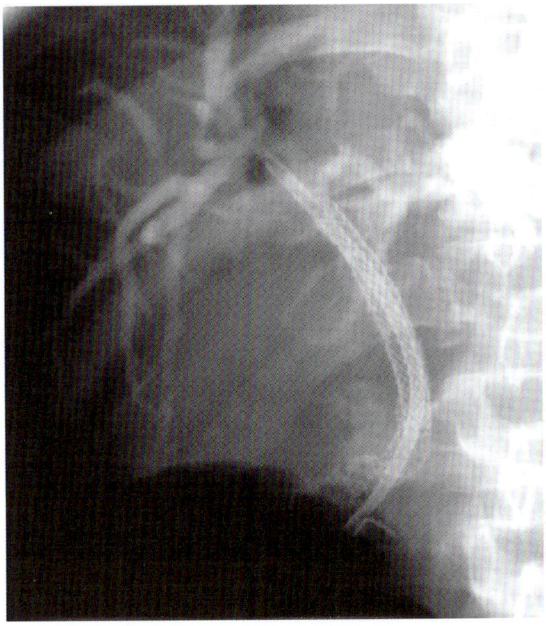

图 33-9　植入一枚塑料支架

问题

进行下一步之前，思考下述问题：

1. 金属支架与塑料支架对恶性胆道梗阻的治疗作用如何？
2. 胆道金属支架的长期疗效如何，并发症有哪些？
3. 胆道金属支架闭塞有哪些处理方法？

诊断和讨论

最终诊断：急性胆管炎，转移性胰腺癌，胆道金属支架闭塞。

1. 金属支架与塑料支架对恶性胆道梗阻的治疗作用如何？

由胆道恶性梗阻引起的梗阻性黄疸的常见病因包括胰腺癌、胆管癌、壶腹癌或转移性肿瘤。在明确诊断时这些患者的病情通常已为晚期，针对黄疸的姑息性治疗成为治疗的主要目标。与胆道旁路手术相比，内镜下胆道支架治疗已被证明死亡率较低。放置塑料支架的主要缺点是支架闭塞，这种情况一般发生在放置后的3~4个月。30%~60%的患者需要重置胆道支架。尽管已通过改变支架的设计和材料，或给予抗生素、阿司匹林或改变胆汁成分等诸多方法尝试保持支架通畅，但支架堵塞仍然是一个重要的临床难题。

Matsuda 等在 226 例首次使用胆道塑料支架的恶性梗阻性黄疸患者中对影响支架通畅率

的因素进行了研究。高龄和插管前血清胆红素水平升高被认为是限制支架通畅时间的显著不利因素。而不同类型的诊断，狭窄的位置，或支架的长度和大小与支架的通畅率无关。

塑料支架的内径为2~3mm。金属支架扩张后内径可从小于3mm扩张到7~9mm。三项比较膨式金属支架与塑料支架的随机对照试验发现，不管支架设计类型如何，超过90%的患者可以得到初期有效引流。但与金属支架相比，塑料支架的阻塞率较高，胆管炎率较高，住院时间较长。

2. 胆道金属支架的长期疗效如何，并发症有哪些？

早期并发症主要由内镜操作引起。技术问题包括滚动膜移除不完全，支架扩张失败，支架释放后无法移除内行导管，这些并发症罕见。胆泥阻塞或肿瘤内生长导致早期支架功能障碍极为罕见，但在产黏液肿瘤或快速进展型癌症患者出现黏液阻塞的情况下可以发生。晚期并发症的发生与肿瘤内向生长，肿瘤过度生长，胆泥阻塞，支架的近端部分嵌入或穿透胆管壁等因素导致的支架功能障碍相关。

Schofl等报道了对接受胆道自膨胀金属支架治疗的52例患者进行的一项回顾性研究。第一次放置支架的技术失败率是7.7%。由支架植入错位引起的相关死亡病例为2例(3.8%)。7名患者在支架植入后的前30天内死亡（13.5%）。死亡原因为支架植入到胆管外，支架植入到胆囊管需要剖腹探查，肺动脉栓塞，恶性疾病进展，有1例原因不明。支架闭塞是晚期并发症（超过30天）的主要原因。5例患者是因为肿瘤组织的内生长，4例为胆泥梗阻，1例为胆道出血。7例患者出现了支架梗阻引起的急性胆管炎。2例患者发生了急性胰腺炎，且1例死亡。中位生存期为216天，支架通畅中位数是291天。年龄，性别，阻塞的长度与位置，先前存在的胆管炎，植入支架的长度对存活率无显著影响。

Hoepffner等报告了118例恶性胆道梗阻患者使用总计127个自膨胀金属支架治疗的长期经验，其中102例在内镜下植入。67例患者随访时间小于3个月或在3个月内死亡。其中有6例患者（9%）胆汁淤滞的迹象平均出现在第43天（7~85天）。支架闭塞的原因是肿瘤组织通过支架的网孔内向性生长和肿瘤组织的外向性生长，后者尤其发生在支架远端。对生存时间超过3个月的51例患者，平均随访了12个月。他们的中位生存时间为339天。其6个月、12个月和18个月的支架通畅率分别为86%、72%和64%。对应的患者存活率分别为63%、35%和17%。没有明显的支架相关的并发症发生。但是由于肿瘤组织通过支架网孔内向性生长和在支架末端肿瘤组织的外向性生长，在支架植入平均168天后12%的患者发生闭塞。另有研究报道，使用大的导管插管与支架快速地扩张能延长支架的通畅时间。

Rossi等报道他们的临床经验，21例恶性梗阻性黄疸患者，使用部分覆盖聚氨酯聚合物膜的支架治疗，随访23个月，存活率为28%。大多数的死亡发生在支架植入后的前6个月。整组平均存活时间为10个月，而中位生存期只有5个月。在6个月和23个月时支架的自发通畅率分别为46.8%和24.6%。辅助通畅率（内镜干预处理闭塞支架）分别为66.3%和59%。与已经报道的裸露支架的研究结果相比，这种覆膜支架能提高患者生存率，但两种支架的通畅时间没有显著的差别。这是因为支架表面覆盖的膜不足以防止肿瘤组织的内向性生长。但也有效果更好的使用覆膜支架的报道。

3. 胆道金属支架闭塞有哪些处理方法？

Carr-Locke等进行了一项多中心回顾性研究，经内镜处理38例患者的44例次支架闭塞。初始放置支架的适应证是：胰腺癌、转移性癌、胆管癌、淋巴瘤、胆囊癌、十二指肠癌和良性术后狭窄。支架闭塞的原因包括肿瘤组织内向性生长（呈支架内致密狭窄状），肿瘤过度生长（呈支架的近端或远端新发狭窄状），组织碎片或胆泥闭塞（呈支架腔内充盈缺损）。通过在第一个金属支架内插入另一个金属或塑料支架，或机械清洗（通过气球、导管或导丝扩张狭窄段）等方法使梗阻的金属支架再通。第一个金属支架植入后的中位通畅时间为 102 天（12~280 天）。43 例支架梗阻（98%）在内镜下成功处理，无明显并发症的发生。这些患者部分在中位随访 75 天（14~353 天）后植入另一枚金属支架；部分在中位随访 128 天（7~370 天）后植入另一枚塑料支架；部分在中位随访 176 天（9~278 天）后进行机械清洗。使用以上 3 种方法处理第一次金属支架闭塞后的中位生存时间分别为 70 天（22~118 天），98 天（54~142 天）和 34 天（30~38 天）。不同方法治疗的患者之间的存活率差异无统计学意义。初次金属支架闭塞经处理后，部分患者再次发生支架闭塞，其中 6 例（32%）再次植入金属支架，5 例（25%）植入塑料支架，3 例（60%）进行机械清洗。经 3 种方法处理的初始金属支架的中位通畅时间分别为 75 天（43~107 天），90 天（71~109 天），34 天（30~38 天）。不同的处理方法之间的支架通畅无显著差异。这些处理方法似乎同样有效。但是，增量成本效益的分析结果表明，塑料支架植入是最符合成本效益的选择。

经验教训

本例的经验教训：

1. 自膨式金属支架是安全的，可以成功用于许多患者，有较高的通畅率和较低胆管炎发生率，在治疗恶性胆道梗阻时是符合成本效益原则的选择。

2. 由于肿瘤组织通过网孔内向生长，或在支架近端或远端过度生长，最终约 10% 的可膨胀金属支架发生闭塞。与标准的裸金属支架相比，部分覆膜支架没有显示出更长的通畅时间。

3. 处理闭塞金属支架的方法包括在第一枚金属支架内植入另一枚金属支架，或植入一枚塑料支架，或机械清洗，3 种方法同样有效。植入塑料支架可能是最符合成本效益的选择。

（汤小伟　译　杨桂元　校）

参　考　文　献

1. Huibregtse K. The Wallstent for malignant biliary obstruction. Gast Endos Clin N Am, 1999, 9：491-501.
2. Sung, et al. Long-term Ciprofloxacin treatment for the prevention of biliary stent blockage：A prospective randomized study. Am J Gastro, 1999, 94：3197-3201.
3. Luman, et al. A combination of ciprofloxacin and rowachol does not prevent biliary stent occlusion. Gastrointest Endosc, 1999, 49：316-320.
4. Matsuda, et al. Factors affecting the patency of stents in malignant biliary obstructive disease：univariate and multivariate analysis. Am J Gastroenterol, 1991, 86：843-848.
5. Lee, at al. Metalic stents in malignant biliary obstruction：Prospective long-term clinical results. Am J Radiol,

1997, 168 : 741-745.

6. Schmassmann, et al. Wallstents vs plastic stents in malignant biliary obstruction: Effects of stent patency of the first and second stent on patient compliance and survival. Am J Gastroenterol, 1996, 91 : 654-659.
7. Fockens, et al. Early recurrence of obstructive jaundice after placement of a self-expanding metal endoprosthesis. Endoscopy, 1992, 24 : 428-430.
8. Schofl, et al. Malignant bile-duct obstruction: Experience with self-expanding metal endoprostheses (Wallstents) in Austria. Endoscopy, 1994, 26 : 592-596.
9. Hoepffner, et al. Long term experience in Wallstent therapy for malignant choledochal stenosis. Endoscopy, 1994, 26 : 597-602.
10. O'Brien et al. A three year follow up of self expanding metal stents in the endoscopic palliation of longterm survivors with malignant biliary obstruction. Gut, 1995, 36 : 618-821.
11. Van Berkel, et al. Wallstents for metastatic biliary obstruction. Endoscopy, 1996, 28 : 418-421.
12. Rossi, et al. Clinical experience with covered Wallstents for biliary malignancies: 23-month follow-up. Cardiovasc Intervent Radiol, 1997, 20 : 441-447.
13. Tham, et al. Management of occluded biliary Wallstents. Gut, 1998, 42 : 703-707.
14. Isayama H, Komatsu Y, Tsujino T, et al. Polyurethane-covered metal stent for management of distal malignant biliary obstruction. Gastrointest Endosc, 2002, 55 (3) : 366-370.
15. Kim HS, Lee DK, Kim HG, et al. Features of malignant biliary obstruction affecting the patency of metallic stents: a multicenter study. Gastrointest Endosc, 2002, 55 (3) : 359-365.

病例 34 黏膜下肿瘤引起的消化道出血

病 史

特征及主诉：48 岁男性，发热。

现病史：患者于 1 年前开始出现每天发热（37.7～38.3℃）、畏寒、盗汗和厌食。并感到疲劳。自述约一年前还出现过腹部隐约不适，但几个星期后自动缓解。过去 3～4 个月，患者有早饱感，体重下降 9kg。无恶心、呕吐、吞咽困难、吞咽疼痛、黑便、便血、大便习惯的改变、咳嗽、咯血、血尿，尿液或粪便的颜色无任何变化。

既往史：无。

药物史：扑热息痛 prn。

个人和社会史：出生、成长并现居住于休斯顿。1972 年服兵役。最近无旅游史。已婚并有 2 个小孩，均健康。无性病史。无过量饮酒吸烟史，无药物滥用史。从事油漆工作 40 年。

家族史：父亲在他 28 岁时死于胃癌。

体 格 检 查

生命体征：BP：126/76mmHg，HR：84 次/分，RR：16/分，T：37.6℃。体重：72.64kg，身高：175.26cm。一般情况：正常。皮肤：正常。四肢：正常。头眼耳鼻喉：正常。肺：正常。心：正常。腹部：腹软，无肌紧张，无器官肿大，无包块。直肠：正常。神经：正常。

辅 助 检 查

表 34-1 血细胞分析

血细胞分析	入院时	2 个月前	5 个月前
Hb（g/dl）	11.0	10.8	13.0
Hct（%）	33.9	33.0	9.5
WBC（$\times10^9$/L）	8.1	9.5	5.9

续 表

血细胞分析	入院时	2 个月前	5 个月前
Plt（$\times 10^9$/L）	416	418	283

表 34-2 其他实验室检查指标

肝肾功能	入院时
Na（mEq/L）	138
K（mEq/L）	3. 5
Cl（mEq/L）	101
HCO_2（mEq/L）	33
Glu（mg/dl）	119
Urea（mg/dl）	15
Creat（mg/dl）	1. 1
Ca（mg/dl）	9. 1
TProt（g/dl）	8. 3
Alb（g/dl）	3. 4
TBili（mg/dl）	0. 2
AlkP（U/L）	129
ALT（U/L）	32
AST（U/L）	12
LDH	104
凝血	
PT（sec）	13. 8
PTT（sec）	33
病毒指标	
HAV IgM	阴性
HAV IgG	阳性
HBsAg	阴性
HBsAb	阴性
HBcAb	阴性
HBV-DNA	阴性
HCV Ab	阴性
HCV PCR	阴性
HIV Ab	阴性
其他	
ESR（mm/1h）	27

续　表

Iron（mic. g/dl）	17
TIBC（mic. g/dl）	374
Ferritin（mic. g/L）	24
ANA	阴性
便隐血试验	阴性
TSH	1.8（nl）
RF	阴性
PPD	阴性

问题

进行下一步之前，思考下述问题：

1. 对这个患者的全身症状与缺铁性贫血的鉴别诊断是什么？
2. 怎样进一步评估这个患者？
3. 进一步收集资料时，继续考虑你的主要诊断。

内镜学检查

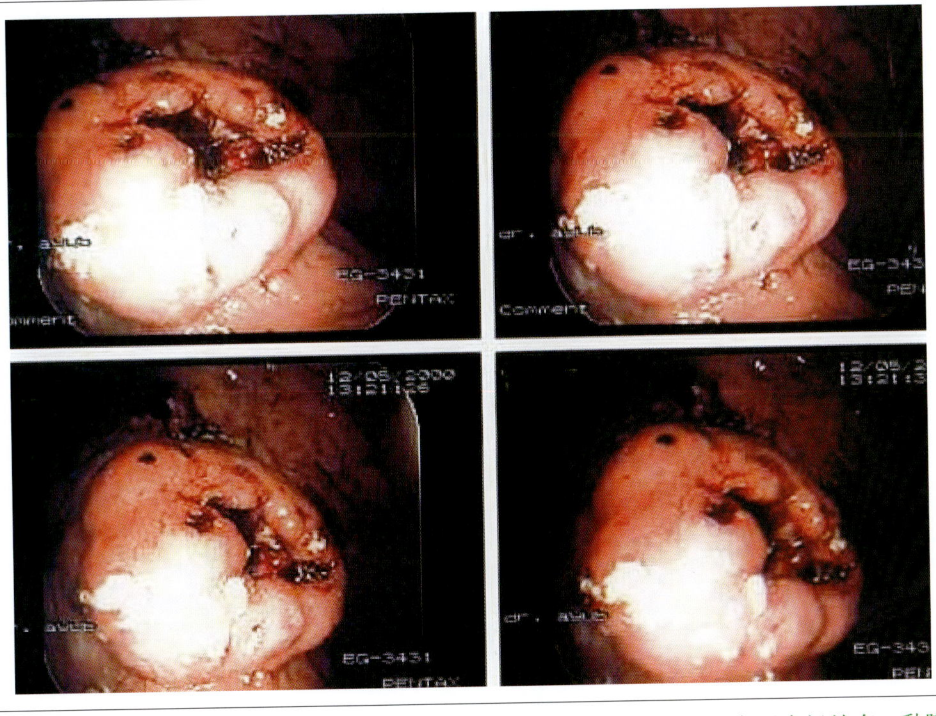

图 34-1　由于患者有贫血与胃癌家族史，故行上消化道内镜检查。发现胃小弯近贲门处有一黏膜下包块

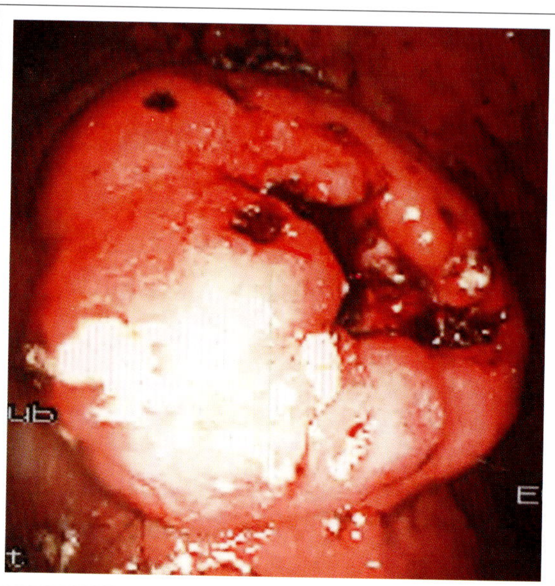

图 34-2 近距离检查发现包块被正常的黏膜组织覆盖，在黏膜的中央有一较大溃疡，可能是消化道出血的原因

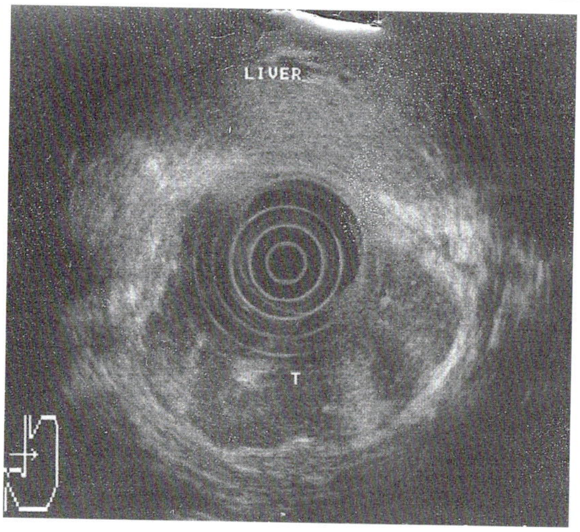

图 34-3 胃黏膜下包块在超声内镜（EUS）下的表现，包块的大小为 6cm×4cm，表面有不规则浆膜层，内部含有多个囊性结构

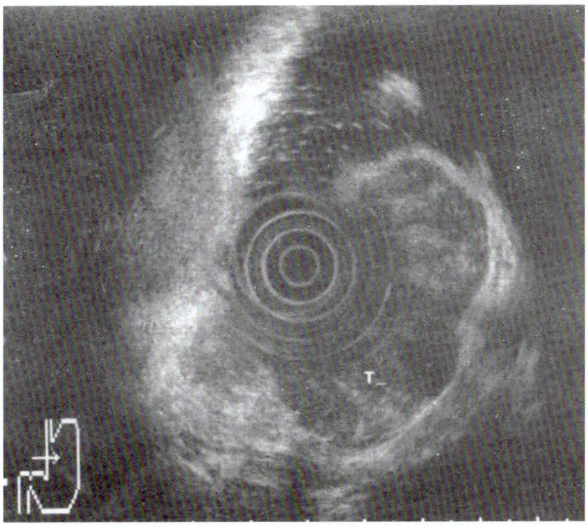

图 34-4　EUS 下不能判断肿块起源于胃的哪一层

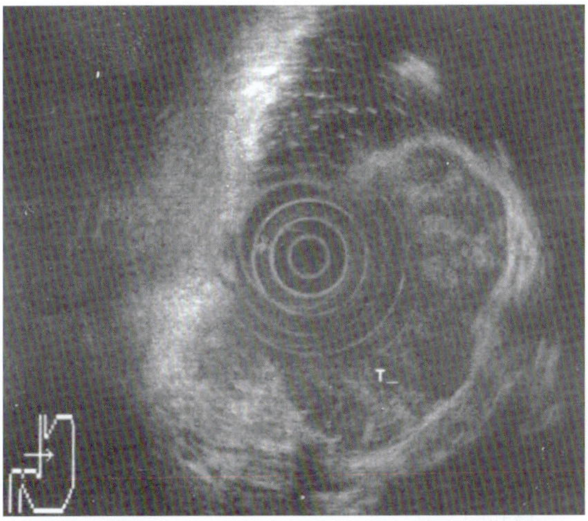

图 34-5　EUS 未见淋巴结（之一）

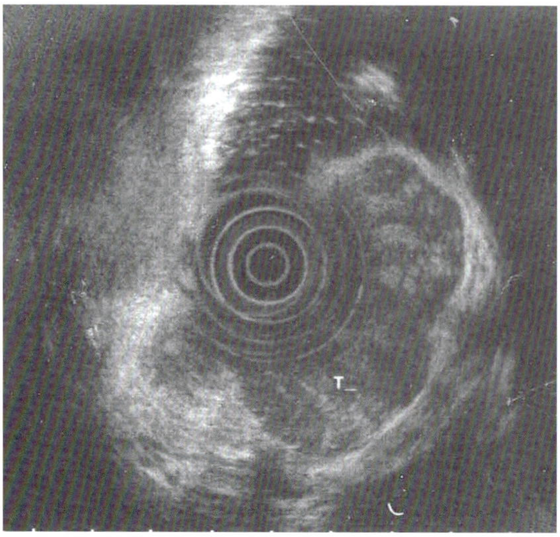

图 34-6　EUS 未见淋巴结（之二）

影像学检查

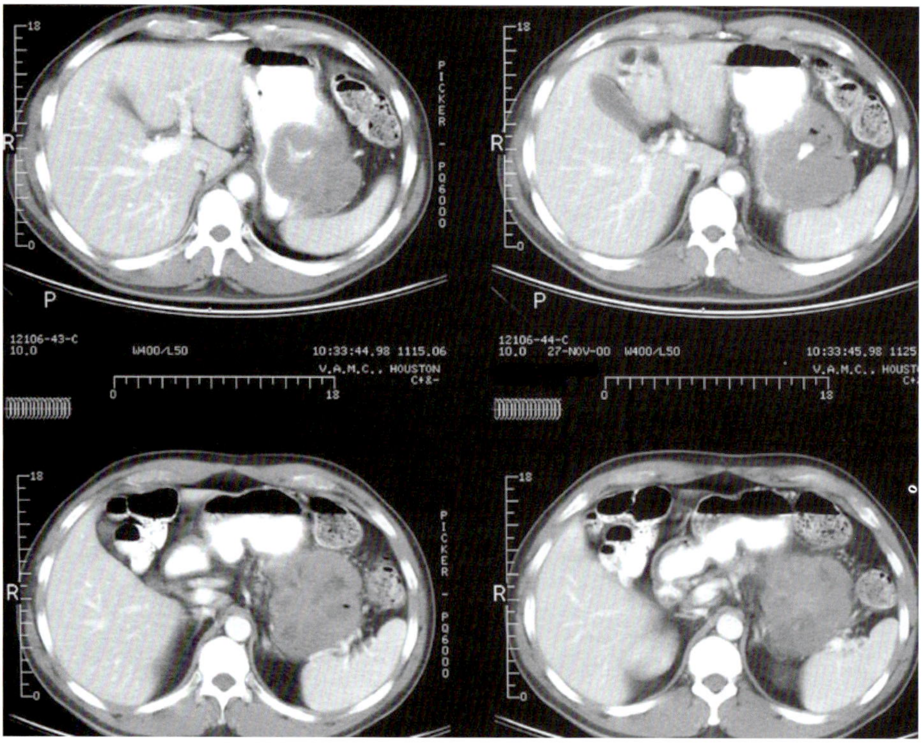

图 34-7　CT 显示胃壁上有一 8cm×8cm 的肿块伴溃疡。无明显的淋巴结与远处转移

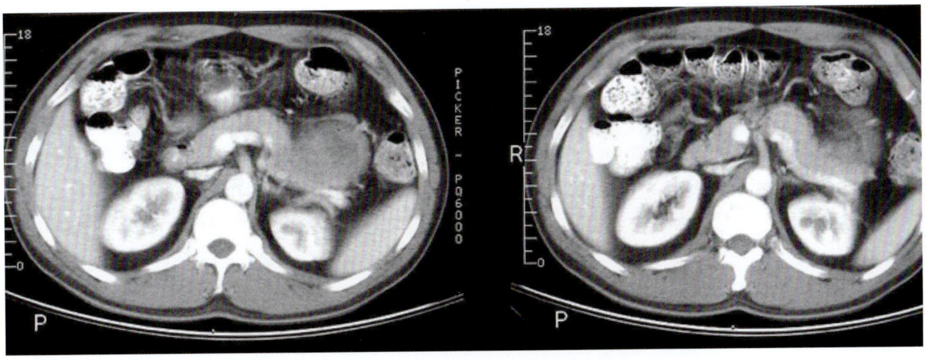

图 34-8　肿块延伸到胰尾的下方

病理学资料

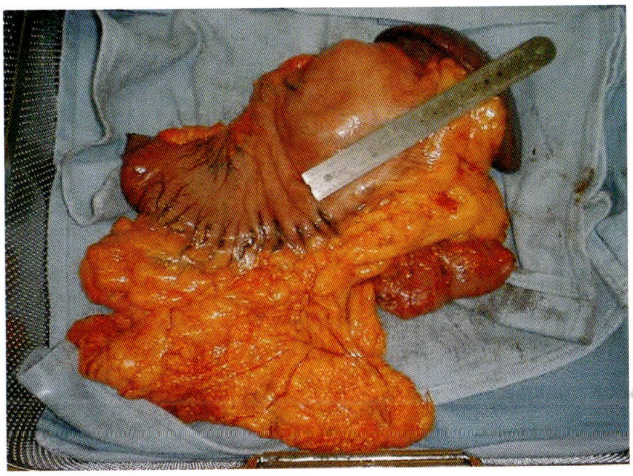

图 34-9　患者行胃切除术治疗。手术标本显示胃浆膜下有一凸出的肿瘤

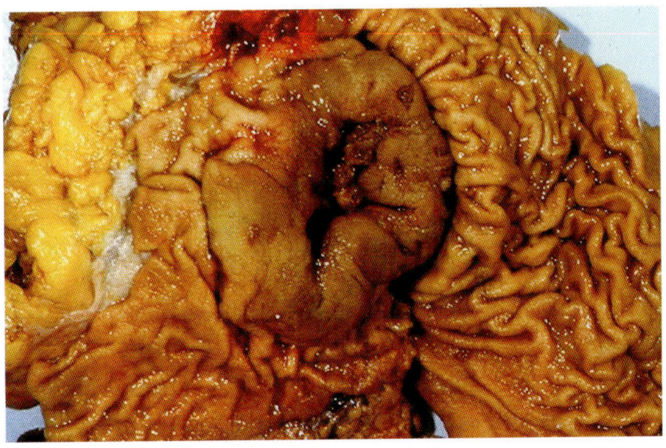

图 34-10　从黏膜层观察肿瘤的形态结构

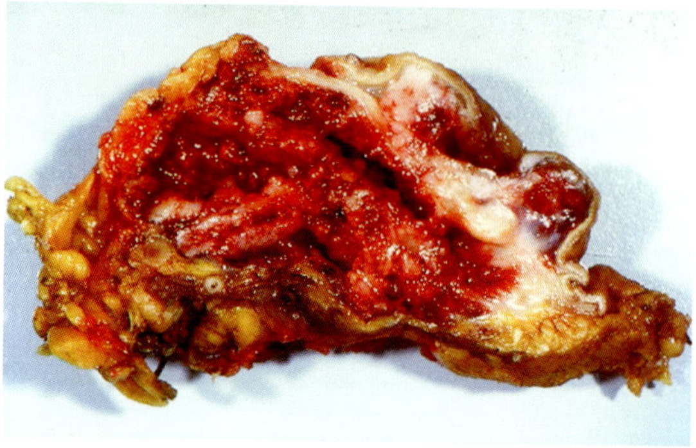

图 34-11　剖面显示肿瘤浸润胃壁但未穿透浆膜层

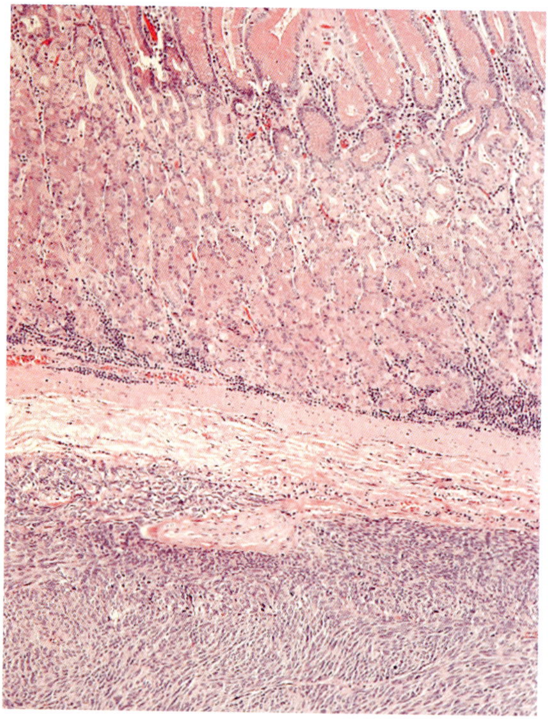

图 34-12　低倍镜下显示黏膜肌层将正常泌酸黏膜层与肿瘤分开

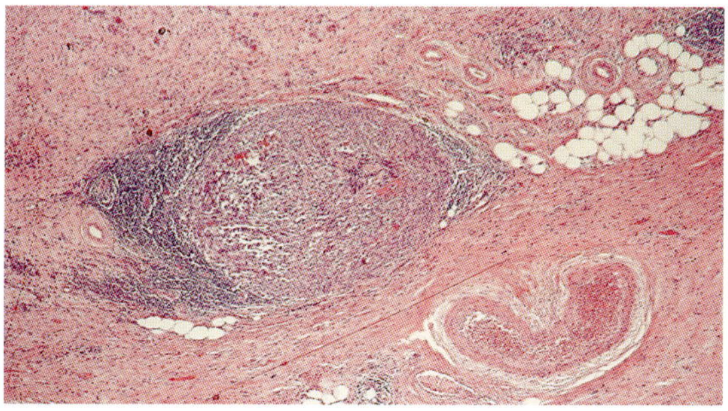

图 34-13　肿瘤浸润到胃壁的血管

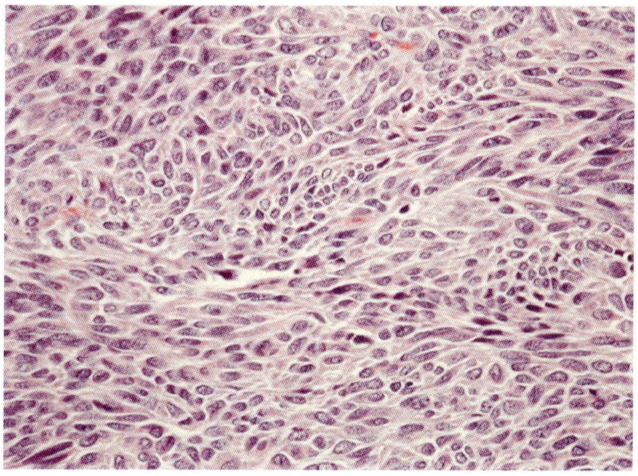

图 34-14　高倍镜下可以明显观察到肿瘤细胞呈梭形，也可以看到少许有丝分裂

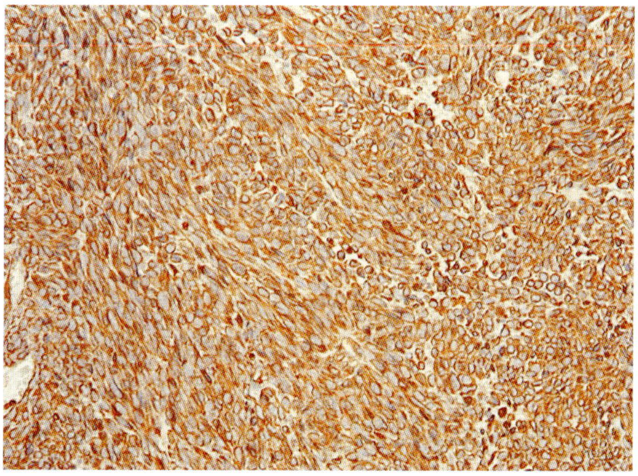

图 34-15　在主要肿瘤组织区域免疫染色为阳性

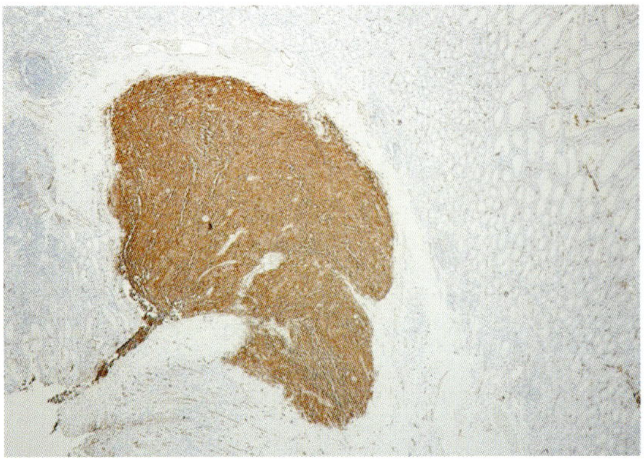

图 34-16 在胃的远端某处免疫染色也为阳性

诊断和讨论

最终诊断：胃肠道间质瘤（gastrointestinal stromal tumor，GIST）。

GIST 是一种罕见的胃肠道间叶细胞瘤，可能来源于 Cajal 间质细胞，一种肠起搏细胞。GIST 在以前被视为平滑肌瘤、平滑肌肉瘤，因为它们在光镜下与平滑肌细胞相似。然而，更详细的研究已经表明这些细胞与神经细胞关系更密切。这些肿瘤通常起源于肠壁或固有肌层和黏膜肌层之间，可向肠腔、浆膜扩大生长，或同时向两个方向生长。其临床表现、光镜下的表现和自然病史与平滑肌瘤大致相同。然而，新的化疗药物的出现迫使我们要进行非常特殊的细胞诊断。本次讨论集中于 GIST 的临床表现、影像学特征与组织学特点。另有一次讨论则偏向于分子生物学、预后和化疗。总体上，大于 2cm 的 GIST 可表现出恶性生物学行为，需要切除，但许多研究都专注于诊断试验在术前预测肿瘤良恶性的能力方面。

此病患者的病史要点

这类肿瘤主要发生于中老年人，40 岁之前发病较为罕见。症状取决于肿瘤的大小和发生部位。据 Markku 的研究，发生于胃的 GIST 患者最常见的症状是上腹部隐痛（50%～70%）和胃肠道出血（20%～50%）。胃和小肠是间质瘤最常见的两个发生部位，占所有病例的 75%～80%。出现像本例患者一样的全身症状，如发热、厌食、体重减轻，是非常罕见的，这些症状提示应高度怀疑恶性肿瘤。

内镜下的特征

本例患者的内镜下的病变表现较为典型：一个被覆正常黏膜的坚硬、光滑的包块，但有时在病变中央并发凹陷性溃疡。多数病变小于 1cm，可能会被漏诊。内镜活检往往为阴性。Ludwig 等研究发现这类肿瘤只有 15% 能在术前诊断，并且大都是胃部的间质瘤。EUS 对 GIST 的诊断起到了巨大的辅助作用，特别是胃和食管的间质瘤。EUS 诊断 GIST 的基础是能看到低回声包块与正常胃肠壁的第四低回声层（固有肌层）或第二低回声层（黏膜肌层）邻接。Chak 等研究了 35 例 GIST 在 EUS 下的良、恶性表现。他们指出恶性肿瘤更多地表现为不规则的腔外边界，回声灶>3mm，囊腔>4mm，EUS 下肿瘤长度>4cm。Palazzo 等研究了 EUS 特征预测 56 例已诊断明确的 GIST 良、恶性的效果。发现腔外边缘不规则，囊腔，肿块直径大于 3cm，外生性生长，淋巴结肿大与潜在恶性肿瘤相关。然而，Logistic 回归分析结果表明腔外边缘不规则与囊腔是仅有的两个能独立预测潜在恶性肿瘤的 EUS 下特征。边缘不规则，囊腔和淋巴结肿大，有较高的预测值，但灵敏度有限。Palazzo 的研究表明在这三个条件中的至少一个存在时，对预测潜在恶性肿瘤的敏感性为 91%，特异性为 88%，阳性预测值为 83%，阴性预测值为 94%。本例患者的间质瘤有囊腔和不规则边缘，提示恶性可能。不管肿瘤大小如何，有无全身症状、出血等情况，都有必要行手术治疗。最近的研究显示了细针抽吸（FNA）活检用于补充 EUS 成像检查的重要性。

影像学检查提示以下特征

CT 扫描可以观察到大的肿瘤，并可用于疾病分期。肿瘤大于 5cm，呈分叶状，CT 下表现出异质性增强，肠系膜浸润，溃疡或淋巴结肿大提示极有可能是恶性。本例患者 CT 扫描显示肿瘤大小为 8cm，并有异质性增强。没有明显的淋巴结。

影像学检查提示以下重要的诊断特征

光镜并不总是能够区分良性和恶性肿瘤。许多研究表明有丝分裂速度是区分良性和恶性 GIST 最可靠的单一组织学标准。人们普遍同意有丝分裂率大于 10/10 HPF 的 GIST 可分类为高度恶性肿瘤。然而，准确区分良、恶性的最佳分界点尚未确立。

预后

DeMatteo 等评估了 200 例恶性 GIST，发现 5 年总体生存率为 35%。结果取决于接受治疗时肿瘤的分期和程度。对于完全切除的原发性肿瘤，肿瘤大小是预测生存期唯一的显著预测因子。肿瘤起源的部位并不能预测生存期。在接受手术完整切除的原发性患者中有 40%的病例复发，第一次复发的部位通常是肝脏或淋巴结（骨或肺很少）。肿瘤>10cm 的有较早复发的趋势，但其他因素，包括年龄、性别、手术切缘，都不能预测复发。最近的一项研究表明，肿瘤>7cm，黏膜侵犯，有丝分裂指数和其他一些病理特征与不良预后相关。

经验教训

本例的经验教训：

1. GIST 是胃肠道的原发性间质细胞肿瘤，在以前被认为是平滑肌瘤、平滑肌肉瘤、成平滑肌瘤。

2. 很多 GIST 都是小而无症状的，但胃和上段小肠中较大的肿瘤可表现为腹痛和（或）出血。

3. 由于存在恶性可能，所有有症状的肿瘤和大部分超过 2cm 的肿瘤都需要手术切除。组织学、超声内镜和 CT 都有相应的提示恶性疾病的特征，但肿瘤大小是最重要的预测因子。

（汤小伟　译　杨桂元　校）

参 考 文 献

1. Carrillo R, et al. Prognostic significance of DNA ploidy and proliferative index (MIB-1 Index) in Gastrointestinal Stromal Tumors. Human Pathology, 1997, 28：160-166.
2. DeMatteo RP, et al. Two hundred gastrointestinal stromal tumors: recurrence patterns and prognostic factors for survival. Ann Surg, 2000, 231：51-58.
3. Emory TS, et al. Prognosis of gastrointestinal smooth-muscle (stromal) tumors. Am J Surg Path, 1999, 23：81-87.
4. Ludwig DJ, et al. Gut stromal tumors and their clinical behavior. Am J Surg, 1997, 173：390-394.
5. Miettinen M, et al. Gastrointestinal stromal tumors: recent advances in understanding of their biology. Human Path, 1999, 30：1213-1220.
6. Palazzo L, et al. Endosonographic features predictive of benign and malignant gastrointestinal stromal cell tumours. Gut, 2000, 46：88-92.
7. Trupiano JK, Stewart RE, Misick C, et al. Gastric stromal tumors: a clinicopathologic study of 77 cases with correlation of features with nonaggressive and aggressive clinical behaviors. Am J Surg Pathol, 2002, 26 (6)：705-714.
8. Ando N, Goto H, Niwa Y, et al. The diagnosis of GI stromal tumors with EUS-guided fine needle aspiration with immunohistochemical analysis. Gastrointest Endosc, 2002, 55 (1)：37-43.

病例 35 Vater 壶腹异常

病 史

特征和主诉：76 岁男性，右上腹痛。

现病史：患者出现间断右上腹痛数月余，肝功能异常，近几周腹痛加剧伴间断恶心、呕吐，体重减轻约 4.5kg，否认呕血、便血及黑便。腹痛呈持续性且不放射，与饮食无关，否认发热、寒战、气短及胸痛。

既往史：高血压，1997 年患前列腺癌及脑卒中，肠道憩室（1996 年行结肠镜检查），1999 年房颤，治疗后成功复律，射血分数 45%，慢性阻塞性肺疾病，2000 年患糖尿病，1970 年行胆囊切除术。

用药史：赖诺普利片（ACEI 类抗高血压药物），地高辛，比索洛尔，呋塞米，胰岛素。

个人和社会史：吸烟史 160 包/年，无酗酒史，无滥用药物史，无旅游史。

家族史：无严重疾病相关家族史。

体格检查

生命体征：BP：169/88mmHg，HR：61 次/分，RR：16 次/分，T：36.8℃。体重：99.88kg，身高：185.4cm。一般状况：正常。皮肤：正常。四肢：正常。头眼耳鼻喉：正常。肺：正常。心脏：正常。腹部：柔软，右上腹压痛，无肌紧张及肌卫，无脏器肿大及肿块。直肠：正常。神经系统：正常。

辅助检查

表 35-1 实验室检查

血细胞分析	
Hb（g/dl）	15.3
Hct（%）	47
WBC（$\times 10^9$/L）	9.51

续 表

Pmn	70
Lymph	25
Mono	5
Plt（$\times10^9$/L）	217
肾功能	
Na（mEq/L）	144
K（mEq/L）	3.7
Cl（mEq/L）	104
HCO_2（mEq/L）	27
Glu（mg/dl）	110
Urea（mg/dl）	25
Creat（mg/dl）	1.1
Ca（mg/dl）	9.4
肝功能	
TProt（g/dl）	7.9
Alb（g/dl）	3.5
TBili（mg/dl）	1.8
DBili（mg/dl）	1.4
AlkP（U/L）	347
ALT（U/L）	263
AST（U/L）	176
Amy（U/L）	25
Lip（U/L）	20
凝血功能	
PT（sec）	13
PTT（sec）	26
肝炎抗体	
HAV IgM	阴性
HBsAg	阴性
HBsAb	阴性
HBcAb	阴性
HCV Ab	阴性

内镜学检查

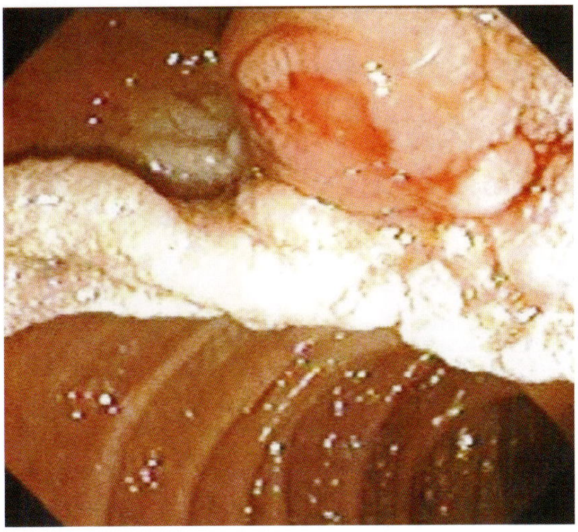

图 35-1 十二指肠乳头非常明显，大小约2cm，质脆。虽然因图片反光很难判断，但是内镜医师认为导致乳头增大的病变已超越乳头扩展到周围皱襞

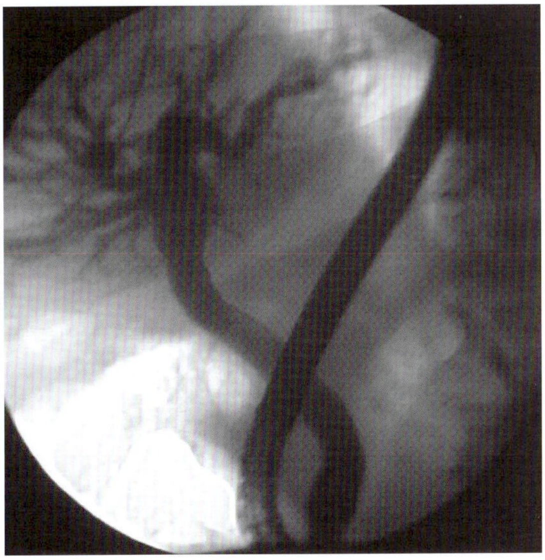

图 35-2 胆道造影显示胆总管弥漫性扩张

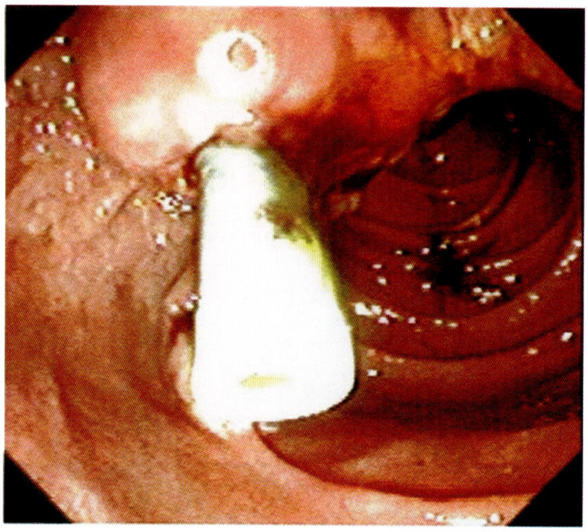

图 35-3 胆总管内放置一根 11.5F 胆道支架

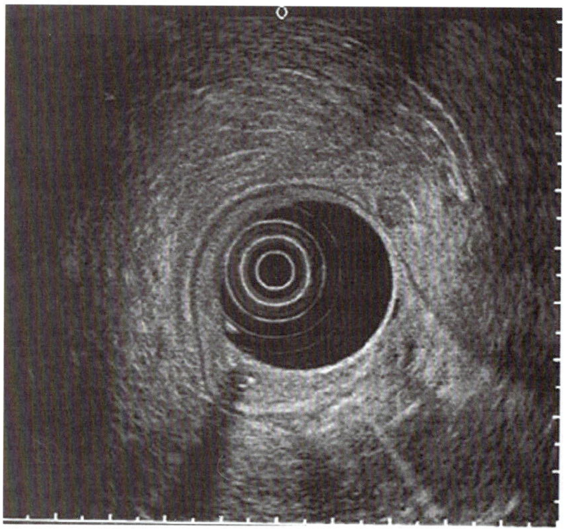

图 35-4 超声内镜：乳头部肿瘤厚约 1.5cm，呈低回声，病变累及黏膜及黏膜下层

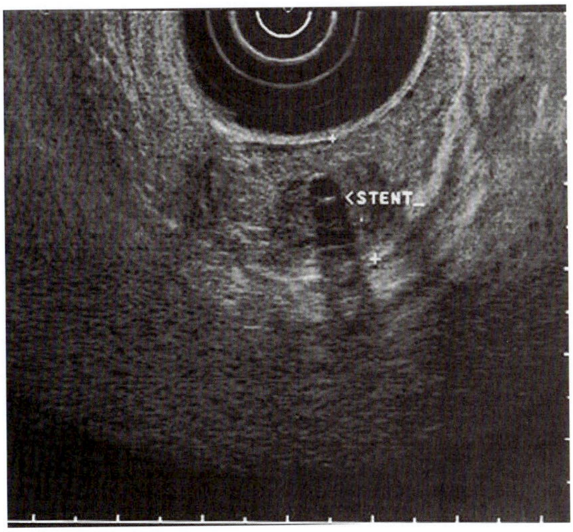

图 35-5　超声内镜：如上

影像学检查

CT 显示肝内、肝外胆管扩张，无肿物（未提供图片）。

病理学检查

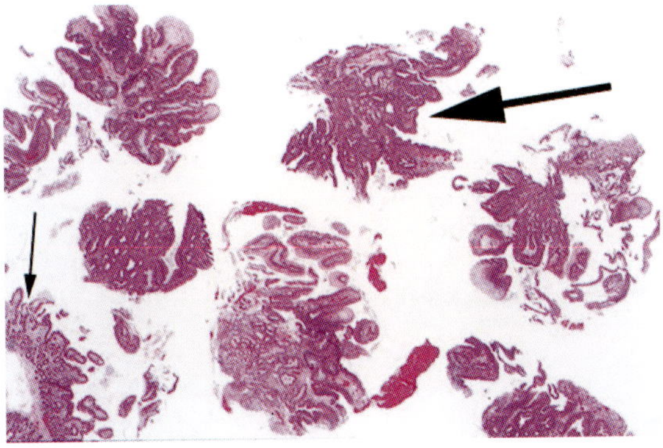

图 35-6　异常的乳头及周围组织的内镜活检。小箭头显示的是相对正常的十二指肠黏膜，大箭头显示的是腺瘤样组织

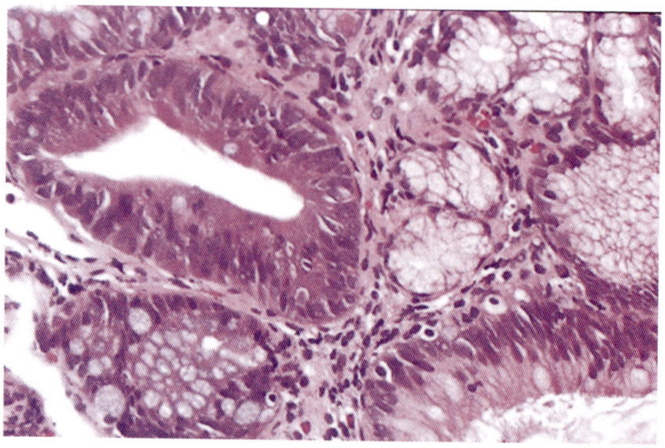

图 35-7　高倍镜显示腺瘤样腺体，细胞核增大且基底组织缺失

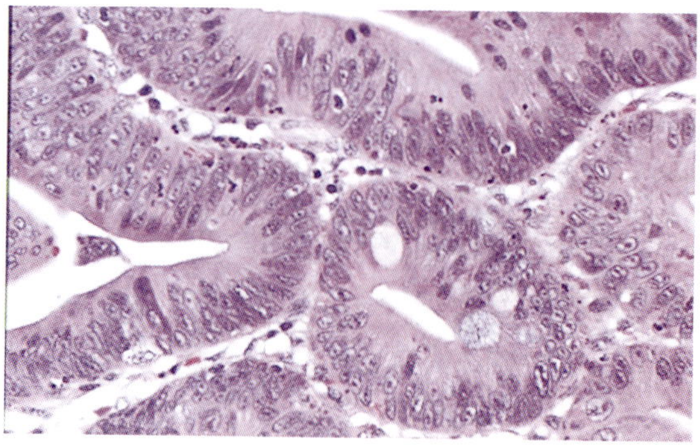

图 35-8　显示腺瘤的典型的细长细胞核

本病例主要讨论治疗方案的选择：内镜切除还是手术切除。下一组切片显示的是切除的壶腹，你可以继续思考该患者是应该手术还是应该行内镜乳头切除术。

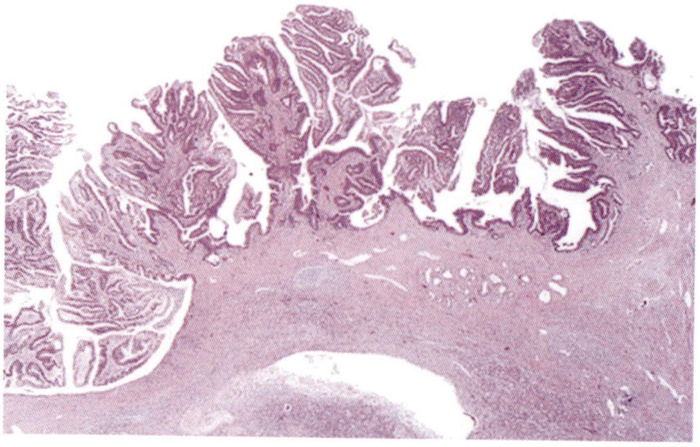

图 35-9　低倍镜显示绒毛结构及腺瘤样改变

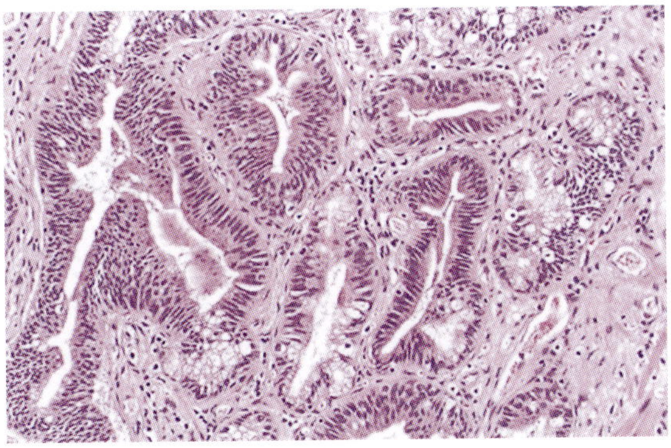

图 35-10 管状腺瘤样改变

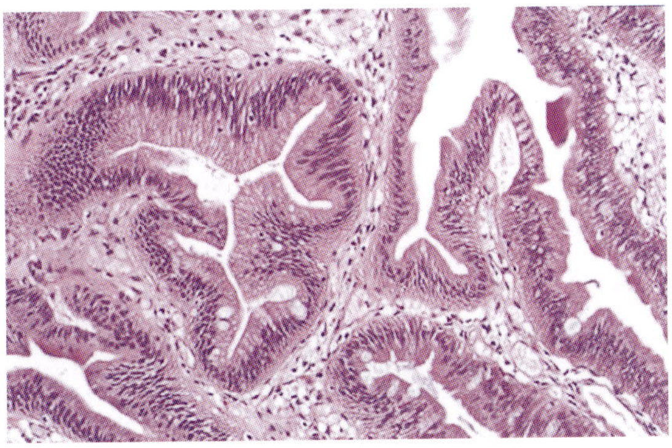

图 35-11 绒毛状腺瘤样改变

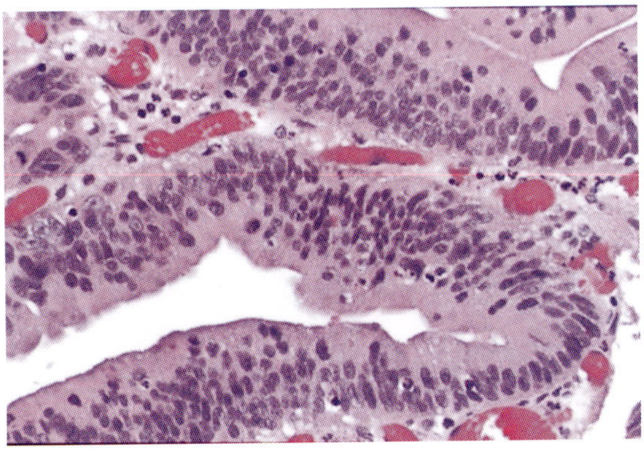

图 35-12 显示细胞有丝分裂活性增加和细胞分层，细胞呈累积状态，这些是重度不典型增生或原位癌的特征

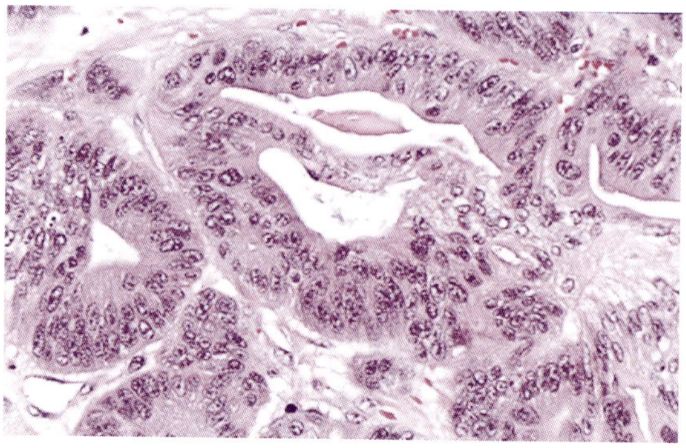

图 35-13 显示黏膜内癌，恶性细胞延伸至腺体基底膜之下

问题

本例最终诊断：壶腹部腺瘤。

在进行下一步之前，思考下述问题：

1. 未经治疗的壶腹部腺瘤自然病程如何？
2. 壶腹周围腺瘤内镜消融治疗的效果如何？
3. 壶腹周围腺瘤的外科治疗方法是什么？

诊断和讨论

最终诊断：壶腹部腺瘤。

十二指肠近端和壶腹周围是小肠中发生腺瘤的最常见部位。家族性腺瘤性息肉病（familial adenomatous polyposis，FAP）患者在此处发生腺瘤更为常见，为 50%～100%。在非 FAP 患者中也可有壶腹周围腺瘤散发，其中高达 25% 的患者有症状出现。由于上消化道内镜检查的增加，诊断散发性腺瘤的概率越来越大。本例患者即是有症状的散发腺瘤患者。

1. 未经治疗的 FAP 患者十二指肠和壶腹部腺瘤的自然病程如何？

Burke 等人对 114 例 FAP 患者进行了平均为 51 个月的随访（10～151 个月），这些患者至少接受 2 次监测检查。26%（25/95）的患者十二指肠息肉体积增大，32%（34/106）十二指肠息肉增多，11%（5/45）有组织学进展，组织学进展指的是从管状腺瘤进展到绒毛状腺瘤再到重度不典型增生再到癌。11%（12/105）的患者十二指肠大乳头有组织学进展。除一例发展为壶腹周围癌之外，其他的均为轻微组织学进展。他们的结论是，随访 4 年多，只有少数 FAP 患者的十二指肠息肉或十二指肠大乳头出现内镜特征及组织学进展。但自发性十二指肠腺瘤尚无类似的自然病程研究。此外，有症状的腺瘤患者初次活检表现不明显者更有可能发生高度的疾病组织学进展。本例患者即是如此。

2. 壶腹周围腺瘤内镜消融治疗的效果如何？

与结肠腺瘤的治疗相比，内镜切除壶腹部腺瘤的文献极少。人们担心 Vater 壶腹的解剖可能会增加潜在并发症发生的风险，如出血、穿孔和胰腺炎。梅奥医院的 Norton 等回顾性分析了 59 例 FAP 患者和 32 例散发性患者，对其进行消融治疗并内镜随访。中位随访时间是 24 个月（1~134 个月）。治疗之前先行 ERCP 以排除病变累及导管内的情况，并在内镜下行括约肌切开暴露壶腹内和导管内腺瘤组织，以便进行活检和消融。热消融方法包括：Nd-YAG 激光，单极电凝（热活检钳），氩气喷凝，金探针双极电凝以及对病变仅限于乳头者行乳头切除术。

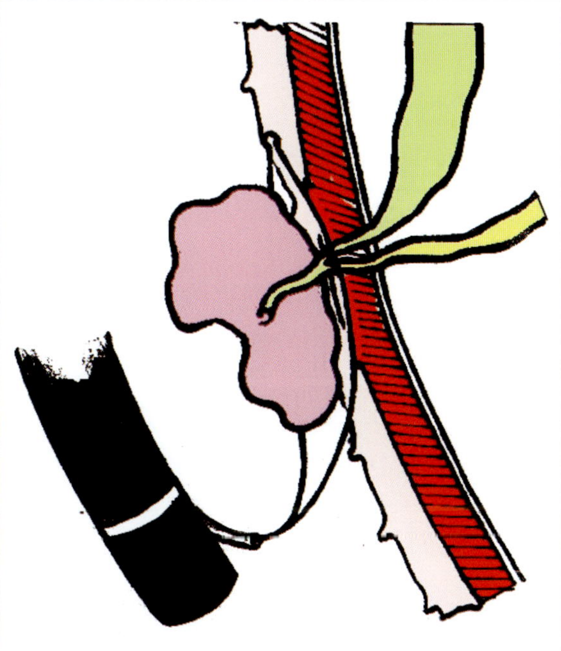

图 35-14　病变仅限于乳头者行乳头切除术

1991~1999 年，共 91 例壶腹周围腺瘤患者行内镜下消融术。48 例 FAP 患者及 27 例散发性病变患者行 2 次及其以上的内镜治疗。在有随访数据的患者中：25 例经治疗后壶腹活检恢复正常，其中包括 12 例散发性病例（12/27，44%）及 17 例 FAP 患者（17/48，34%）。4 例散发性患者出现组织学进展。13 例（14%）行外科手术：6 例行胰十二指肠切除，7 例行经十二指肠切除。12 例患者出现轻度的内镜并发症，2 例出现严重的内镜并发症。此项研究证明内镜消融治疗对散发病例是安全有效的。平均 3 次内镜治疗后，42%的散发性病变患者达到完全治愈。4 例（14%）患者出现组织学进展并需外科手术。与费用昂贵、并发症发生率高的外科手术相比，内镜消融术耐受性好且治愈率高。但是，需要多次治疗并且对残留腺瘤组织或复发进行持续随访。作者提出了针对这些患者的治疗路线图。

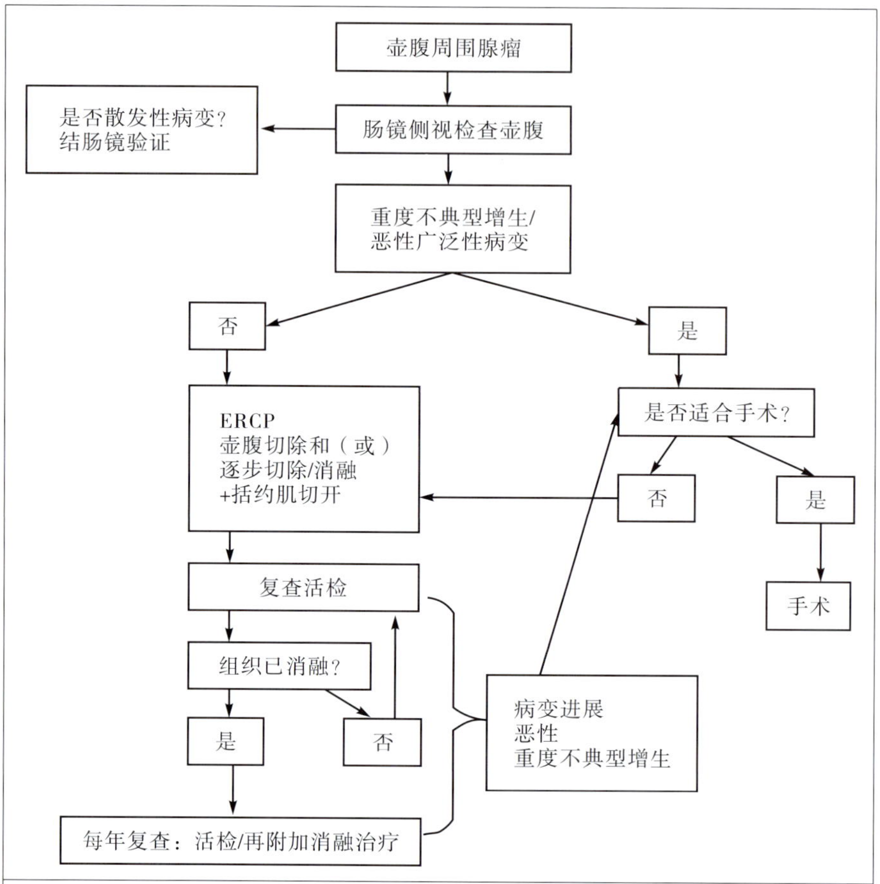

图 35-15 治疗路线图

3. 壶腹周围腺瘤的外科治疗方法是什么?

传统的壶腹周围腺瘤的治疗方法是外科手术。胰十二指肠切除术受到推荐，对病变清除彻底，但需权衡手术可能引起的高并发症率和高死亡率。对于侵袭性恶性壶腹病变，胰十二指肠切除术是首选，但对于良性新生物和低侵袭性的病变是行局部切除还是根治性切除存有争议。Posner 等评估了壶腹部肿瘤经十二指肠切除（trans-duodenal excision，TDE）的安全性和长期疗效。21 例患者接受 TDE。最终病理检查显示，所有患者均为腺瘤，其中 1 例（5%）为浸润性癌，2 例（9%）为微浸润癌，6 例（28%）为重度不典型增生，1 例（5%）为轻度不典型增生。整体生存率为 85%（平均随访 38 个月）。3 例后期死亡患者中的 1 例可能因疾病进展所致。16 例患者无肿瘤复发。

超声内镜和活检证明本例患者可行内镜乳头切除治疗，但内镜检查提示乳头周围呈弥漫性病变，遂行 TDE。病理结果为微浸润癌，需要大范围切除。最终边缘未见肿瘤组织。

经验教训

本例主要的经验教训是：

1. 壶腹周围腺瘤是一种认识程度越来越高的疾病，可发生于 FAP 患者或表现为散发病例。

2. 与费用昂贵、并发症发生率高的外科手术相比，内镜消融术耐受性好且治愈率高。但是，需要多次治疗并且对残留腺瘤组织或复发进行持续随访。

3. 在多次活检证实无恶性病变，ERCP 排除明显的导管内侵犯的前提下，与外科手术治疗相比，内镜消融治疗是壶腹周围腺瘤相对便宜和有效的治疗选择。

4. 即便有不同程度的不典型增生，经十二指肠切除良性壶腹肿瘤仍可实施，并发症发生率可接受，复发率低。但需要术后内镜监测随访复发。

（王志永 译 杨桂元 校）

参 考 文 献

1. Norton ID, Geller A, Petersen BT, et al. Endoscopic surveillance and ablative therapy for periampullary adenomas. Am J Gastroenterol, 2001, 96 : 101-106.
2. Burke CA, Beck GJ, Church JM, et al. The natural history of untreated duodenal and ampullary adenomas in patients with familial adenomatous polyposis followed in an endoscopic surveillance program. Gastrointest Endosc, 1999, 49 : 358-364.
3. Binmoeller KF, Boaventura S, Ramsperger K, et al. Endoscopic snare excision of benign adenomas of the papilla of Vater. Gastrointest Endosc, 1993, 39 : 127-131.
4. Posner S, Colletti L, Knol J, et al. Safety and long-term eficacy of transduodenal excision for tumors of the ampulla of Vater. Surgery, 2000, 128 : 694-701.
5. Alarcon FJ, Burke CA, Church JM, et al. Familial adenomatous polyposis. Dis Colon Rectum, 1999, 42 : 1533-1536.
6. Branum GD, Pappas TN, Meyers WC. The management of tumors of the ampulla of Vater by local resection. Annals Surg, 1996, 224 : 621-627.

病例 36 单纯括约肌切开治疗胆结石

病史

特征和主诉：65 岁女性，右上腹痛伴恶心、呕吐 5 天。

现病史：患者有充血性心力衰竭、高血压、心肌梗死、左室射血分数为 25% 的病史。5 天前出现右上腹痛，且 2 天前逐渐加重，与体位和饮食无关。呕吐 3 次，否认呕血、黑便及便血。

家族史：高血压病史 20 年，1 年前患心肌梗死、心功能Ⅲ级、充血性心力衰竭、射血分数 25%。

用药史：阿司匹林，呋塞米，地高辛，ACEI 类抗高血压药物

个人及社会史：无饮酒及吸烟史，无滥用药物史。

家族史：父亲 60 岁时死于心肌梗死。

体格检查

生命体征：BP：165/98mmHg，HR：90 次/分，RR：18 次/分，T：37℃。体重：81.72kg，身高：160cm。一般状况：正常。皮肤：正常。四肢：+1 水肿。头眼耳鼻喉：正常。肺：双肺基底部闻及爆破音。心脏：胸骨左上缘收缩期杂音，+ S3。腹部：腹软，右上腹压痛，无脏器肿大，无肿块。直肠：正常。神经系统：正常。

辅助检查

表 36-1 实验室检查

血细胞分析	
Hb（g/dl）	12
Hct（%）	38

续 表

WBC（$\times 10^9$/L）	11
Pmn	60
Lymph	33
Mono	7
Plt（$\times 10^9$/L）	249
肾功能	
Na（mEq/L）	135
K（mEq/L）	3.5
Cl（mEq/L）	100
HCO_2（mEq/L）	23
Glu（mg/dl）	120
Urea（mg/dl）	13
Creat（mg/dl）	1.2
Ca（mg/dl）	8.4
肝功能	
TProt（g/dl）	6.8
Alb（g/dl）	3.2
TBili（mg/dl）	2.5
DBili（mg/dl）	1.4
AlkP（U/L）	190
ALT（U/L）	690
AST（U/L）	750
Amy（U/L）	46
Lip（U/L）	30
凝血功能	
PT（sec）	11.3
PTT（sec）	24

影像学检查

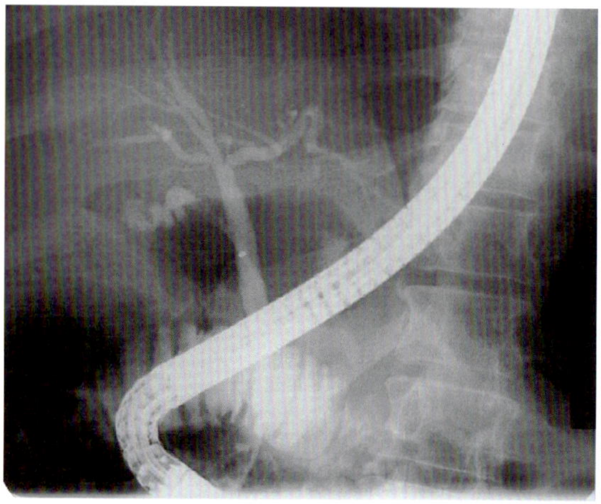

图 36-1 ERCP 显示胆总管直径 5mm，并可见胆总管结石（在放射线片上并不明显）

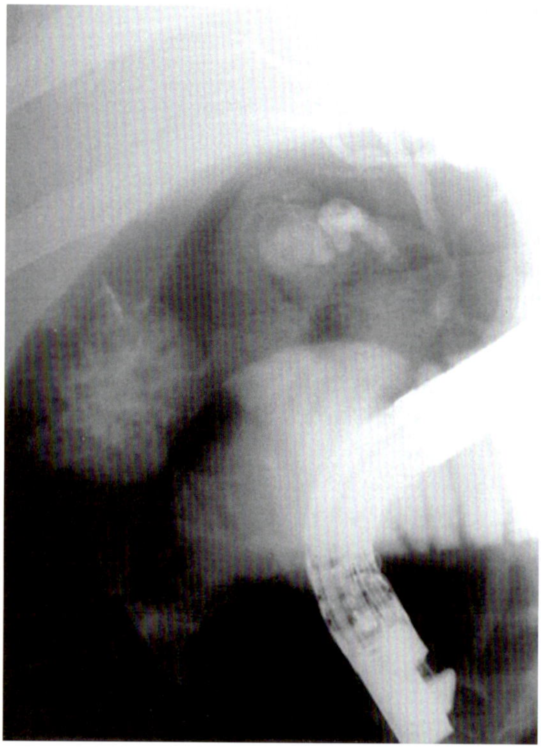

图 36-2 胆囊易充盈，可见多发结石

问题

该患者行内镜下括约肌切开术并取出胆总管结石后，所有异常的肝功能检查指标恢复正常，患者恢复之前的日常生活。

在进行下一步之前，思考下述问题：

1. 对该患者你有何见解？
2. 该患者外科手术风险高，你是否建议行胆囊切除术？
3. 胆管结石经内镜清除后，胆囊结石的自然病程如何？

诊断和讨论

最终诊断：老年女性胆管炎伴胆结石。

内镜下括约肌切开术（endoscopic sphincterotomy，ES）治疗胆管结石已被广泛认可。ES 及取石术的成功率分别为 86%~98% 和 73%~97%。目前，胆管结石患者大多推荐行 ES，即便是因合并症不适于行胆囊切除术者。因此，未切除胆囊的 ES 术后患者的长期随访结果很重要，但是鲜有关于内镜治疗胆管结石而胆囊未切除患者的随访研究。下述是一些关于高手术风险胆囊结石患者的治疗方面的问题的解答。

1. 胆管结石经内镜清除后，胆囊结石的自然病程如何？

在已发表的文献中，Hammarstrom 等随访时间最长。他们对为期 11 年间收治的 246 例患者进行回顾性分析，所有患者均诊断胆管结石，胆囊在位未被切除。246 例患者中有 219 例成功行内镜下胆管结石清除。219 例患者中有 35 例 ES 术后并未有胆囊症状复发的患者在术后 1~765 天（平均 60 天）接受了胆囊切除。其他未行胆囊切除的 184 例患者，年龄为 31~96 岁（平均 79 岁），在括约肌切开后接受了 14~150 个月（中位 74 个月）的随访。184 例患者中 35 例行胆囊切除术，23 例是由于 ES 术后 2~1340 天（中位 210 天）发作急性胆囊炎，12 例是由于 ES 术后 4~2078 天（中位 108 天）再发胆绞痛。

在 35 例行胆囊切除术的患者中，30 例是在 ES 术后 24 个月内行胆囊切除术。5 例在随访（ES 术后 1~4 年）期间发现胆囊癌。在剩余的 149 例患者中，76 例患者在 ES 术后 1~140 个月（中位 41 个月）死于非胆管疾病，且并无胆道症状复发。其余 73 例患者随访 14~150 个月（中位 39 个月）无任何胆道症状。分析显示：伴发疾病及医学危险因素越多的患者越有可能行胆囊切除术，即便因胆囊炎或胆绞痛再发而可能推迟。与保守治疗的患者相比，无症状患者择期行胆囊切除术的医学危险因素和非胆道因素相关死亡明显较少。因症状复发手术治疗的患者，行胆囊切除术的医学危险因素与保守治疗的患者相比同样也较少。

在 Hill 等完成的另外一项研究中，211 例患者行 ES，193 例成功取出胆管结石。对其中的 191 例患者随访了 12~100 个月（中位 38 个月），11 例无症状患者行择期的胆囊切除术，10 例患者因胆道症状复发行胆囊切除术。在其他的 170 例患者中，49 例患者在随访期间因为非胆道原因死亡，其余的 121 例患者在随访期间内无任何症状，胆囊未被切除。

2. 有可能据之鉴别出因保留胆囊而可能发生并发症的患者的危险因素有哪些?

针对这个目的已有多项尝试。这些可能的危险因素包括:胆管炎病史,急性胆源性胰腺炎行 ES,胆管造影时胆囊不充盈,胆囊结石。在 Hammarstrom 等所做的逆行胆管造影患者中,超声明确发现有胆囊结石(非胆泥或正常)的情况在有症状的患者中更为常见,但在这些研究的所有患者中,这一发现仅占 75%。他们还发现,在 ES 之前症状持续时间长的患者(约 25%)更有可能最终需要行胆囊切除术。不明确的是,在 ERCP 中胆囊显影完全不透明的患者(约占总数 50%)更有可能需要行胆囊切除术。目前,尚无临床数据能预测哪些保留胆囊结石的患者会出现症状。

3. 从现有的研究数据中,我们得到的经验是什么?

在已发表的 18 项研究中,患者中位年龄为 69~84 岁,中位随访时间是 9~74 个月。这些研究显示 67%~98%的患者在随访期间不需要行胆囊切除术。在非手术治疗良性胆囊疾病的患者中,术后发生胆囊癌的风险因素已得到充分的认识,但已发表的研究显示在 ES 术后观察到的发生胆囊癌的危险系数是 0.7%~2.7%。这个风险系数与老年患者行胆囊切除术的并发症死亡率相近,因此不足以支撑 ES 后应常规行胆囊切除术的说法。年龄轻和 ES 前胆管-胰腺疾病的病史较长可能意味着需行胆囊切除术来预防症状复发,以免在症状复发后不得不行胆囊切除。目前,尚无相关的随机研究。

经验教训

本例的经验教训是:

1. 内镜括约肌切开胆管结石取尽的成功率为 86%~98%。

2. 老年人和(或)高风险胆结石患者在行内镜括约肌切开治疗后是否应常规行胆囊切除术仍存在争议。

3. 在已发表的文献研究中,随访期间 67%~98%的患者不需要行胆囊切除术。

(王志永 译 杨桂元 校)

参 考 文 献

1. Hammarstrom LE, Holmin T, Stridbeck H. Endoscopic treatment of bile duct calculi in patients with gallbladder in situ. Scand J Gastro, 1996, 31:294-301.
2. Hill J, Martin DF, Tweedle DEF. Risks of leaving the gallbladder in situ after endoscopic sphincterotomy for bile duct stones. Br J Surg, 1991, 78:554-557.
3. Ingoldby CJH, El-Saadi J, Hall RI, et al. Late results of endoscopic sphincterotomy for bile duct stones in elderly patients with gallbladder in situ. Gut, 1989, 30:1129-1131.
4. Davidson BR, Neoptolemos JP, Carr-Locke DL. Endoscopic sphincterotomy for common bile duct calculi in patients with gallbladder in situ considered unfit for surgery. Gut, 1988, 29:114-120.
5. Lamont DD, Passi RB. Fate of the gallbladder with cholelithiasis after endoscopic sphincterotomy for choledocholithiasis. Can J Surg, 1989, 32:15-18.
6. Kwon SK, Lee BS, Kim NJ, et al. Is cholecystectomy necessary after ERCP for bile duct stones in patients with gallbladder in situ? Korean J Intern Med, 2001, 16 (4):254-259.

病例 37 动静脉畸形的治疗

病　史

特征和主诉：74 岁男性，头晕，直肠出血。

现病史：患者 3 周前出现一次直肠便血，后自行停止，不伴其他相关症状。3 天前，患者出现黑便和间歇性的直肠出血。之后因头晕就诊。否认腹痛，未使用非甾体抗炎药（NSAID），无晕厥、恶心、呕吐、体重减轻或呕血。否认心脏或肾脏病史。

既往史：1998 年因前列腺癌行放疗，高血压，痛风。

药物史：坦索罗辛，别嘌醇，络活喜，泰诺。

个人和社会史：30 年前有酗酒史，25 年前戒烟，无旅游史。

家族史：无相关严重疾病家族史。

体格检查

生命体征：BP：127/70mmHg，HR：102 次/分，RR：16 次/分，T：37℃。体重：71kg，身高：203cm。一般状况：正常。皮肤：正常。四肢：正常。头眼耳鼻喉：正常。肺：正常。心脏：正常。腹部：柔软，无肌紧张，无脏器肿大，无肿块。直肠：黑便及肉眼血便。神经系统：正常。

辅助检查

表 37-1　血细胞分析

血细胞分析	30 天前	现在
Hb（g/dl）	10.7	5.3
Hct（%）	31.8	15.8
WBC（$\times 10^9$/L）	4.5	9.2
Plt（$\times 10^9$/L）	173	227

表 37-2 其他实验室检查

肾功能	现在
Na（mEq/L）	140
K（mEq/L）	3.9
Cl（mEq/L）	107
HCO_2（mEq/L）	23
Glu（mg/dl）	143
Urea（mg/dl）	41
Creat（mg/dl）	1.5
Ca（mg/dl）	8.5
凝血	
PT（sec）	14.3
PTT（sec）	29.4

内镜学检查

上消化道内镜检查正常（图片未提供）。

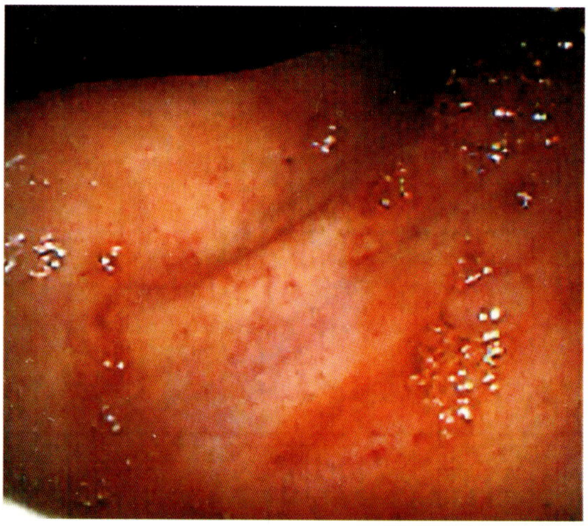

图 37-1 结肠镜检查前 5 张图片显示同样的发现。肠壁上可见鲜血及血凝块附着，肠腔内可见咖啡色便。镜下未见炎症、糜烂或溃疡。整个结肠腔黏膜可见血管性红斑。本图显示的是升结肠

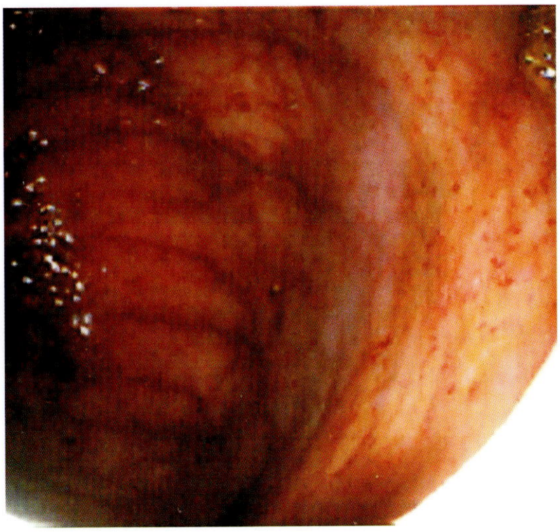

图 37-2　升结肠

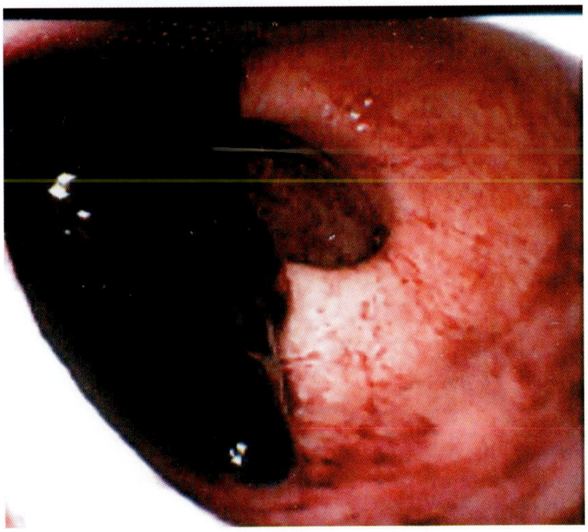

图 37-3　乙状结肠（之一）

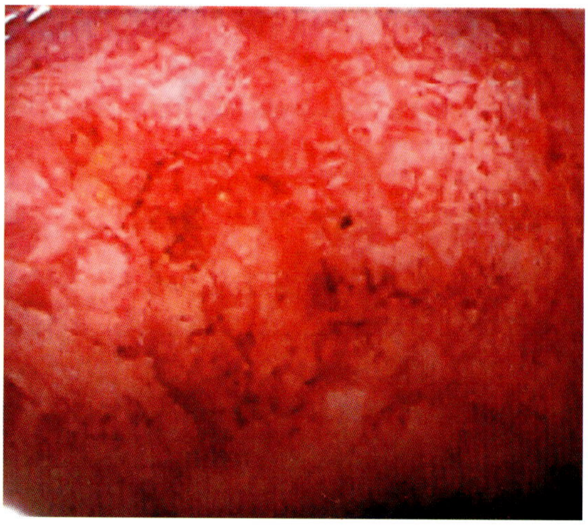

图 37-4　乙状结肠（之二）

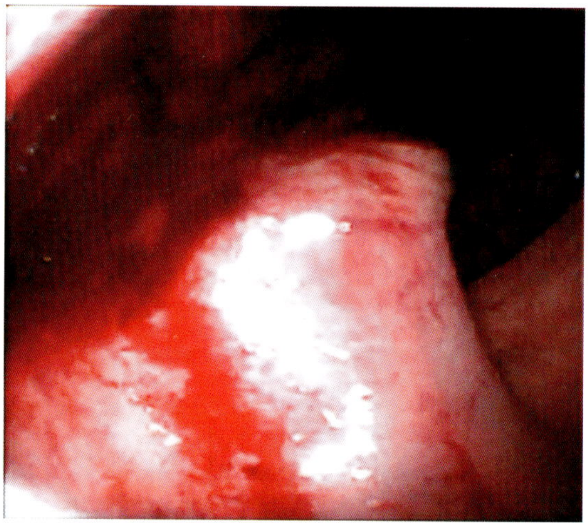

图 37-5　乙状结肠（之三）

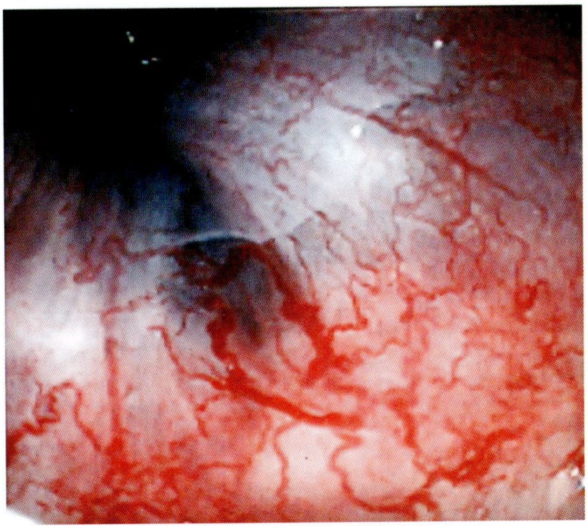

图 37-6　直肠，血管清晰显示，可能是因前列腺癌放疗所致

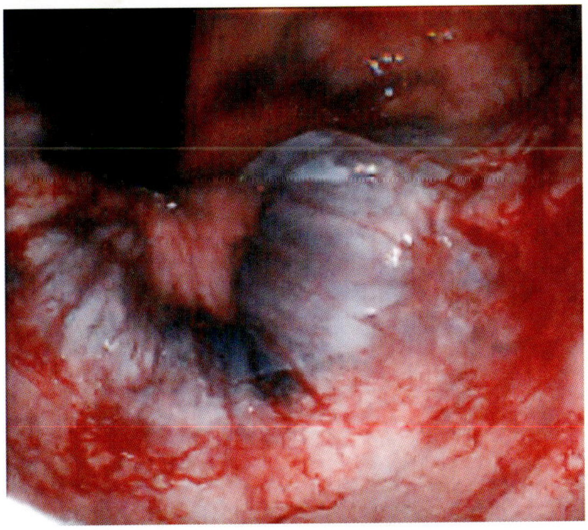

图 37-7　直肠

问题

最终诊断：结肠动静脉畸形出血。

在进行下一步之前，思考下述问题：

1. 雌激素，联合或者不联合使用孕激素，在预防复发性动静脉畸形出血上是否有效？

2. 有无其他药物能有效预防动静脉畸形反复出血?
3. 动静脉畸形的自然病程如何?

诊断和讨论

最终诊断: 结肠动静脉畸形(arteriovenous malformations, AVMs)出血(同义词:血管扩张症、血管畸形)。

1. 动静脉畸形的自然病程

胃肠道的血管畸形可与先天性(遗传性出血性毛细血管扩张症,即 Osler-Weber-Rendu disease, OWR)或获得性(硬皮病 CREST 变异型)全身性疾病相关。本患者为后天获得性且局限于胃肠道。这些病变的病因不明,但会随着年龄的增长而增多。虽然可发生在胃肠道的各个部位,但结肠最常见,且最常累及右半结肠。如果患者在某一节段胃肠道内病变超过 10 处的话,则称为弥漫性。该患者有上百处病变,局限于结肠。

AVMs 导致的出血特点呈慢性、速度慢、间断性和复发性。血管畸形可导致大出血,但尚比不上憩室。Reinus 等报道约 15%的 AVMs 患者会出现大出血,大多数(85%~90%)可自行停止,但多数(25%~85%)会反复出血。因此,对大多数大量出血的患者而言治疗非常重要。活动性出血的病变需行内镜治疗。既往出过血且内镜下发现病变数目有限的患者也适合采用内镜治疗。然而,尚未证实内镜治疗效果优于药物治疗。

内镜下发现的无症状 AVMs 不尽相同。Fouch 等为 964 例无症状者行结肠镜检查,发现有 8 例为结肠 AVMs,发病率约为 0.83%。其中 3 例为多发病变,这些患者接受了 20~57 个月的随访,均未出现出血表现。Richer 等研究了 15 例从未出过血的无症状 AVMs 患者的临床过程,随访 2 年,均无出血表现。因此,无症状的患者检出 AVMs 并不需要治疗或特别的随访。

2. 激素在胃肠道出血中的应用

激素治疗被用于减少 OWR 引起的胃肠道和鼻咽部出血。雌激素的使用来源于经验性的观察,患有 OWR 的女性在雌激素水平升高的状态下(如妊娠)会出现鼻出血停止的现象。有报道认为雌激素能够恢复异常血管的内皮细胞完整性,通过降低出血时间来改善凝血功能,导致肠系膜微循环内血液瘀滞。已有个案报道显示使用激素(如炔雌醇、炔雌醇甲醚联合异炔诺酮,或炔诺酮联合结合雌激素)治疗的 OWR 患者出血减少,输血需求减少。炔雌醇联合甲基睾丸酮被用于治疗男性性欲减退和男性乳房发育,但出血并未减少。所有这些试验均为开放性和非对照的。

对老年获得性 AVMs 患者的研究也有报道。Van Cutsem 等进行了一项随机双盲研究,对象是重度 AVMs 出血患者。采用交叉设计,10 例患者口服炔雌醇 0.05 mg/d 加炔诺酮 1mg/d 或安慰剂治疗 6 个月,然后两组再交换治疗 6 个月。50%的患者为 OWR 患者。所有安慰剂治疗组的患者均需要输血,而 9 例激素治疗组患者中只有 2 例需要输血。6 个月中,雌激素-孕激素将输血需求从 10.9 个单位显著减少到 1.1 个单位。而安慰剂组患者平均输血量为 10.9 个单位。在治疗期间,一例 80 岁老年患者死于心肌梗死。

Van Cutsem 等对输血需求高，且外科或内镜治疗失败或不适宜上述治疗的 AVMs 患者进行了随访研究。在一项非对照试验中，雌激素-孕激素治疗明显减少输血需求，从每个月每例患者 3.4 个单位减少到 0.1 个单位，7 例患者中的 3 例出血完全停止。一项双盲随机安慰剂对照交叉试验显示：0.05mg 炔雌醇和 1mg 炔诺酮在治疗 6 个月后能将输血需求从 11.2 个单位有效降低至 2.8 个单位。13 例患者中只有 3 例患者因持续出血需要输血，对比之下，在安慰组 13 例患者有 12 例需要输血。停止激素治疗后，平均 10 个月内无需输血。Van Cutsem 等认为炔雌醇和炔诺酮在控制出血和降低输血需求上有长期作用。

Lewis 等进行了一项前瞻性非随机非盲对照队列研究，纳入 64 例接受异炔诺酮-炔雌醇甲醚片，结合雌激素或无药物治疗的患者。虽然治疗后出血率降低，但是差异无统计学意义。40%的治疗组患者由于阴道出血、持续消化道出血、液体潴留和脑血管事件终止了治疗。

最近的一项双盲、安慰剂对照试验显示雌激素治疗并无益处。但是，由于试验排除了遗传性出血性毛细血管扩张症和肝硬化的患者，所以阴性结果不足以泛化。在《柳叶刀》杂志的一篇评论中详细地讨论了目前在雌激素治疗上存在的分歧。

雌激素治疗的并发症包括恶心、呕吐、性欲减退、男性乳房发育、恶性肿瘤、血栓栓塞性疾病、阴道出血、痉挛、液体潴留。有个案报道显示雌激素联合或不联合孕激素治疗可导致缺血性结肠炎。

3. 其他药物治疗

少数几种其他药物被用于治疗 AVMs 引起的出血，如：达那唑、奥曲肽、去氨加压素和氨基己酸。这些药物的应用经验还仅局限于个案报道或小系列研究。

Nardone 等用奥曲肽（0.1mg 皮下注射，tid，治疗 6 个月）治疗了 17 例 AVMs 患者，其中 7 例为孤立的血管畸形，7 例为多发消化道血管畸形，3 例为西瓜胃。6 例患者合并有肝硬化，2 例合并心血管疾病，1 例有终末期肾病。10 例患者经奥曲肽治疗后出血停止；4 例患者出现一过性改善，后需要周期性的重复治疗来纠正血红蛋白水平；3 例有严重合并症的患者无效。

氨甲环酸（20mg/kg/48h，然后减至 10mg/kg/48h）被用于治疗拒绝雌激素治疗的结肠 AVMs 患者。氨基乙酸是抗纤溶药物，它可通过抑制体液中的纤维蛋白原激活来达到止血效果。氨基乙酸用于治疗月经过多，泌尿系统出血，创伤性前房出血及蛛网膜下腔出血。另外一种抗纤维溶解药物，ε-氨基己酸，也被用于 OWR 患者并获得成功。

经验教训

本例的经验教训：

1. 虽然最近的研究显示激素治疗并无益处，但是对某些特定的 AVMs 患者，激素治疗能够降低输血需求和再出血率。

2. 结肠镜下电凝治疗对病变较少的 AVMs 患者是一个不错的方法，但疗效证据有限。

3. 无症状的结肠 AVMs 患者无需治疗。

（王志永 译 杨桂元 校）

参考文献

1. Reinus JF. Vascular ectasias and diverticulosis. Common causes of lower intestinal bleeding. Gastroenterol Clin North Am, 1994, 23：1-20.
2. Vernava AM. Lower gastrointestinal bleeding. Dis Colon Rectum, 1997, 40：846-858.
3. Foutch PG. Prevalence and natural history of colonic angiodysplasia among healthy asymptomatic people. Am J Gastroenterol, 1995, 90：564-657.
4. Richter JM. Angiodysplasia. Natural history and efficacy of therapeutic interventions. Dig Dis Sci, 1989, 34：1542-1546.
5. Siple JF. Use of estrogen therapy in a patient with gastrointestinal bleeding secondary to arteriovenous malformations. Ann Pharmacother, 1997, 31：1311-1314.
6. Vase P. Estrogen treatment of hereditary hemorrhagic telangiectasia. A double-blind controlled clinical trial. Acta Med Scand, 1981, 209：393-396.
7. Van Cutsem E. Treatment of bleeding gastrointestinal vascular malformations with oestrogen-progesterone. Lancet, 1990, 335：953-955.
8. Van Cutsem E. Oestrogen-progesterone, a new therapy of bleeding gastrointestinal vascular malformations. Acta Gastroenterol, 1993, 56：2-10.
9. Lewis BS. Does hormonal therapy have any benefit for bleeding angiodysplasia? J Clin Gastroenterol, 1992, 15：99-103.
10. Nardone G. The efficacy of octreotide therapy in chronic bleeding due to vascular abnormalities of the gastrointestinal tract. Aliment Pharmacol Ther, 1999; 13：1429-1436.
11. Gurbuz AK. Premarin-induced ischemic colitis. J Clin Gastroenterol, 1994, 19：108-111.
12. Fogel R, Valdivia EA. Bleeding Angiodysplasia of the Colon. Curr Treat Options Gastroenterol, 2002, 5 (3)：225-230.
13. Hodgson H. Hormonal therapy for gastrointestinal angiodysplasia. Lancet, 2002, 359 (9318)：1630-1631.
14. F. Junquera, F. Feu, M. Papo, et al. A multicenter, randomised, clinical trial of hormonal therapy in the prevention of rebleeding from gastrointestinal angiodysplasia. Gastroenterology, 121 (2001), pp. 1073-1079.

病例 38 结直肠癌患者的肝脏功能评估

病史

特征及主诉：72 岁男性，疲劳乏力。

现病史：患者长期患有 1 型糖尿病、高血压和痛风，近 2 个月疲劳、乏力、纳差进行性加重，体重减轻 27kg。病程中无腹痛、恶心呕吐或排便习惯改变。过去一周出现间断黑色柏油样便，但无呕血便血。2 个月前患者于院外行乙状结肠镜检查提示憩室病。

既往史：高血压、1 型糖尿病、痛风。

药物史：别嘌醇、呋塞米、胰岛素及氯化钾。

个人与社会史：多年酗酒（1995 年戒酒）；无药物滥用史；无旅游史、家庭及财务状况稳定；1997 年戒烟；职业为退休警察、安保人员。

家族史：父亲因肝癌去世，母亲患糖尿病，一姐患乳腺癌，一兄患胃癌。

体格检查

生命体征：BP：120/63mmHg，HR：101 次/分，RR：16 次/分，T：37.6℃。体重：107kg，身高：190.5cm。一般状况：轻度肥胖、黄疸。皮肤：黄疸，小腿远端淤滞性皮炎。四肢：未见杵状指及发绀，小腿中部凹陷性水肿。头眼耳鼻喉：巩膜黄疸。肺：正常。心：正常。腹部：腹软，无膨隆，无压痛，肠鸣音正常。上腹部可触及肿块：质地硬、外形不规则、无触痛，大小 5cm×5 cm。肝浊音界 15 cm，脾脏未触及。直肠：棕色便伴隐血试验阳性。神经系统：正常。

辅助检查

表 38-1 实验室检查

血细胞分析	
Hb（g/dl）	8.4
Hct（%）	27.6
WBC（$\times 10^9$/L）	10.4
Plt（$\times 10^9$/L）	236
MCV	74
肝肾功能	
Na（mEq/L）	134
K（mEq/L）	3.6
Cl（mEq/L）	99
HCO_2（mEq/L）	26.5
Glu（mg/dl）	92
Urea（mg/dl）	13
Creat（mg/dl）	1.0
UA（mg/dl）	4.7
TProt（g/dl）	7.6
Alb（g/dl）	1.7
TBili（mg/dl）	3.5
DBili（mg/dl）	2.5
AlkP（U/L）	297
ALT（U/L）	101
AST（U/L）	39
LDH	494
凝血	
PT（sec）	13.7
PTT（sec）	37

内镜学检查

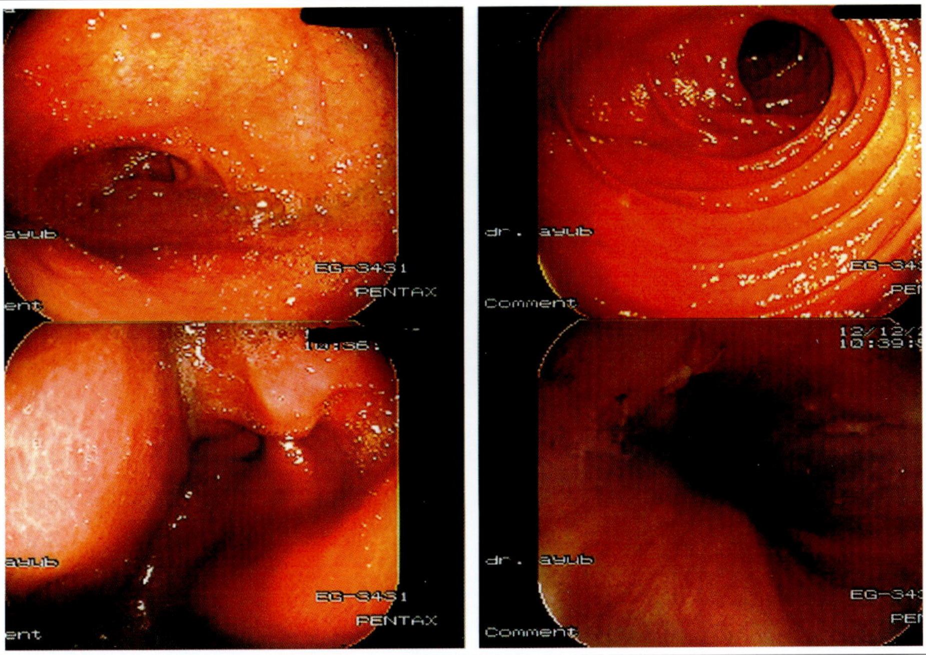

图 38-1　胃镜检查提示食管炎及胃外压性改变（左下图），考虑来自肝脏占位

影像学检查

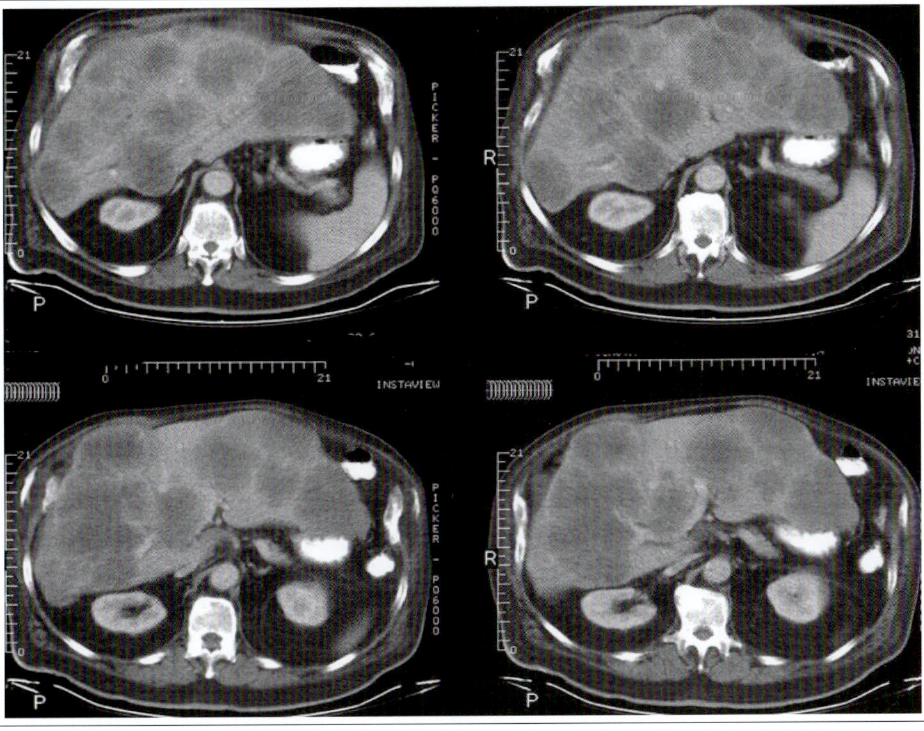

图 38-2　患者行腹部 CT 检查提示肝内多发巨大团块影（转移癌可能）

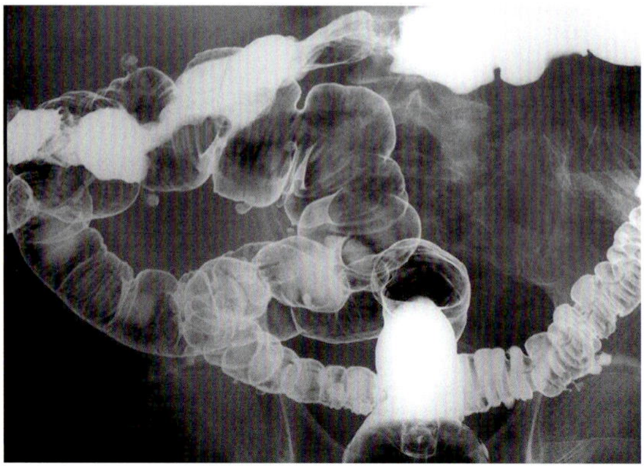

图 38-3 肠道造影未见其他团块及胃肠道异常

问题

进行下一步之前，思考以下问题：

1. 你倾向采用以下何种检查方法？

——CT 引导下经皮细针抽吸术

——如可行，行超声内镜下经胃路径细针抽吸术

——进行影像学及内镜检查以寻找原发肿瘤病灶

2. 超声内镜（EUS）探及肝转移灶的可能性有多大？

3. 此种情况下，行经胃路径超声内镜引导下细针抽吸术的安全性及有效性如何？

诊断和讨论

最终诊断：结肠腺癌伴肝转移。

1. 腹部超声检查探及肝转移灶的效果如何？

Wernecke 等在一项前瞻性研究中对胃肠道肿瘤伴转移的 75 名患者进行连续观察，以评估超声、CT 及 MR 对肝脏局限性肿块的检查敏感性。手术探查、术中超声检查及肝脏活检作为诊断金标准。95 处病灶中，CT 检出 65 处（68%），MR 检出 60 处（63%），超声检出 50 处（53%）。对于直径 2~5 cm 的病灶，尤其是大于 2.0 cm 者，三种检查手段的敏感性（88%）一致。对于直径 1~2 cm 的病灶，超声、CT 及 MR 的检出率分别降至 61%、74%、77%。对于直径小于 1 cm 的病灶，MR（检出率 31%）的敏感性较之 CT（49%）显著下降，超声最差，仅为 20%。超声、CT 及 MR 三者联合可将敏感性提至 64%~81%。研究显示，肿瘤是否存在转移，是否具有可切除性，CT 比 MR 和超声更能反应出治疗结果，其准确性分别为 72%、55%、50%。

Lundstedt 等进行了类似试验，研究了计算机断层扫描血管造影术（computed tomographic angiography，CTA）相对外科探查诊断结直肠癌肝转移时的敏感性，结果显示 CTA 总敏感性为 76%。

2. EUS 及 EUS-FNA 在肝脏病灶的评估中有何作用？

Nguyen 等在一项前瞻性研究中对已有或疑似胃肠道或肺部罹患恶性肿瘤的 574 名患者进行连续观察。所有患者均进行肝脏 EUS 检查，其中 14 例（2.4%）发现肝脏局灶病变。这 14 名患者行 EUS 的指征有：CT 发现胰腺病变，尚未行组织学检查（6 例）；已确诊胰腺癌，为分期而行 EUS（3 例）；因肝占位而探寻原发病灶，同时行组织学检查（2 例）；进行食管癌分期（1 例）；食管外源性压迫的明确诊断（1 例）；十二指肠占位的明确诊断（1 例）。肝占位的长径中位数值为 1.1 cm，平均为 1.8 cm（0.8~5.2 cm）。对 14 名患者的总计 15 处肝占位病灶行 EUS-FNA 检查，细针长度显示胃壁或十二指肠壁与肝占位病灶的平均距离为 3.3 cm（2.2~5.0 cm）。平均每处病变穿刺 2 次。15 处病灶中 14 处为恶性病变。14 名患者中，先于 EUS 进行的常规腹部 CT 仅发现 3 名患者存在局灶病变，CT 可检测到的平均长径为 3.5 cm。其中一名患者行 CT 引导下 FNA 检查未见肿瘤细胞，而 EUS-FNA 却提示腺癌。14 名患者中有 7 名是通过 EUS-FNA 初次诊断肿瘤，EUS 结果对患者预后亦有重要影响。这 7 名患者通过 EUS-FNA 证实存在肝转移（M_1 期），从而避免了手术探查。研究发现，与距探针较近的部位相比，距内镜端较远的部位行 EUS-FNA 检查难度更大。穿过正常肝组织时，探针可弯曲甚至成角，若占位较小则可能错过。此外，近十二指肠第二或第三部的肝占位往往难以发现。这些患者均未发生早期或晚期并发症。研究认为，EUS 能发现 CT 不敏感的肝局灶性小病变，EUS-FNA 能确认肝转移癌的细胞学诊断，明确病理分期为 M 期，临床处置亦因之改变。

Bogstad 等报道一例 EUS 和 EUS-FNA 早期诊断肝细胞癌的病例。该患者在复发前 1 年行左半肝切除根治术，术后初始 AFP 正常水平，但 1 年后开始升高，当时反复检查腹部超声及 CT 未见异常。EUS 检查见一 2cm 大小质地不均匀病灶，位于手术切缘后方近浅表处。EUS-FNA 细胞学检查可见与原发灶类似的癌细胞。患者再次手术治疗，术后病理亦证实复发性肝细胞癌诊断。此例随访 2 年未再见复发。

经验教训

有关该例患者的主要经验教训是：

1. 与 MR 和经腹超声相比，CT 对肝局部转移灶的检出率更高。三者联合，总体敏感性接近 80%。敏感性不尽如人意的原因是 CT 与 MR 存在 1.0 cm 的检测阈限，无法查及更小的病灶。

2. EUS 可检出 CT 未能发现的肝局部转移灶。EUS-FNA 能确认肝转移癌的细胞学诊断，明确病理分期为 M 期，临床处置亦因之改变。

3. EUS 与 EUS-FNA 或可用于外科尚能治愈的阶段早期发现各型恶性肿瘤的复发，包括肝细胞癌。

（单　纯　译　杨桂元　校）

参 考 文 献

1. Wernecke, et al. Detection of hepatic masses in patients with carcinoma: Comparative sensitivities of sonography, CT, and MR imaging. Am J Radiol, 1991, 157 : 731-739.
2. Lundstedt, et al. Radiologic diagnosis of liver metastases in colo-rectal carcinoma. Prospective evaluation of the accuracy of angiography, ultrasonography, computed tomography and computed tomography angiography. Acta Radiologica, 1987, 28 : 431-437.
3. Nguyen, et al. Endoscopic ultrasound (EUS) and EUS-guided fine-needle aspiration (FNA) of liver lesions. Gastrointest Endosc, 1999, 50 : 357-361.
4. Bogstad, et al. Early detection of recurrent hepatocellular carcinoma by endosonographically guided fine-needle aspiration biopsy. Endoscopy, 1997, 29 : 322-324.
5. Update: Schwartz DA, Wiersema MJ. The role of endoscopic ultrasound in hepatobiliary disease. Curr Gastroenterol Rep, 2002, 4 (1) : 72-78.

病例 39 叶酸缺乏/高同型半胱氨酸血症

病 史

特征及主诉： 48 岁男性，左小腿肿痛。

现病史： 患者于 20 年前诊断溃疡性结肠炎。2 周前感左小腿疼痛，初始轻微，但进行性加重并出现肿胀。首诊医师为其联系的多普勒超声显示深静脉血栓形成（deep vein thrombosis，DVT）。此后患者回忆起他曾有过一次 DVT 发作，当时予抗凝处理。予服用华法林后，首诊医师为其联系了血液病专家门诊。考虑患者合并有溃疡性结肠炎，虽经柳氮磺胺吡啶治疗病情已缓解，仍为其预约了胃肠病专家门诊。

既往史： 溃疡性结肠炎（1981 年），深静脉血栓形成（1991 年）。

药物史： 柳氮磺胺吡啶、吡多辛（维生素 B_6）。

个人与社会史： 无烟酒及违禁药物滥用史，无旅游史，家庭及财务状况稳定。

家族史： 父亲 68 岁时因胰腺癌去世。

体 格 检 查

生命体征： BP：128/72mmHg，HR：74 次/分，RR：16 次/分，T：37℃。体重：73kg，身高：175.2cm。一般状况：正常。皮肤：正常。四肢：左小腿周径 33cm，右小腿 31cm，左小腿疼痛、皮温增高。头眼耳鼻喉：正常。肺：正常。心：正常。腹部：腹软、无压痛、各脏器未见肿大，未扪及肿块。直肠：正常。神经系统：正常。

辅 助 检 查

表 39-1　实验室检查

血细胞分析	
Hb（g/dl）	11
Hct（%）	33
WBC（$\times10^9$/L）	3.3

续　表

MCV	101
Plt（$\times10^9$/L）	150
肝肾功能	
Na（mEq/L）	135
K（mEq/L）	4.0
Cl（mEq/L）	100
HCO_2（mEq/L）	23
Glu（mg/dl）	90
Urea（mg/dl）	10
Creat（mg/dl）	0.9
Ca（mg/dl）	正常范围
Phos（mg/dl）	正常范围
TProt（g/dl）	7.0
Alb（g/dl）	3.9
TBili（mg/dl）	1.0
DBili（mg/dl）	0.4
AlkP（U/L）	119
ALT（U/L）	38
AST（U/L）	39
Amy（U/L）	正常范围
Lip（U/L）	正常范围
凝血	
PT（sec）	13
PTT（sec）	33
其他	
维生素 B_{12}	422pg/L（200~650）
红细胞叶酸	100ng/ml（180~600）
同型半胱氨酸	16μmol/L（<13μmol/L）
蛋白 C	正常范围
蛋白 S	正常范围
抗心磷脂抗体	阴性
抗凝血酶Ⅲ	正常范围

问题

进行下一步之前，思考以下问题：

1. 该患者 DVT 需和哪些疾病鉴别？
2. 血栓形成与炎症性肠病是否存在联系？
3. 该患者 DVT 的发病过程中营养因素起何作用？

诊断和讨论

最终诊断：深静脉血栓形成（继发于高同型半胱氨酸血症），炎症性肠病。

病程要点：

有研究人员认为血管闭塞在炎症性肠病（inflammatory bowel disease，IBD）的发病机制中扮演重要角色。克罗恩病患者的微血管血栓形成与肠道受累血管的肉芽肿性或淋巴细胞性炎症反应相关。流行病学研究已证实克罗恩病与已知的血栓形成高危因素如吸烟、口服避孕药存在联系。此外，在血管性血友病或血友病患者中，炎症性肠病的患病风险要低于预期。溃疡性结肠炎患者予以普通肝素或低分子肝素后病情均能缓解。

血栓栓塞性疾病（大血管血栓形成）亦可能是炎症性肠病患者发病及死亡的重要原因。临床中下肢深静脉血栓形成和肺栓塞最常见，其他部位血管也可发生栓塞。Talbot 等报道，60 例克罗恩病和 53 例溃疡性结肠炎患者中，分别发生：下肢静脉栓塞（21 例），肺栓塞（12 例），DVT 合并肺栓塞（25 例），卒中（9 例），肠系膜血栓形成（8 例），周围动脉血栓形成（7 例）及其他血管病变综合征。研究发现 IBD 患者的 DVT 发病时间较无 IBD 者早。IBD 患者发生栓塞事件的临床高危因素有：制动、创伤、妊娠、胃肠外营养、口服避孕药、甾类药物、吸烟及肥胖。分子水平高危因素有：蛋白 C 或蛋白 S 不足、抗凝血酶Ⅲ缺乏、凝血Ⅴ因子 Leiden、狼疮抗凝物、抗组织型纤溶酶原活化剂抗体、高同型半胱氨酸血症及脂蛋白水平增高。

实验室检查要点：

该患者存在一个确定的高危因素：高同型半胱氨酸血症。同型半胱氨酸是一种在甲硫氨酸去甲基化过程中形成的含硫氨基酸。经由依赖维生素 B_{12}（通过蛋氨酸合酶）与叶酸的再甲基化途径，少量同型半胱氨酸被清除。然而，多数同型半胱氨酸在胱硫醚 β 合酶、一种维生素 B_6 依赖酶的作用下转化为胱硫醚，并进一步转化形成半胱氨酸，最终氧化形成氧自由基、无机硫酸盐类及二氧化碳。有报道认为通过作用于血管内皮系统的毒性效应，可导致高同型半胱氨酸水平血管相关并发症。高同型半胱氨酸水平在普通人群中发生率达 5%~7%。高同型半胱氨酸血症为冠心病的独立危险因素，并导致动静脉血栓形成的风险增加。据 Heijer 等研究，DVT 患者的同型半胱氨酸水平高于正常对照组。试验同时表明较高的同型半胱氨酸水平导致了 DVT 发病风险相应增加。

同型半胱氨酸、叶酸和 IBD

Romagnuolo 等比较了 138 例健康对照者与 65 例 IBD 患者的同型半胱氨酸水平，发现

15.4%的 IBD 患者存在高同型半胱氨酸水平，而健康对照组的比例仅为 2.1%。同型半胱氨酸水平增高的途径有几种，最常见的导致高同型半胱氨酸血症的遗传缺陷是亚甲基四氢叶酸还原酶发生基因突变。同型半胱氨酸代谢过程中的重要维生素缺乏（叶酸、维生素 B_{12}、维生素 B_6）也可导致同型半胱氨酸水平增高。该患者即存在叶酸缺乏。

叶酸以多聚谷氨酸形式存在于畜产品及叶类蔬菜中。各种膳食模式中含量均充足，但其在烹饪过程中可被破坏。叶酸在肠道内被分解为单谷氨酸，并在十二指肠及空肠内吸收。人体对其储备有限，故吸收不良时数月内即可缺乏。胆汁体外引流时因肠肝循环被打破，叶酸缺乏更加明显。叶酸缺乏的原因众多：

饮食方面——贫困、减肥、流行食品、饮食习惯及一些消耗性疾病；

吸收不良——小肠疾病；

代谢增加——妊娠、哺乳、血液系统增生性疾病、银屑病；

药物——柳氮磺胺吡啶、酒精、甲氧苄啶-磺胺甲噁唑、氨苯蝶啶、溴甲胺、巴比妥酸盐类、苯妥英。

该患者正在服用柳氮磺胺吡啶，叶酸吸收及代谢受其影响，同型半胱氨酸水平更易上升。经检测，该患者叶酸水平低至 4 ng/ml。予叶酸（5 mg/d）、维生素 B_{12}（0.5 mg/d）及吡多辛（150 mg/d）后可降低血同型半胱氨酸水平，从而降低血栓形成风险。叶酸缺乏/高同型半胱氨酸血症的其他临床表现包括巨幼细胞性贫血及先天性神经管畸形。

经验教训

有关该例患者的主要经验教训是：

1. 血栓形成与炎症性肠病之间可能存在联系。
2. 高同型半胱氨酸血症是静脉血栓形成的高危因素。
3. 炎症性肠病患者可能伴有高发病率的高同型半胱氨酸血症。
4. 与高同型半胱氨酸血症最相关的营养学因素有：叶酸、维生素 B_{12}及维生素 B_6。

（单　纯　译　杨桂元　校）

参 考 文 献

1. Wakefield AJ, Sawyerr AM, Dhillon RP, et al. Pathogenesis of Crohn's disease. Lancet, 1989, 2 : 1057-1062.
2. Wakefield AJ, Sankey EA, Dhillon AP, et al. Granulomatous vasculitis in Crohn's disease. Gastroenterology, 1991, 100 : 1279-1287.
3. Thompson NP, Wakefield AJ, Pounder RE. Inherited disorders of coagulation appear to protect against inflammatory bowel disease. Gastroenterology, 1995, 108 : 1011-1015.
4. Gaffney PR, Doyle CT, Graffney A, et al. Paradoxical response to heparin in 10 patients with ulcerative colitis. Am J Gastroenterol, 1995, 90 : 220-223.
5. Torkvist L, Thorlacius H, Sjoqvist U, et al. Low molecular weight heparin as adjuvant therapy in ulcerative colitis. Aliment Pharmacol Ther, 1999, 13 : 1323-1328.
6. Talbot RW, Heppell J, Dozois RR, et al. Vacular Complications of Inflammatory Bowel Disease. Mayo Clin

Proc, 1986, 61 : 140-146.

7. Romaguolo J, Fedorak RN. Hyperhomocysteinemia and Inflammatory Bowel Disease. Am J Gastroenterol, 2001, 96 : 2143-2147.

8. Falcon CR, Cattaneo M, Panzeri D, et al. High Prevalence of Hyperhomocysteinemia in Patients With Juvenile Venous Thrombosis. Arterioscler Thromb, 1994, 14 : 1080-1083.

9. Cattaneo M, et al. High Prevalence of Hyperhomocysteinemia in Patients with Inflammatory Bowel Disease. Thromb Haemost, 1998, 80 : 542-545.

10. Halsted CH, Gandhi G, Tamura T, et al. Sulfasalazine inhibits the absorption of folates in the ulcerative colitis. 1981, 305 : 1513-1516.

11. Oldenburg B, Fijnheer R, Griend R, et al. Homocysteine in Inflammatory Bowel Disease. 2000, 95 : 2827-2829.

病例 40 妊娠期黄疸

病史

特征及主诉：30 岁妊娠女性，腹痛。

现病史：患者为孕 35 周（$G_2P_0A_1$），有轻度瘙痒六周。目前表现为右上腹痛 2 天，疼痛可放射至背部及上腹部，伴恶心呕吐。疼痛与进食无关，亦无畏寒发热。

既往史：妊娠期糖尿病。

药物史：铁剂、复合维生素、胰岛素及苯海拉明。

个人与社会史：无烟酒及违禁药物使用史。

家族史：母亲患糖尿病，无消化道恶性肿瘤家族史。

体格检查

生命体征：BP：128/72mmHg，HR：74 次/分，RR：16 次/分，T：36.9℃。体重：85.73kg，身高：172.7cm。一般状况：反应灵敏，定向力正常。非急性病容但一直抱怨瘙痒。皮肤：见抓痕，无黄疸。四肢：正常。头眼耳鼻喉：正常。肺：正常。心：正常。腹部：腹软，妊娠像，腹部触诊右上象限轻压痛，无反跳痛及肌卫，未触及包块及肝脾肿大。直肠：正常。神经系统：正常。

辅助检查

表 40-1 实验室检查

血细胞分析	
Hb（g/dl）	10.8
Hct（%）	33.9
WBC（$\times10^9$/L）	9.2

续 表

Plt（$\times10^9$/L）	253
MCV	73
肝肾功能	
Na（mEq/L）	139
K（mEq/L）	43
Cl（mEq/L）	98
HCO_2（mEq/L）	23
Glu（mg/dl）	187
Urea（mg/dl）	14
Creat（mg/dl）	0. 7
Ca（mg/dl）	8. 5
TProt（g/dl）	6. 6
Alb（g/dl）	2. 7
TBili（mg/dl）	2. 0
DBili（mg/dl）	1. 0
AlkP（U/L）	281
ALT（U/L）	397
AST（U/L）	180
Amy（U/L）	167
Lip（U/L）	41
凝血	
PT（sec）	11. 7
PTT（sec）	27
病毒指标	
HAV IgM	阴性
HBsAg	阴性
HBsAb	阴性
HBcAb	阴性
HBeAg	阴性
HCVAb	阴性

问题

进行下一步之前，思考以下问题：

1. 鉴别诊断和你的初步诊断是什么？
2. 如何进一步评估该患者？

影像学检查

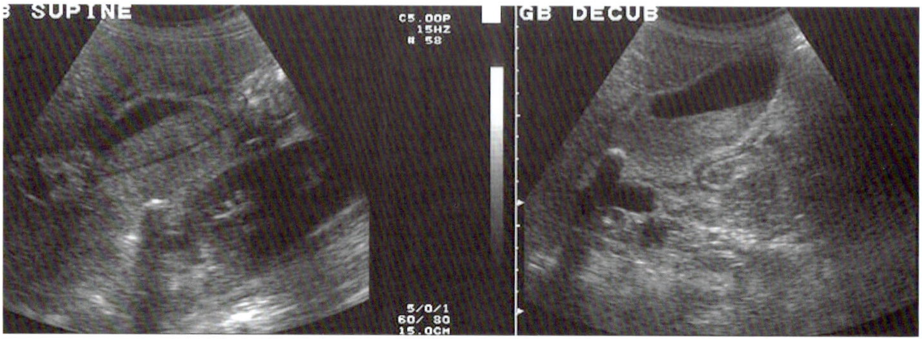

图 40-1 腹部超声：胆石症，泥沙样结石，未见胆囊炎。未见胆管扩张，肝总管 2.5mm（图中未显示）

诊断和讨论

最终诊断：妊娠期肝内胆汁淤积症。

该患者初步诊断为妊娠期肝内胆汁淤积症（intrahepatic cholestasis of pregnancy，ICP）。尽管胆总管结石不能排除，但患者病情平稳故未进一步检查。予服用熊去氧胆酸（1 mg bid）、羟嗪（prn）治疗。瘙痒有所改善，恶心呕吐及疼痛未再发。3 周后实验室检查亦无明显变化。患者于孕 39 周时顺产一健康婴儿。产后 2 周内所有异常实验室检查指标恢复正常。

ICP 可见于世界各地，但其发病率依地理及种族不同有所差异。多数国家报道发病率 <1%，但部分南美国家的发病率却很高。双胎妊娠发病风险更高。病因不清，可能与遗传素质相互作用，妊娠相关雌激素、孕酮敏感性增高以及胆道和肝细胞膜结构改变有关。在高发病率地区，50%患者有 ICP 家族史。ICP 或口服避孕药所致胆汁淤积的患者中，其母或姐妹中瘙痒的发生率异常升高。由于硫酸化作用的减弱及羟基胆汁酸的转运，易感个体体内高循环水平的雌激素可能有助于肝内胆汁淤积的形成，也有利于胆汁淤积化葡萄糖醛酸苷结合物的形成。ICP 中孕酮的作用相对不明确，环境因素可能参与其中。多产妇的 ICP 复发率仅有 45%~70%。芬兰与瑞典的研究提示存在发病率的季节差异性，瑞典与智利的发病率已有所下降。

病程要点：

妊娠第十周即可出现瘙痒，但通常于妊娠晚期加重。瘙痒以四肢躯干为著，进行性加重并绵延整个妊娠期，而产后数日内即可缓解。发病时间越早的瘙痒越严重。过早发病常与多胎妊娠相关。该病主要与以下三类疾病鉴别：非胆汁淤积性瘙痒；妊娠特发性胆汁淤积性肝病相关性瘙痒；伴妊娠期肝病相关的瘙痒（由药物、病毒性肝炎、胆总管结石、自身免疫性肝病及相关胆管病变、原发性胆汁性肝硬化、硬化性胆管炎、浸润性病变及胰腺病变引起)。10%~15%的患者并发黄疸，常起于瘙痒出现后2~4周，产后1~40日内迅速消退。不到2%的患者仅有黄疸而无瘙痒。脂肪泻是ICP患者常被忽视的特点。患者可有严重腹痛，但多数人并未经历，而失眠、劳累感、厌食及不适感常见。

体格检查要点：

黄疸较轻且仅见于10%~15%的患者。除瘙痒所致抓痕外皮肤无异常。非复杂性ICP无发热，而肝脾肿大、疼痛及发热往往提示其他疾病。

实验室检查要点：

肝功能检查对妊娠期发生瘙痒需诊断胆汁淤积者必不可少。碱性磷酸酶及血清胆汁酸升高提示存在胆汁淤积。以初级结合型胆汁酸，尤其是胆酸为主。最敏感的ICP早期诊断（或者说早于症状出现）指标是血清胆酸值增高或胆酸/鹅去氧胆酸比值大于1。患者的血清GGT活性仍正常或仅轻度升高。血清5-核苷酸酶常轻度升高，超过80%的患者可见血清AST、ALT水平2~10倍于正常值高限。总胆红素水平多正常，低于5 mg/dl。除非发生由胆汁淤积或考来烯胺治疗所继发的维生素K缺乏，PT值多无异常。产后数周，血清胆汁酸浓度与转氨酶活性急剧下降。

影像学检查提示以下特点：

患者的超声检查结果未显示肝内外胆管扩张，胆囊内或可见结石。ICP患者中，初产妇胆石症发病率升高，但经产妇未见此情况。研究发现，胆石症患者的ICP发病率增高，尤其是胆囊切除术患者。

内镜检查结果：

ICP患者一般无需行内镜检查。除非高度怀疑并发胆总管结石，否则很少有必要行EUS或ERCP。

病理切片结果：

ICP诊断很少需要肝脏活组织检查。组织病理学以完全性胆汁淤积伴肝细胞、毛细胆管及肝小叶第三区（zone 3）内胆栓形成为特点。无炎症及坏死，汇管区亦未受侵袭。

其他重要的教学要点：

ICP治疗策略：

羟嗪（25~50 mg/d）可减轻瘙痒不适。胆汁酸多价螯合剂可部分缓解瘙痒但不改变疾病的自然病程。考来烯胺（8~16 g/d）减少胆盐回肠吸收，增加肠道排泄。芬兰的研究表明，瓜尔胶（一种可结合胆汁酸的膳食纤维）可阻止瘙痒恶化，并进一步阻止血清胆汁酸增高。S-腺苷蛋氨酸（SAMe）的效果尚有争议。意大利的两项安慰剂对照研究显示，SAMe（800 mg/d）静脉给药可显著缓解瘙痒症状，并降低血清胆汁酸、结合胆红素及血清转氨酶水平。然而，智利患者采用SAMe治疗未见有效。大剂量地塞米松（12 mg/d连用7日，之后3日内逐渐减量）可减轻瘙痒程度，降低血清胆汁酸浓度与血清ALT水平。

熊去氧胆酸（UDCA）亦被证实有效。四例对照试验显示其能改善瘙痒症状及肝功能指标。Palma等进行一项针对15例ICP患者的随机双盲对照试验，试验组服用UDCA（口服1 g/d直至分娩），对照组服用安慰剂。未报告UDCA相关不良反应。治疗14、21天后，试验组瘙痒评分较安慰剂组明显下降。第14、21天，UDCA对降低血清总胆红素、总胆盐、

AST 及 ALT 亦有显著作用。UDCA 治疗组（约 38 周）较安慰剂组（约 34 周）的分娩时间更接近于足月分娩。治疗组新生儿体重比安慰剂组重 0.45kg 左右。Nicastri 等进行的随机安慰剂对照试验中，32 名 ICP 患者被随机分为 4 组：UDCA 组、SAMe 组、联合用药组、安慰剂组（维生素），疗程 20 日。研究发现所有患者均有瘙痒程度、标准肝功能、血清总胆汁酸水平的改善。治疗中及治疗后均未见母婴发生不良反应。UDCA 与 SAMe 联合服用较安慰剂及单用其他药物疗效更佳。

应牢记的是，ICP 孕妇预后良好，不会进展为慢性肝脏疾病。然而，ICP 却可导致以下风险：产时羊水胎便染色伴发的胎儿窘迫，自发性早产及死胎。胎儿猝死的确切原因尚不清楚。有报道认为因胎盘绒毛膜含氧血流量减少，影响了胎儿血流灌注及氧合，进而导致窒息。

表 40-2 妊娠相关疾病临床表现

	瘙痒	黄疸	ALT/AST 升高	疼痛
妊娠早期				
妊娠剧吐	罕见	<10%	25%	无
妊娠中晚期				
ICP	>90%	10%	有	伴胆石症时
妊娠急性脂肪肝	有	16%	有	广泛
HELLP	有	有	有	广泛
先兆子痫	有	有	有	即将肝破裂
子痫				

经验教训

有关该例患者的主要经验教训是：

1. ICP 的发病可能与雌孕激素高敏状态的遗传易感性及未知环境因素的交互作用相关。
2. 瘙痒通常于妊娠晚期加重。胆汁酸、碱性磷酸酶及转氨酶水平升高很普遍。10%～15%患者出现轻微黄疸。诊断很少需肝活检。
3. 羟嗪或胆汁酸结合树脂可治疗瘙痒。UDCA 单一疗法或联合应用 SAMe 安全有效。
4. 孕妇预后良好，不会进展为慢性肝脏疾病。

（单 纯 译 杨桂元 校）

参 考 文 献

1. Bacq Y. Intrahepatic cholestasis of pregnancy. Clinics in Liver disease, 1999, 3 (1): 1-13.
2. Fagan EA. Intrahepatic cholestasis of pregnancy. Clinics in Liver disease, 1999, 3 (3): 603-632.
3. Palma, et al. Ursodeoxycholic acid in the treatment of cholestatis of pregnancy: a randomized, double-blind

study controlled with placebo. J of Hepatology, 1997, 27 : 1022-1028.
4. Nicastri, et al. A randomized placebo-controlled trial of ursodeoxycholic acid and S-adenosylmethionine in the treatment of intrahepatic cholestasis of pregnancy. Br J Obstet Gynaecol, 1998, 105 (11) : 1205-1207.
5. Asylyman, et al. Intrahepatic cholestasis of pregnancy: Perinatal outcome associated with expectant management. Am J Obstet Gynecol, 1996, 175 (4) : 957-960.
6. Heinonen, et al. Pregnancy outcome with intrahepatic cholestasis. Obstet Gynecol, 1999, 92 (2) : 189-193.
7. Savonius, et al. Pregnancy outcome with intrahepatic cholestasis. Acta Obstet Gynecol Scand 2000, 79 (4) : 323-325.
8. Kullak-Ublick, et al. Mechanism of Cholestasis. Clinics in Liver disease, 2000, 4 (2) : 1-27.
9. Mullally BA, Hansen WF. Intrahepatic cholestasis of pregnancy: review of the literature. Obstet Gynecol Surv, 2002, 57 (1) : 47-52.

病例诊断索引

译 后 记

编译此书是我们难得的学习体验和机会。尽管译者力求准确反映资料原貌并使文句易懂，但限于水平，仍有不尽完善之处，恳请读者批评指正。

另外，若读者同样参阅过网上原始资料，可以发现原文与译文存在少许不同，甚至产生疑问。在此，我们对译文的产生过程做若干说明，以期释疑。

1. 关于计量单位：基本按原文译出，但为尊重国内医学界使用习惯，对两种情况作了处理：①对国内不常用或不熟悉的单位进行转化处理，比如温度单位华氏度（F）改为摄氏度（℃），英尺（Ft）英寸（Inch）改为厘米（cm）；②某些单位国内并不常用，但不影响读者理解，译者未予换算，仅提供具体换算方式，如 1g/dl = 10g/L，1mEq/L = 1mmol/L×原子价。

2. 关于表格：原文表格均无编号、表题、引用，译者据表内容逐一添加，便于阅读。

3. 关于缩略语：原文部分缩略语直接被翻译成对应的译文；部分以人名命名的术语和专有疾病术语，在译文后提供原文及其缩略语，如“韦格纳肉芽肿（Wegener's granulomatosis，WG）”。

4. 关于图片、视频：原文部分图片内容重复，译文有所删减；原文附有少许视频，平面媒体无法展示，故予省略。

5. 关于表述习惯：原文多长句、倒装句，符合英文语言习惯；为遵从中文表达习惯，译文在不损害原文意义的前提下，对语句顺序、表达方式做了一定的调整。

6. 关于参考文献：原文正文内引文格式不统一，有单纯列出参考文献数字，有列出作者名及年份的，有的前后顺序不一致，译文统一省略之；原文后参考文献有的编号，有的未编号，译文在维持原貌的基础上，统一编号后附于文后。

译 者

2015 年 10 月